天坛临床试验手册

Tiantan Clinical Trials Handbook

主　编　王拥军

副主编　孟　霞　王安心

科学出版社

北　京

内 容 简 介

本书主要以首都医科大学附属北京天坛医院国家神经系统疾病临床医学研究中心开展的研究为例，对临床试验各个环节进行了系统介绍。全书共包括十六章，分别介绍了临床试验的基本概念、设计要点、文件制定、伦理审查、人类遗传资源管理、注册与备案、团队组建、分中心管理、项目培训、准备与实施、质量控制、生物样本管理、影像管理、数据管理、统计分析、结题与总结等。

本书可为临床研究者提供完整、系统、规范的参考和借鉴。

图书在版编目（CIP）数据

天坛临床试验手册/王拥军主编．—北京：科学出版社，2023.5

ISBN 978-7-03-075424-0

Ⅰ.①天…　Ⅱ.①王…　Ⅲ.①临床医学–试验–手册　Ⅳ.① R4-33

中国国家版本馆 CIP 数据核字（2023）第 074505 号

责任编辑：沈红芬 / 责任校对：张小霞

责任印制：肖　兴 / 封面设计：黄华斌

科学出版社 出版

北京东黄城根北街 16 号

邮政编码：100717

http://www.sciencep.com

北京九天鸿程印刷有限责任公司 印刷

科学出版社发行　各地新华书店经销

*

2023 年 5 月第　一　版　　开本：787×1092　1/16

2023 年 5 月第一次印刷　印张：15

字数：350 000

定价：118.00 元

（如有印装质量问题，我社负责调换）

编写人员

主　编　王拥军

副主编　孟　霞　王安心

编　者（按姓氏汉语拼音排序）

蔡卫新　谷鸿秋　黄馨莹　姜　勇

金奥铭　荆　京　李　静　李芳蕊

林金嬉　吕　微　孟　霞　倪如月

牛思莹　王安心　王胤凯　夏　雪

夏　岩　谢雪微　胥　芹　袁宝石

翟　屹　张晓丽　张怡君　朱之恺

左颖婷

前　言

临床试验是推动人类健康事业不断发展的重要手段，是临床证据的基石。1747 年，James Lind 医生在英国皇家海军中开展的坏血病治疗方法比较研究，揭开了现代意义上临床对照试验的序幕。此后数百年间，临床试验的发展经历了漫长的探索与实践，随机化、盲法等关键要素逐步提出，临床试验研究体系日趋完善，研究类型不断丰富。当前，研究者发起的临床试验（investigator initiated trial，IIT）已成为国内外医学界广泛存在的一种研究形式，与企业发起的临床试验互为补充，更好地推进了医学研究的深度和广度，为循证医学提供了重要的数据和信息支持。

以美国、欧盟为代表的发达国家和地区 IIT 起步较早，已经建立起较为系统、成熟的研究与监管体系。近年来，我国对 IIT 日益重视，支持力度不断加大。首都医科大学附属北京天坛医院国家神经系统疾病临床医学研究中心（以下简称"国家中心"）积极响应国家卫生事业发展需求，先后发起并成功开展了多项高水平的多中心临床试验，以 CHANCE 系列为代表的研究成果赢得了国内外同行的高度认可，为脑血管病的治疗提供了高质量的临床证据。目前，国内临床研究者开展临床试验的热情高涨，但研究水平存在一定的差异，试验质量参差不齐。因此，我们希望以本书为载体，与国内同道分享我们的成功经验，助力我国临床试验事业的发展与完善。

本书撰写过程中充分考虑了我国临床试验的现状，结合编者的实际经验，从理论到实践，层层深入，系统介绍了 IIT 的重要环节与关键要素，旨在推动我国临床试验设计、实施与报告发展，使其更加标准化与国际化。本书编者均为长期从事临床试验设计、质量控制、数据管理与统计分析工作的专业人员，具有丰富的专业经验，希望能为提高我国 IIT 研究质量贡献绵薄之力。

本书共设十六章，主要以国家中心开展的研究为例，对临床试验各个环节进行了系统介绍。第一章对临床试验基本概念进行了概述；第二章详细介绍了临床试验设计的要点；第三章介绍了临床试验准备阶段相关文件的制定；第四至六章分别介绍了临床试验的伦理审查、人类遗传资源管理及注册与备案；第七章介绍了临床试验团队的组建；第八章介绍了多中心临床试验分中心的管理；第九至十一章分别介绍了临床试验项目的培训、准备与实施及质量控制；第十二至十三章分别介绍了生物样本和影像的管理；第十四章介绍了临床试验中的数据管理；第十五章介绍了临床试验中的统计学指导原则及统计分析计划和报告中的统计学要点；第十六章介绍了临床试验总结报告、研究论文的撰写与发表及数据分享策略。

本书的编写及出版有望为临床研究者提供完整、系统、规范的参考和借鉴。尽管我们竭尽全力，书中仍难免存在疏漏之处，敬请广大读者提出宝贵意见，以便再版时完善。

编　者

2022 年 11 月

目　　录

迄今，当代医学的发展已经帮助人类控制了诸多疾病，人群健康水平显著提高，预期寿命不断延长，生命质量进一步改善。这一切成就背后，是无数临床科研工作者的不断探索与无数患者的无私奉献。随着科技的发展，现代临床医学认识的进步由最初具有原始性、经验性和创新性的临床实践，逐渐过渡到依赖于临床试验的研究结果。

临床试验是一种以人为研究对象，比较临床干预措施和对照措施的效果及其临床价值的前瞻性研究。依据研究目的、样本量及研究时长，可以将临床试验分为 Ⅰ～Ⅳ期。近年来，研究者发起的临床试验（IIT）逐渐成为医学界广泛存在的一种研究形式，更好地推进了临床研究的深度和广度。本章将在介绍临床试验的历史发展基础上，以 IIT 为重点，对临床试验中的一般问题进行简要介绍。

第一节　临床试验发展简史

临床试验是临床证据的基石，其发展经历了漫长的探索和实践过程。图 1-1 简单梳理了数百年间临床试验历史中的重大事件。1747 年，为了探索坏血病（维生素 C 缺乏病）的有效治疗方法，James Lind 医生在 12 名英国皇家海军中，开展了历史上的首个临床对照试验，对当时用于治疗坏血病的 6 种方法进行比较，得出了柑橘和柠檬治疗坏血病有效的结论。这项研究被视为现代意义上的首个临床对照试验。此后，临床试验中的随机、对照、盲法等关键要素被逐步提出：1784 年，首个盲法临床试验出现；1801 年，首个安慰剂对照临床试验出现；1898 年，首个随机对照试验出现；1925 年，临床试验理论体系在 Fisher 等学者的推动下开始建立；1943 年，大规模多中心临床对照试验问世；1948 年，以链霉素治疗结核病为代表的、现代规范的临床随机双盲试验陆续启动。20 世纪 90 年代以来，临床试验的伦理原则、法律法规与报告规范不断完善，临床试验方法体系日趋成熟。

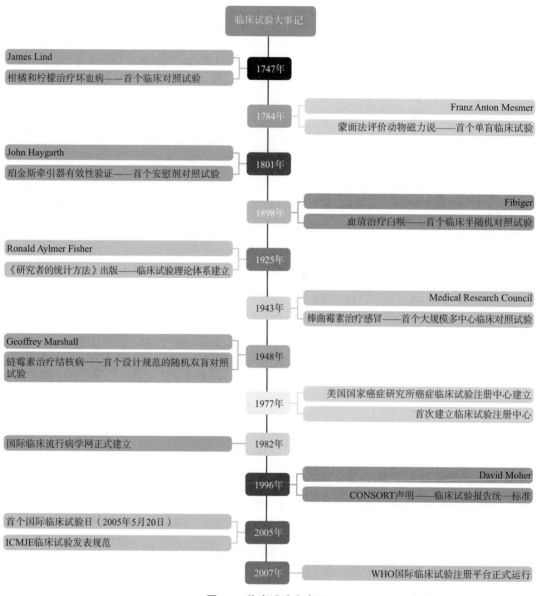

图 1-1 临床试验大事记

第二节 临床试验的定义

依据是否对研究对象予以某种特定处理，可以将临床研究分为观察性研究和试验性研究，即临床试验（clinical trial）。临床试验是指研究者对受试者（subject）施加某种处理（treatment），如药物治疗、医疗器械、体外诊断试剂及手术等，然后观察该处理对受试者的疗效和不良反应，以评估其疗效与安全性。

具体而言，以药物临床试验为例，我国国家药品监督管理局（National Medical Products Administration，NMPA）2020年发布的《药物临床试验质量管理规范》将其定义为：以人体（患者或健康受试者）为对象的试验，意在发现或验证某种试验药物的临床医学、药理学及其他药效学作用、不良反应，或者试验药物的吸收、分布、代谢和排泄，以确定药物的疗效与安全性的系统性试验。通过这一过程，研究者有望在预设的时间范围及样本量下，明确药物对适应证的有效性，探索潜在的不良反应及其处置措施，在保障受试者合法权益的基础上，为试验药物的临床定位和规范应用提供高质量证据支持。

临床试验的定义涉及三个关键概念，分别是"试验单元"、"治疗"及对治疗的"评估"。

（一）试验单元

试验单元即目标人群中的研究对象，常用于说明研究结果所指向的意向性研究人群，可以是处于某种疾病特定阶段的患者或者健康受试者。

（二）治疗

治疗是指以人为试验单元所实施的各种干预，包括待评估的干预方式及用于与之比较的对照，如医药产品、膳食、手术、诊断性检查、医疗器械、健康教育、安慰剂（或不施加任何治疗）等。

（三）评估

临床试验的评估主要关注治疗的有效性和安全性。近年来，多项临床试验也先后对药物基因组学、治疗相关的生活质量及经济学（成本–效益分析等）等方面进行了评估。

第三节　临床试验的分期

依据研究目的、样本量及研究时长，一般将临床试验分为Ⅰ～Ⅳ期，见表1-1。

表1-1　临床试验的分期

	Ⅰ期	Ⅱ期	Ⅲ期	Ⅳ期
目的	安全性及剂量	疗效与副作用	疗效及不良反应监测	安全性与疗效
对象	20～100例健康志愿者或患者	数百例患者	300～3 000例患者	数千例甚至上万例患者
时长	数月	数月至2年	1～4年	不限

（一）Ⅰ期临床试验

Ⅰ期临床试验是干预首次应用于人体的试验，包括初步的临床药理学、人体安全性评价试验及药代动力学试验，旨在明确人体对药物的耐受程度，为给药方案的制定提供依据。

（二）Ⅱ期临床试验

Ⅱ期临床试验是新药首次应用于目标患者。通过初步评价药物对目标适应证患者的疗效和安全性，为Ⅲ期临床试验研究设计和给药剂量方案的确定提供依据。该阶段研究设计可根据具体的研究目的采用多种形式，根据有无对照组设置，可分为单臂试验和随机对照试验，另外，还包括随机撤药试验设计等。

（三）Ⅲ期临床试验

Ⅲ期临床试验又称为确证性临床试验，是新药临床研究的关键性试验。通过进一步验证药物对目标适应证患者的疗效和安全性，评价利益与风险关系，为药物注册申请的审查提供充分的依据。此阶段一般为具有足够样本量的随机、盲法、对照试验，并采用多中心试验。对于所有的创新性药物和治疗方法而言，均需通过Ⅲ期临床试验才有望获批上市。

（四）Ⅳ期临床试验

Ⅳ期临床试验是指新药上市后，由申请人进行的应用研究，或者是应药品监管部门研究要求而进行的一些研究。其目的在于考察广泛使用条件下的药物疗效和不良反应、评价在普通或者特殊人群中使用的获益与风险关系及改进给药剂量等。

此外，还有一种并非新药临床研究必需的0期临床试验，也称为人体微量给药（micro dosing）研究，是指早于Ⅰ期研究进行的临床试验，容许新药研究者使用微剂量在少量人群中进行药物试验，以收集必要的有关药物安全及药代动力学试验数据。

第四节　研究者发起的临床试验

IIT是国内外医学界广泛存在的一种研究形式。IIT是指由研究者（主要指临床医师）申请发起的，对已上市的药品、医疗器械或诊断试剂等干预措施开展的临床研究。

IIT研究更多不是以盈利或药品注册为目的，而是扩展和优化现有疗法，如上市药物新适应证发现或者比较多种临床治疗手段的优劣，以及罕见病治疗等，与企业发起的临床试验互为补充，更好地推进了临床研究的深度和广度，获得了更多的研究数据，为循证医学提供依据。

IIT最大的特点在于研究者为申办者和责任人，研究者和所在研究单位将负责IIT临床研究符合GCP原则。

对于IIT的管理政策，不同国家和地区间不尽相同。美国食品药品管理局（Food and Drug Administration，FDA）将临床试验分为新药临床试验（investigational new drug，IND）和非注册临床试验（non-IND）。IND需在获得FDA许可并经过机构审查批准后，方可在FDA的监管下开展；而non-IND只需通过机构审查批准，即可在研究所在中心监管下开展，并不需要另行通知FDA。相应地，IIT按照注册性研究者发起的临床试验（IND-IIT）和非注册性研究者发起的临床试验（non-IND-IIT）进行管理，non-IND-IIT通过机构审查后，可由学术机构或医院自行管理，但得到的数据一般不能用于新药申报注册。而在欧盟，所有干预性研究均须向所在成员国药品监督管理部门递交临床试验申请（clinical trial application，CTA），该规定并不因申请者是研究者或是制药厂商而有所区别。

2021年9月，我国卫健委正式发布《医疗卫生机构开展研究者发起的临床研究管理办法（试行）》，在北京市、上海市、广东省和海南省先行试点实施。办法指出，所有医疗卫生机

构开展的临床试验均应通过科学性及伦理审查，并充分尊重研究对象的知情权与自主选择
权。此外，临床研究实行医疗卫生机构立项制度，未经机构批准立项者不得实施。立项审
核通过时，临床试验的有关信息应在国家全民健康保障信息平台医学研究登记备案信息系
统按要求完成上传。

第五节　临床试验的分类

一、常见的临床试验设计类型

（一）随机对照试验

随机对照试验（randomized controlled trial，RCT）是采用随机分配的方法，将合格受
试者分别分配到试验组和对照组，然后接受相应的干预措施（药物、医疗器械、生物制
剂、手术、诊断试剂等），在相同的条件或环境下，同步进行研究和观测试验效应，并用
客观的效应指标对试验结果进行科学测量与评价。

RCT是当前评价上市前新医疗产品、比较不同干预措施疗效和常见不良反应的标准设
计方法，广泛应用于临床科研中。发表在《新英格兰医学杂志》（*The New England Journal of
Medicine，NEJM*）的CHANCE-2（Clopidogrel with Aspirin in High-Risk Patients with Acute
Nondisabling Cerebrovascular Events Ⅱ）研究是一项典型的多中心、双盲双模拟、随机对照临床
试验，旨在检验对于发病24小时内的携带*CYP2C19*功能缺失等位基因的非致残性缺血性脑血
管事件患者，与氯吡格雷联合阿司匹林治疗对比，替格瑞洛联合阿司匹林治疗是否能够降低
3个月内卒中复发率。该研究在第一天（基线随访）时，将受试个体1∶1随机分配至替格瑞
洛联合阿司匹林组或者氯吡格雷联合阿司匹林组接受治疗。CHANCE-2研究设计见图1-2。

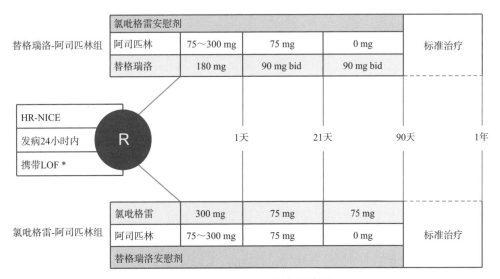

图1-2　CHANCE-2研究设计图
HR-NICE.高危非致残性缺血性脑血管事件。*筛查三种常见的*CYP2C19*等位基因（*2、*3、*17）；携带LOF指的是中间代谢
型（*1/*2或*1/*3）和弱代谢型（*2/*2或*3/*3或*2/*3）

（二）整群随机对照试验

整群随机对照试验与RCT的不同之处在于随机分配的单位。多数RCT的随机分配单位为个体患者，但在某些特殊情况下，可根据需要将一个家庭、一个小组甚至一个乡镇等集合作为随机分配单位，将其随机分配到试验组或对照组接受相应的干预。

当干预措施影响的是整个群体而非个体，或者干预措施虽然针对个体，但会影响整群中的其他个体时，选择个体化随机设计无疑是欠妥的，可能存在掩盖干预的真实效果的风险。此时，研究者可以考虑选择整群随机设计。2018年，《美国医学会杂志》（*The Journal of the American Medical Association*，*JAMA*）发表的脑血管病医疗质量改进干预研究（Intervention to Bridge the Evidence-based Gap in Stroke Care Quality）——金桥工程（Golden Bridge）是一项典型的整群随机设计试验，旨在规范脑血管病急性期诊疗技术和医疗质量评价，落实指南在临床实践中的应用。该研究采用整群随机对照试验设计，依据所在省（市）、医院等级及基线卒中护理水平，在我国卒中中心联盟31个省（市）563家医院中抽取40家医院合计4 800名研究对象，随后按1：1整群随机分配至干预组（多方面质量改善干预）及对照组（常规临床实践）开展研究。

（三）非随机同期对照试验

非随机同期对照试验是指试验组与对照组在同时期开展研究，但其分组并未遵循随机化原则，而是根据研究者/研究对象的意愿。该设计容易被研究者和研究对象接受、可行性好，但是较难保证组间均衡可比，更易受到混杂因素干扰。

在临床实际工作中，对于外科手术治疗、重症患者抢救或贵重药物的选择等情况，可能并不适宜做随机对照试验，而只能由医生或患者根据相关因素进行分组。以2015年发表在《柳叶刀肿瘤学》（*The Lancet Oncology*）上的一项Ⅱ期、开放、多中心、非随机临床试验为例，该研究旨在评估直肠癌患者在放化疗和手术之间采用一定周期数的mFOLFOX6治疗是否可以增加达到病理学完全缓解的比例。该研究将研究对象非随机地分为4组：组1（对照组），采用以氟尿嘧啶为基础的放化疗加全直肠系膜切除；组2（试验组），在以氟尿嘧啶为基础的放化疗和全直肠系膜切除之间加上2个周期的mFOLFOX6治疗；组3（试验组），在以氟尿嘧啶为基础的放化疗和全直肠系膜切除之间加上4个周期的mFOLFOX6治疗；组4（试验组），在以氟尿嘧啶为基础的放化疗和全直肠系膜切除之间加上6个周期的mFOLFOX6治疗。

（四）交叉试验

交叉试验的基本特点为对同一研究对象分别施加两种或多种干预，使其自身做前后比较，通常应用于临床慢性病或慢性复发性疾病的治疗性研究。交叉试验常用两阶段、两周期交叉设计：第一阶段将研究对象分成两组，分别给予不同的干预；观察效果后进入洗脱期。在第二阶段将两种干预互换，再次观察效果。根据分组方法，可进一步分为非随机交叉和随机交叉试验。

交叉试验要求研究对象进行自身比较，能够消除个体差异带来的混杂，且样本量要求相对较少。但因观察期延长，容易导致依从性下降。同时，因个体的偶发事件，产生干扰甚至失访的概率也相应增加。

（五）成组序贯设计试验

序贯设计是一种动态设计，在每一例或每一对研究对象完成试验后随即进行统计检验，根据结果再确定如何进行下一步试验，当可以得出结论时，即终止试验。若是对每一批受试者进行检验，然后再对下一批进行检验，则称为成组序贯设计（group sequential design，GSD）。

成组序贯设计具有伦理上及有效性方面的优势，比如减少样本量和试验时间，加速有效新药的批准。该设计需要设定由于药物的有效性超过预期，在试验完成之前就可以提供有力的统计有效性证据或者试验结果显示药物不太可能有效而提前终止试验的规则。

除上述常见设计类型外，临床试验中还有诸如剂量递增设计、富集设计、安慰剂激发设计等。受篇幅所限，本章不再赘述。

二、常见的临床试验检验类型

评价一种新的治疗措施的效果往往需要以已知的有效治疗措施作为参照。如果试验组疗效为A，对照组疗效为B，将A–B与一个既定的差值Δ进行比较，依据具体假设不同，分别称为优效、等效及非劣效性检验，这也是目前临床试验中应用最多的三种检验思路（表1-2）。优效性检验可进一步分为统计优效性检验和临床优效性检验，前者仅要求两组具有统计学差异，后者则要求两组不但有统计学差异且该差异还应具有临床意义。

表1-2 临床试验的检验类型

	优效性检验	等效性检验	非劣效性检验
目的	试验组疗效A好于对照组疗效B	试验组疗效A等于对照组疗效B	试验组疗效A不差于对照组疗效B
假设	H_0: A–B$\leq\Delta$	H_0: A–B$\leq-\Delta$或A–B$\geq\Delta$	H_0: A–B$\leq-\Delta$
	H_1: A–B$>\Delta$	H_1: $-\Delta<$A–B$<\Delta$	H_1: A–B$>-\Delta$

（一）优效性检验

国际人用药品注册技术协调会（The International Council for Harmonisation of Technical Requirements for Pharmaceuticals for Human Use，ICH）将优效性检验定义为以证明试验药物的反应优于对照药物为主要目的的临床试验。优效性检验能够提供高质量的科学证据，用以证明试验药物的有效性优于对照药物。

在实践中，多数RCT的目的是确定一种新的干预是否优于对照，如评价某种新药的疗效是否优于当前指南推荐的标准药物治疗，进而为新药上市、治疗方案改进等提供数据支撑。CHANCE-2研究可以被视作一项典型的优效性检验试验。既往研究提示，在经典抗血小板药物阿司匹林基础上联合氯吡格雷能有效降低非致残性缺血性脑血管病患者的复发风险，但对于提示携带*CYP2C19*功能缺失等位基因的中国非致残性缺血性脑血管病患者，氯吡格雷治疗的临床疗效有所降低。与此同时，替格瑞洛是新型可逆性P2Y12受体拮抗剂，药物效应不受*CYP2C19*基因变异影响。因此，基于上述研究，CHANCE-2研究假设对于非致残性缺血性脑血管病患者，基于氯吡格雷药物基因分型指导的替格瑞洛联合阿司匹林强化联合抗血小板治疗，临床疗效将优于遵照现有指南的氯吡格雷联合阿司匹林标准化联合抗血小板治疗。

（二）等效性检验

等效性检验是检验试验药与对照药是否等效，通常用于阳性对照药物的试验，如某仿制药与原药进行疗效比较，如果达到等效性，则仿制药可被接受。再如，研究能否以小剂量代替大剂量、以疗程短的药物代替疗程长的药物等，均可采用等效性检验。

（三）非劣效性检验

非劣效性检验则是检验试验药物是否不劣于对照药物的试验，通常也只用于阳性对照药物的试验中。采用非劣效检验时，阳性药物应为具有明确疗效的上市药物，试验药应在其他方面对阳性药物具有一定优势，如不良反应小、给药方便、耐受性好、价格低等。

TRACE-2（Tenecteplase Reperfusion Therapy in Acute Ischaemic Cerebrovascular Events-Ⅱ）研究是一项设计良好的非劣效性检验试验，旨在探寻标准溶栓时间窗内（发病<4.5h），国产注射用重组人TNK组织型纤溶酶原激活剂（rhTNK-tPA）治疗我国人群超急性期缺血性卒中是否不劣于重组组织型纤溶酶原激活剂（rt-PA）。

（翟　屹　王安心　夏　雪）

参 考 文 献

国家卫生健康委员会. 2020. 医疗卫生机构开展研究者发起的临床研究管理办法（征求意见稿）[R/OL]. [2022-12-06]. http://www.nhc.gov.cn/qjjys/s7945/202012/630fa2bf316d48a4856f8727450c429b.shtml.

国家药品监督管理局. 2020. 药物临床试验质量管理规范[R/OL]. [2022-12-06]. https://www.nmpa.gov.cn/xxgk/fgwj/xzhgfxwj/20200426162401243.html.

金丕焕. 2017. 临床试验原理[M]. 上海：复旦大学出版社.

刘雅莉，谢琪，刘保延，等. 2016. 临床试验百年历程概述[J]. 中国循证医学杂志，16（11）：1241-1249.

周贤忠，刘仁沛. 2010. 临床试验的设计与分析——概念与方法学[M]. 北京：北京大学医学出版社.

Garcia-Aguilar J，Chow OS，Smith DD，et al. 2015. Effect of adding mFOLFOX6 after neoadjuvant chemoradiation in locally advanced rectal cancer: a multicentre, phase 2 trial[J]. The Lancet Oncology, 16（8）: 957-966.

Li S，Campbell BCV，Schwamm LH，et al. 2022. Tenecteplase reperfusion therapy in acute ischaemic cerebrovascular events-II（TRACE II）: rationale and design[J]. Stroke and Vascular Neurology, 7（1）: 71-76.

Wang Y，Li Z，Zhao X，et al. 2018. Effect of a multifaceted quality improvement intervention on hospital personnel adherence to performance measures in patients with acute ischemic stroke in China: a randomized clinical trial[J]. The Journal of the American Medical Association, 320（3）: 245-254.

Wang Y，Meng X，Wang A，et al. 2021. Ticagrelor versus clopidogrel in *CYP2C19* loss-of-function carriers with stroke or TIA[J]. The New England Journal of Medicine, 385（27）: 2520-2530.

临床试验的基础是临床问题，临床问题的提出往往需遵循PICO原则。其中，P（patient）指特定的患病人群，也是研究的目标人群；Ⅰ（intervention）指干预或暴露；C（comparison）指对照或另一种可用于比较的干预措施；O（outcome）为结局。本章将遵从PICO原则，概述临床试验中研究对象、治疗方案（干预措施）及研究结局，同时对临床试验中样本量计算及随机化与盲法的设计实施进行简要介绍。

第一节 研究对象

临床试验的主要目的之一在于准确可靠地评价药物等治疗措施对特定人群（即目标总体）的疗效及安全性，而这种评价往往是根据临床试验目标总体的代表性样本（即患者样本）得出的。因此，正确地选择患者样本对于临床试验至关重要。

在患者选择上，首先应明确目标总体定义，进而从目标总体中选择代表性样本进入临床试验。对于确定的疾病，目标患者人群往往具有不同程度的异质性，包括各种预期的（如年龄、性别、身高、体重和功能状态等）和非预期的（如病情变化和合并治疗的影响等）差异。这些差异不仅会降低试验结果的准确性和可靠性，同时也限制了试验结果进一步推广的可能。

因此，在临床试验中，通常会设计一整套规则来判断何种人群适合纳入研究。一般来说，这套规则包括纳入与排除两组标准。纳入标准被用来概括适合纳入研究的目标患者人群；而排除标准则在此基础上排除可预期的变异，以调整纳入研究的目标人群。受试者应满足所有的纳入标准，而不能符合任意一项排除标准。

纳入、排除标准的制定往往根据患者的人口学特征、诊断标准、治疗情况及疾病严重程度等确定。以CHANCE-2研究为例，该研究旨在探索对轻型缺血性卒中和短暂性脑缺血发作（transient ischemic attack，TIA）且携带*CYP2C19*功能缺失等位基因的患者，使用替格瑞洛联合阿司匹林预防卒中复发的疗效是否优于氯吡格雷联合阿司匹林。相应地，其受试者纳入与排除标准如下。

1. 纳入标准

（1）40岁≤年龄＜80岁。

（2）符合以下定义的急性非致残性缺血性卒中或者具有中高危卒中风险的TIA患者：

①急性非致残性缺血性卒中，入组时NIHSS评分≤3分；② 中高危卒中风险TIA，ABCD^{2}评分≥4分，或责任血管狭窄≥50%。

（3）在症状出现24小时内可以应用研究药物。

（4）*CYP2C19*功能缺失等位基因携带者。

（5）已签署知情同意书。

2. 排除标准

（1）根据基线头部CT或MRI诊断为出血或其他病理性脑疾病，如血管畸形、肿瘤、脓肿或其他常见的非缺血性脑疾病（如多发性硬化）。

（2）仅存在单独的感觉症状（如麻木感）、单独的视力改变、单独的头晕或眩晕，但基线头部CT或MRI没有急性梗死证据。

（3）发病前mRS评分＞2分。

（4）存在使用氯吡格雷、替格瑞洛或阿司匹林的禁忌证。

（5）红细胞压积＜30%。

（6）具有明确的抗凝治疗指征（怀疑存在心源性栓塞，如房颤、已知的人工心脏瓣膜、可疑的心内膜炎等）。

（7）血管成形术/血管外科手术导致的轻型卒中/TIA。

（8）预计有可能长时间（＞7天）使用除了阿司匹林以外的非甾体抗炎药。

（9）有颅内出血病史或者有淀粉样脑血管病病史。

（10）动脉瘤（包括颅内动脉瘤、外周动脉瘤）病史。

（11）确诊或者拟诊急性冠脉综合征。

（12）哮喘或COPD病史。

（13）高风险缓慢性心律失常，如病窦综合征、二度或三度房室传导阻滞、未安装起搏器所致心动过缓相关性晕厥。

（14）高尿酸肾病史。

（15）患有严重非心脑血管疾病，预期生存时间＜3个月。

（16）因精神疾病、认知或情绪障碍无法理解和/或服从研究程序和/或随访。

（17）入组前已连续使用氯吡格雷或替格瑞洛≥5天。

（18）入组前10天内使用过肝素或口服抗凝药物。

（19）入组前24小时内进行过静脉或动脉溶栓、机械取栓者。

（20）入组前3个月内有消化道出血病史或者30天内进行过大手术。

（21）预计未来3个月内需进行手术治疗或血管内治疗。

（22）计划中的其他外科手术或介入性治疗可能需要终止服用试验药物。

（23）没有采取有效的避孕措施且妊娠试验阳性记录的育龄期女性，以及妊娠期或哺乳期女性。

（24）正在接受试验性药物或仪器试验。

（25）过去30天内参加过其他临床药物试验。

第二节　干预措施

干预是临床试验过程中，由研究者所控制的特定因素或条件，如研究者给与受试者的某种药物或治疗方法等。在IIT研究中，干预措施的选择应充分考虑其先进性、科学性与可行性。研究者应结合研究目的，确定干预措施疗效与安全的平衡点。对于疾病症状严重、死亡风险高的情况，适当选择较高的耐受剂量；而对于疾病严重性较低，或以预防为目的的干预，则可以在兼顾疗效的前提下，适当下调剂量以保证药物的安全性。研究开始前，研究者应明确定义下列关键问题：①干预剂量/药物强度；②干预频率；③干预启动时间；④干预规范；⑤给药途径；⑥干预持续时间。

为此，建议研究者广泛查阅国内外文献，找出某些尚未研究或未完全研究清楚的问题，进一步结合前期工作基础与研究条件，综合确定既有创新又不失可行性且兼顾疗效与安全的干预措施。而在这一点上，CHANCE（Clopidogrel in High-risk Patients with Acute Non-disabling Cerebrovascular Events）研究无疑为研究者们提供了一个范例。

在过去相当长的一段时间内，对缺血性脑血管病患者的药物治疗普遍以单抗为主。阿司匹林单药治疗虽然在一定程度上降低了缺血性脑血管病复发和死亡风险，但3个月复发率仍然超过10%，给患者和社会造成了沉重负担。因此，有学者提出，采用阿司匹林与氯吡格雷双靶点联合抗血小板药物治疗（双抗治疗）以进一步降低卒中复发风险。但国际上MATCH（Aspirin and Clopidogrel Compared with Clopidogrel Alone after Recent Ischaemic Stroke or Transient Ischaemic Attack in High-risk Patients）、PRoFESS（Prevention Regimen for Effectively Avoiding Second Strokes）及SPS3（Secondary Prevention of Small Subcortical Strokes）3个相关大型临床试验均告失败。基于对既往研究病例的大数据分析，CHANCE团队进一步将研究对象限制为轻型缺血性卒中和TIA患者，并通过血小板活性相关的基础研究明确了药物的最佳负荷剂量。更为重要的是，CHANCE团队经过反复分析探索，创新性地提出短程双通道双效应联合治疗方案，双抗治疗时间由既往指南推荐的90天缩短至21天，这也成了CHANCE研究成功的关键。其研究结果突破了非致残性脑血管病领域无法使用联合抗血小板治疗降低复发的禁区，开创并引领了短程联合抗血小板治疗的新时代。

第三节　对照选择

在临床试验中，除了干预对研究结果产生影响外，其他非干预因素也会对研究结果产生影响。设立对照又称控制（control），指设立的对照组和干预组除干预因素不同外，其他非干预因素应尽可能相同，其目的在于避免非干预因素对研究结果产生影响，以消除非干预因素的干扰，提高研究结果的可信性，从而能够正确评价干预效果。通常情况下，临床试验应设置合理的对照以提供无偏、可靠的有效性与安全性评价。本节将从研究设计及干预措施两个角度入手，对常见的对照类型进行简要介绍。

一、基于研究设计的常见对照分类

（一）同期随机对照

同期随机对照（concurrent randomized control）是将同一时期随机选取的研究对象按照随机分组方法分配到试验组和对照组，有利于保证各组之间的均衡性和可比性，有效避免了试验先后顺序对研究结果的影响，保证了研究结果的真实性和可靠性。

（二）前后对照与交叉对照

前后对照（before-after control）是指在一个受试者身上，分前、后两个治疗试验阶段，分别实施试验措施（药物）和对照措施，其间设置一个洗脱期以消除上一阶段药物对下一阶段的影响。

若自身前后对照设立两个组，同步进行试验，其间仍设置洗脱期，即两组的前后阶段都要接受试验和对照措施，构成两组试验与对照的交叉结果，因而称之为交叉对照（cross-over control）。

（三）外部对照

外部对照又称历史对照（historical control），是将过去的研究结果与当前试验药物/干预措施进行对照比较。当所研究的疾病严重威胁人类健康，目前还没有满意的治疗方法，且根据药物作用机制、动物实验及早期经验，可推荐使用所研究的新药时，可以考虑选择外部对照。

需要强调的是，当采用外部对照时，当前试验的受试者与外部对照的受试者实际上并非来自同一个患者总体，可比性很差，更无法做到随机化和设盲，所以其应用十分有限，主要用于一些探索性研究。

二、基于干预措施性质的常见对照分类

（一）阳性药物对照

在临床试验中采用已上市的有效药物作为试验药物的对照，称为阳性药物对照（positive drug control）。作为阳性对照的药物必须疗效肯定、医学界公认。如果有多种阳性对照药物可选，则应选对所研究的适应证最为有效、安全的药物。试验药物与阳性对照药物之间的比较需要在相同条件下进行，阳性药物对照组使用的剂量和给药方案必须是该药最优剂量和最优方案，否则可能导致错误的结论。

以CHANCE-2研究为例，该研究采用阳性药物对照设计，将指南推荐的氯吡格雷联合阿司匹林双联抗血小板治疗方案作为阳性对照，试验及对照药物分别为：

（1）替格瑞洛联合阿司匹林：联合应用替格瑞洛（首剂180 mg顿服，第2天起90 mg/次，2次/天）与阿司匹林（首剂75～300 mg/d，第2天起75 mg/d）治疗21天，之后单独使用替格瑞洛（90 mg/次，2次/天）至3个月。

（2）氯吡格雷联合阿司匹林：联合应用氯吡格雷（首剂300 mg顿服，第2天起75 mg/d）与阿司匹林（首剂75～300 mg/d，第2天起75 mg/d）治疗21天，之后单独使用氯吡格雷（75 mg/d）至3个月。

（二）安慰剂对照

安慰剂是指设计外观、色泽、气味、制剂及用法和用途均与试验药物相一致，但没有药效的制剂。将其用于对照组，与试验组进行对照比较，则称为安慰剂对照（placebo control）。对于当前尚无有效药物治疗的某种疾病，若某种新药被认为可能有效且经Ⅰ期临床试验证明为安全，则可以设安慰剂对照开展Ⅱ期临床试验。

设置安慰剂对照有助于避免研究者与受试者由于心理因素所形成的偏倚，最大限度地减少主观期望效应。此外，安慰剂对照还可以消除疾病自然进展的影响，体现试验药物的真实疗效及不良反应。应注意，使用安慰剂对照应以不延误病情为前提。当所研究的适应证尚无有效药物治疗时，可使用安慰剂对照；但是，如已有指南推荐用药，再使用安慰剂对照就存在伦理问题。

TASTE-2（Treatment of Acute Ischemic Stroke with Edaravone Dexborneol Ⅱ）是一项多中心、随机、双盲、安慰剂平行对照、研究者发起的临床试验，旨在评估依达拉奉右莰醇在接受早期血管内再通治疗（桥接或直接血管内治疗）的急性缺血性卒中患者中的疗效和安全性。由于当前尚无用于早期血管内再通治疗以促进神经功能恢复、降低致残率的指南推荐药物，故TASTE-2采用安慰剂对照设计，试验药物及其安慰剂对照分别为：

（1）依达拉奉右莰醇：依达拉奉右莰醇浓缩液15 ml（37.5 mg，含依达拉奉30 mg和右莰醇7.5 mg），2次/天，持续10～14天。

（2）依达拉奉右莰醇的安慰剂：依达拉奉右莰醇的安慰剂15 ml，2次/天，持续10～14天。

（三）空白对照

空白对照（blank control）是指不进行任何干预的对照组，与安慰剂对照的不同之处在于其并未给予任何处理，所以它无法设盲，从而可能影响对试验结果的正确评价。

空白对照主要适用于以下情况：干预措施特殊（如放射治疗、外科手术等），安慰剂盲法试验无法或难以执行；试验药物不良反应特殊，安慰剂无法使研究者或受试者处于盲态。

此外，除上述常见对照类型外，临床试验中还有诸如剂量-反应对照等多种对照类型。同时，多种对照也可以组合应用。

第四节　研究结局

一般将疾病对人体健康的影响称为结局（outcome）或终点（end point）。临床试验中，研究结局是指用于评估与药物动力学参数、药效学测定、药物疗效和安全性等药物作用有关的效应变量。

根据结局性质，可将研究结局分为疗效指标和安全性指标；根据研究目的，也可将其分为主要终点和次要终点。主要结局应根据研究的主要目的选择，并反映临床相关作用；而次要结局评价药物的其他作用，可以与主要结局相关或不相关。此外，根据结局事件数量，可以将其进一步分为单一结局和复合结局。恰当的研究结局选择对于药物疗效的评估至关重要。采用不同的结局，可能会对相同的干预手段得到截然不同的结论。

下面以CHANCE-2研究为例，介绍该研究的结局。

1. 主要疗效指标 3个月内新发任何卒中事件（缺血性卒中或出血性卒中）。

2. 次要疗效指标

（1）1年内任何新发卒中事件（缺血性卒中或出血性卒中）。

（2）3个月和1年内新发血管性事件（包括缺血性卒中、出血性卒中、短暂性脑缺血发作、心肌梗死和血管性死亡）；同时对各个新发血管事件进行独立评估。

（3）3个月和1年内新发缺血性卒中事件。

（4）3个月和1年随访时mRS评分在0～2分对比3～6分百分比的变化。

（5）神经功能残损的变化（相比于基线，3个月随访时NIHSS评分的变化）。

（6）3个月和1年随访时生活质量（EQ-5D-5L量表）。

3. 主要安全性指标 3个月内重度或中度出血（GUSTO定义）。

4. 次要安全性指标

（1）1年内重度或中度出血（GUSTO定义）。

（2）3个月和1年内所有出血事件（包括重度或中度出血、颅内出血）。

（3）3个月和1年内死亡。

（4）3个月和1年内症状性和非症状性颅内出血。

（5）研究者报告的不良事件/严重不良事件。

第五节　样本量估算

样本量估算是指研究结论在一定可靠性（检验效能）的基础上确定最少观察单位的数量。样本量过小，试验结果可重复性及代表性差，容易得出假阴性或假阳性的结论，很难获得真实差异。而样本量过大，在资金、工作量、患者来源、试验周期及伦理等方面又往往难以保证。因此，合适的样本量对临床试验的成功开展至关重要。

一、基本概念

假设检验是基于抽样样本进行结果推断，由于抽样样本只是总体的一小部分，从总体中抽取不同的样本，可能会得出不同的结果，因此通常希望抽样样本是一个能够很好地反映总体特征的代表性样本。但由于抽样误差的存在，在进行假设检验时，根据P值大小做出推断具有一定的概率性，可能导致Ⅰ类错误和Ⅱ类错误的发生（表2-1）。

表 2-1　Ⅰ类错误与Ⅱ类错误

实际情况	假设检验结果	
	拒绝 H_0	不拒绝 H_0
H_0 成立	Ⅰ类错误（假阳性，α）	推断正确（$1-\alpha$）
H_1 成立	推断正确（把握度，$1-\beta$）	Ⅱ类错误（假阴性，β）

（一）Ⅰ类错误

Ⅰ类错误，也称为假阳性错误，即实际上总体并无差异，原假设 H_0 是成立的，但是通过假设检验 $P \leqslant \alpha$，在设定 α 的检验水准下，拒绝了 H_0，认为有差异，出现了假阳性现象。

（二）Ⅱ类错误

Ⅱ类错误，也称为假阴性错误，即实际上原假设 H_0 不成立，但是通过假设检验 $P > \alpha$，在设定 α 的检验水准下，不拒绝 H_0，得出了假阴性的结论。

（三）把握度

把握度（power），也称为检验效能，其概念与Ⅱ类错误水平相对应，是指两总体确有差别，按照 α 水准能发现它们有差别的能力。用 $1-\beta$ 表示其概率大小。

二、样本量计算的重要参数

不同的设计类型和内容均有对应各自的样本量计算公式和要求。一般而言，样本量的计算，与以下几类参数有关：

（一）研究设计

（1）研究类型：包括随机对照试验等。
（2）设计类型：包括研究设计（如平行、交叉、序贯等）及比较组数。
（3）比较类型：包括优效、等效及非劣效性检验等。

（二）研究结局

（1）容许误差 δ：具有临床意义的最小组间差值（组间均数差或率差）。
（2）变异大小：反映总体变异（标准差或百分比）。

（三）统计学参数

（1）检验水准 α：一般设定为 0.05。
（2）把握度（检验效能）$1-\beta$：一般在 80%～90% 为宜。

（四）其他考虑

（1）组间例数比例：多选择各组例数相等（1∶1）设计。

（2）多结局指标：先考虑主要结局指标，必要时兼顾重要的次要结局指标。

（3）研究依从性：适当增加5%～20%的样本量。

当前，以PASS（Power Analysis and Sample Size）为代表的样本量估计软件能够对数十种统计学检验条件下的样本含量进行估计，包括均数比较、率的比较等多种场景。故本节主要以案例的方式，介绍临床试验样本量的计算思路，而不再对样本量计算公式逐一赘述。

三、样本量计算案例

（一）CHANCE研究

CHANCE研究为一项多中心、随机、双盲、双模拟临床试验，旨在评价氯吡格雷联合阿司匹林与阿司匹林单药两种用药方案在降低发病24小时内的轻型卒中/高危TIA人群3个月卒中复发风险的差异。其样本量计算属于成组设计率差异性检验的类型，需要的参数包括：试验组3个月卒中复发率，对照组3个月卒中复发率，检验水准α、检验效能$1-\beta$及失访率等。

研究开始前，研究者基于既往研究基础，假设阿司匹林单药组3个月卒中复发率在12%～17%，试验组终点事件发生率/对照组终点事件发生率的比值为0.78（即"双抗"治疗有望在"单抗"基础上进一步降低22%的复发风险）。另外，设置检验水准0.05，检验效能0.8或0.9，1∶1随机入组，考虑5%的脱落，相应计算得到样本量在3 032～6 053例（表2-2）。

表2-2　CHANCE研究样本量计算示例

检验效能	双抗组结局风险（%）	单抗组结局风险（%）	相对危险度	无脱落（例）	5%脱落（例）
0.8	13	17	0.78	2 880	3 032
0.8	12	16	0.78	3 094	3 257
0.8	12	15	0.78	3 334	3 509
0.8	11	14	0.78	3 608	3 798
0.8	10	13	0.78	3 926	4 133
0.8	9	12	0.78	4 296	4 522
0.9	13	17	0.78	3 856	4 059
0.9	12	16	0.78	4 140	4 358
0.9	12	15	0.78	4 462	4 697
0.9	**11**	**14**	**0.78**	**4 830**	**5 084**
0.9	10	13	0.78	5 254	5 531
0.9	9	12	0.78	5 750	6 053

综合考虑各种因素,研究者最终考虑将检验效能确定为0.9,对照组事件发生率设为14%,相对危险度为0.78(即试验组事件发生率为11%),最终确定样本量为5 100例(5 084例),见表2-2。

试验结束后,研究者观察到,双抗组及单抗组事件发生率分别为8.2%及11.7%,均低于估计值,相对危险度为0.68,低于估计值0.78。换言之,试验开始前,研究者实际高估了卒中的复发率,而低估了试验药物的疗效。进一步地,若根据真实情况计算样本量,同样考虑5%的脱落,可以得到,对于CHANCE研究而言,当样本量达到3 226例(1 613例/组)时,即可满足统计分析需求。

从CHANCE研究中可以看到,在研究开始前,事件率往往难以确定。例如,随着医疗水平不断提高,研究者很难基于临床经验准确判断研究对象的终点事件发生率;同时,研究者无法预知入组患者的病情轻重,而这也可能对事件率产生一定影响。此外,部分研究(如不同手术方式的长期随访)在开始前并不明确限定随访时间,而是根据研究进展确定。以上情况都可能影响研究者对样本量的估计。而事件驱动设计(event-driven design)则可以很好地避免上述问题带来的影响。

下面将以THALES(Ticagrelor and Aspirin or Aspirin Alone in Acute Ischemic Stroke or TIA)研究为例,介绍事件驱动试验的样本量计算。

(二)THALES 研究

事件驱动设计的特点在于试验的终止条件为观察到足够多的临床硬终点事件数量,每名受试者往往具有不等的随访时间,有别于其他以特定时点事件发生率作为主要指标的试验。事件驱动试验不需要对试验组和对照组特定时点事件发生率进行估计,仅通过风险比(hazard ratio,HR)的估计便可确定试验过程中至少应观察到的事件数。获得需观察到的事件数后,用事件数直接除以预期事件发生率的估计,则可得到需入选的样本量。

THALES研究是一项多中心、随机、双盲、安慰剂平行对照、事件驱动试验。试验纳入轻中度急性缺血性卒中或高危TIA患者,1:1随机分配至替格瑞洛联合阿司匹林治疗组和安慰剂联合阿司匹林治疗组,主要终点事件为30天内卒中复发及死亡。试验开始前,研究者基于既往研究基础,假设HR为0.805,检验水准为0.049 88(预设一次期中分析),检验效能为85%,则至少需要观察到764例终点事件才能结束研究。进一步地,估计对照组事件发生率为6.7%,计算得到,约纳入13 000例研究对象可以满足分析需求。试验过程中,当纳入7 964名研究对象时,研究者根据两项大型临床试验POINT(Platelet-Oriented Inhibition in New TIA and Minor Ischemic Stroke)及PRINCE(Platelet Reactivity in Acute Non-disabling Cerebrovascular Events)的研究数据,将预设HR值进一步降至0.77,假设检验效能为90%的情况下,重新计算样本量,得到需要647例主要终点事件。考虑一次期中分析(设定在完成70%的主要终点事件时)的影响,最终的检验水准调整为0.049 96,研究者在累计完成9 086例主要终点事件的随访后进行了期中分析。尽管分析结果观察到了显著差异(P=0.02),但其HR值实际为0.83,小于估算调整后的HR值0.77。

综上,合理的样本量是临床试验设计的重要环节,样本量的估算直接关系到临床试验的成败。其估计过程应充分考虑研究目的、研究设计和主要观察指标的资料类型,选择正确的计算方法和公式，合理设置参数，必要时与统计学专家合作，尽可能确定一个相对合理的样本量。

第六节　随机化与盲法

随机化的目的在于保证临床试验中的受试者有同等的机会被分配到各个对比组中，而不受研究者主观意愿的影响。随机化与盲法的联合使用，有助于避免对受试者分组时因处理分配的选择而导致可能的偏倚。

一、随　机　化

随机化（randomization）是指通过某些方法，保证总体或样本中每个个体发生某件事的概率均等。在流行病学研究中，随机化主要体现在抽样（选取代表性样本）和分组（研究对象分组）两个环节，即随机抽样与随机分组。在临床试验中，通常不涉及随机抽样，而是连续纳入特定时间段内的患者作为研究样本。因此，随机化主要体现在随机分组上。

随机分组（random allocating）又叫随机分配，是指在研究样本确定后，进一步采用随机方法，使研究对象具有同等机会被分配到试验组或对照组，以此提高组间均衡性，减少非研究因素的干扰。随机化的成功实施包括不可预测的随机分配序列产生和分配方案隐藏，两者必须同时正确、无偏倚地实施，方能达到真正随机分配目的。正确描述随机分配过程应包括4个要素：①如何产生随机分配序列和采用的随机方法；②由谁生成随机分配序列；③由谁保存随机分配序列；④如何获取随机分配序列。

（一）常见的随机化类型

1. 简单随机化　简单随机化（simple randomization）是指除了为获得期望的统计学把握度对患者数量及各治疗组之间的患者分配比例有所要求外，对随机化序列不强加任何限制的随机化过程。在临床实践中，体现为直接对受试对象进行随机化分组，常通过随机数字表，或用计算机产生伪随机数进行随机化，在事先或实施过程中不作任何限制、干预或调整。

简单随机化的优点在于能够最大限度地保持分组的不可预测性，且操作简单，易于实现。其缺点在于，多中心研究中不能保证各中心组内分配比例均衡；当试验样本量较少或基于期中分析提前终止试验时，有可能组间分配比例严重失衡。例如，假设某RCT纳入10例研究对象，用简单随机化的方式进行分组，那么从表2-3中不难看出，分组后两组人数相等的概率仅为24.6%。此外，在周期较长的试验中，采用简单随机化方式，通常难以避免季节、基础治疗手段更新等因素的影响。

表2-3　10例研究对象简单随机分组的结果

两组人数比例	概率（%）
0∶10或10∶0	0.2
1∶9或9∶1	2.0

续表

两组人数比例	概率（%）
2∶8或8∶2	8.8
3∶7或7∶3	23.4
4∶6或6∶4	41.0
5∶5	24.6

2. 区组随机化　区组随机化（block randomization）是指将受试者在每个区组内进行随机分配的过程，区组长度（区组内计划入组的受试者数）可以相同也可以不同，见图2-1。区组因素的选择多样化，需要根据研究实际情况确定：可以是某些具有相似特征的患者作为同一区组，也可以是来自某个研究中心的患者作为一个区组等。需要注意的是，区组的大小设定应适当：一方面，区组长度应大于治疗组数，但太大易造成组间分配不均衡；另一方面，区组长度太小则易造成同一区组内受试者分组的可预测性过强。

区组1	区组2	区组3	区组4	区组5	区组6
AABB	ABAB	BAAB	BABA	BBAA	ABBA

图2-1　区组随机化示意图

区组随机化在提前结束试验时能保证组间分配比例基本均衡，避免长周期试验季节、基础治疗手段的更新等对试验结果的影响。但与简单随机化相比，分组的不可预测性降低。同时，当随机分配结束时，如果某区组实际入组的受试者小于该区组长度，则称该区组为碎片区组。如果碎片区组的数量较多，可能破坏随机分配比例和基线均衡性。

3. 分层随机化及分层区组随机化　如果药物的治疗效应受到一些基线特征（例如受试者的病理诊断、年龄、性别、疾病的严重程度、生物标志物等）的影响时，可按这些特征先进行分层，然后在每层内进行随机分配，以保持层内的组间均衡性，这种随机化方法称为分层随机化（stratified randomization），见图2-2。需要注意的是，分层因素的数量和每个因素的水平数不宜过多，否则将增加患者收集的困难。

分层因素1＝A		分层因素1＝B	
分层因素2＝C	分层因素2＝D	分层因素2＝C	分层因素2＝D
AABB	ABAB	BAAB	BABA

图2-2　分层随机化示意图

在分层基础上如果再对各层内实施区组随机分配，则该随机分配被称为分层区组随机化（stratified block randomization），见图2-3。如果分层随机分配所构成的各个层内的样本量不能事先确定，建议采用分层区组随机。当前，分层区组随机化已经成为多中心临床试验常用的随机化方法之一。

分层A			分层B		
区组1	区组2	区组3	区组1	区组2	区组3
AABB	ABAB	BAAB	BABA	BBAA	ABBA

图2-3 分层区组随机化示意图

4. 适应性随机化 适应性随机化（adaptive randomization）也称为动态随机化，是指根据前面受试者的信息来调整当前受试者被分配到不同治疗组概率的随机分配过程。与上述随机分配的"机会均等原则"不同的是，适应性随机化下，每例患者被分配到各组的概率不是固定不变的，对当前受试者的随机分配需要基于已随机化受试者的信息。适应性随机化可有效地保证各试验组间例数和某些重要预后因素一致。常见方法包括偏性掷币法（biased coin）、翁法（urn）和最小化法（minimization）等。

（二）随机化的实施

当随机分配序列产生后，受试者入组的情况即已确定。若生成分配序列与选择、分配受试者入组的研究者是同一人，或分配序列表由负责选择、分配受试者的研究者保存，或者分配序列表公开，那么研究者难免预先知道下一个合格受试对象的入组情况。若研究者对干预措施具有倾向性，则有可能改变随机分配序列，不按照事先产生的分配序列分配受试对象，导致选择性偏倚，夸大治疗效果。

为保证随机化的实施，研究者应选择合适的分组隐匿（allocation concealment）手段。分组隐匿是指产生和保存随机分配序列者、参与试验并负责选择和分配受试对象者不应是同一人，以确保患者、研究者和其他参与试验者不会预先知道分配序列，以避免选择性偏倚。

随机分组常见的隐匿方法有信封法及中心随机法等。单中心、小样本的临床试验可以选择信封法，而中心随机法则更适合大型多中心研究。

1. 信封法 研究者将产生的随机分配序列放入按顺序编码、密封、不透光的信封（serially numbered，opaque，sealed envelopes）中。当确定受试者合格性后，按顺序拆开信封并将受试者分配到相应的组别。

2. 中心随机法 中心随机法是利用电信电话系统、移动通信技术及互联网技术建立的临床试验中央随机系统（central randomization system）进行的随机分组隐匿。常采用交互式语音应答（interactive voice response，IVR）或交互式网络应答（interactive web response，IWR）方式完成受试者的随机分配。当研究者确定纳入受试者后，通过拨打中央随机系统的电话或登录网站，输入受试者的身份识别号、基本信息及要控制的混杂因素等，中央随机系统会对新受试者的信息进行处理，并按照规定的随机化方法进行分组，给出受试者对应的随机号，确定该受试者的入组情况。近年，中央随机系统的发展不仅可以实现常规的静态随机化，还可以支持动态随机化，同时可进行试验药物管理、在线数据采集和处理。

二、盲 法

（一）常见的盲法类型

盲法（blinding）是指通过合理的科研设计，让研究者、试验参与人员、受试者、评价者等，不知道受试者所在的组别（或所接受的干预措施）的方法。其目的是尽可能消除受试者或者研究者、统计分析人员的主观因素对结局的影响，从而减少信息偏倚。对于受试者而言，盲法可以降低因受试者心理反应而对干预效果产生的影响，也更容易遵守研究方案；对于研究者而言，不会区别对待受试者，对研究结果的评价也会更客观；对于统计分析人员而言，在分析中会更公平、公正，避免刻意追求结果的统计学意义。

根据设盲对象的不同，盲法可以分为非盲（开放标签，open-label）、单盲（single-blind）及双盲（double-blind）。其中，仅对受试者实施盲法，称为单盲；对受试者及研究者实施盲法，称为双盲。特别地，当终点事件为主观性指标（如主观评估的疼痛程度等）或施术者无法设盲（如中医针灸类试验等），对受试者和研究者实施盲法则显得尤为重要。近年来，部分学者对双盲研究进行了更细致的分类，将对受试者、试验实施者及研究结局评估者同时设盲的盲法称为三盲；在此基础上，若进一步对统计分析人员施盲，则称为四盲，即在数据揭盲后，只告诉分析者何组数据为A组，何组为B组，而不告知何组为治疗组，何组为对照组，甚至不知道该试验的设计属于优效、等效还是非劣效性检验，避免在数据分析过程中因人为因素而影响结果。

一般而言，随机、双盲、对照的试验设计能够有效规范研究过程，有利于获得高质量研究结果。但过于严格的设计有时会使受试者的治疗过程脱离真实的临床实践，增加了研究中所获结果在临床实践中难以重复的风险。同时，受试者的依从性与试验设计的复杂性往往呈现负相关，完美设计不一定能得到理想的结果。此外，双盲法的实施需要耗费相当的人力、物力和财力，对临床研究平台要求很高。为解决上述局限性，Lennart Hansson教授于1992年提出了一种新的研究设计，即前瞻性、随机、开放标签、盲终点试验（prospective，randomized，open-label，blind endpoint trial，PROBE）。与随机、双盲、对照试验设计相比，PROBE设计的优点在于更贴近真实临床实践、受试者依从性更好、经济性更优。近年来，PROBE研究逐渐被研究者接受并应用于一系列高质量的IIT研究中。例如，近期发表的TRACE-2（Tenecteplase Reperfusion Therapy in Acute Ischaemic Cerebrovascular Events Ⅱ）研究便是一项设计良好的多中心PROBE设计试验。然而，必须指出的是，尽管盲终点设计能够有效降低在研究结局评估时产生的偏倚，但在控制因研究者和受试者主观因素所致的信息偏倚方面仍存在不足。

（二）盲法的实施

采用单模拟或双模拟等措施，能够保证试验过程中盲法的实施，并且是最有效的施盲措施。

单模拟是指将对照组的安慰剂处理成与治疗组的药物外观、气味甚至味道相似、难以分辨的药剂。最常用的方法是由药厂预先生产没有任何可认出名称或特点的药物和安慰剂，受试者、药物分发中心工作人员和试验人员均不能根据药物外观判断药物种类。

此外，在以阳性药物为对照的临床试验中，阳性对照药的外观、用法用量与试验药很可能完全不一致，若要达到双盲的目的，则需采用双模拟技术，即由申办方制备一种与试验药外观相同的安慰剂，称为试验药的安慰剂；再制备一种与对照药外观相同的安慰剂，称为对照药的安慰剂。试验组的受试者服用试验药加对照药的安慰剂，对照组的受试者则服用对照药加试验药的安慰剂。此时，从整个试验用药情况来看，每个入组病例所使用的药物、每日次数和剂量等在外观上或形式上完全一样，这就保证了双盲法的实施。

（王安心　夏　雪　李　静）

参 考 文 献

王倩，金丕焕. 2005. 动态随机化在临床试验中的应用[J]. 中华预防医学杂志，39（01）：51-53.

吴泰相，刘关键. 2007. 隐蔽分组（分配隐藏）和盲法的概念、实施与报告[J]. 中国循证医学杂志，7（03）：222-225.

Benavente OR, Hart RG, McClure LA, et al. 2012. Effects of clopidogrel added to aspirin in patients with recent lacunar stroke[J]. The New England Journal of Medicine, 367（9）：817-825.

Diener HC, Bogousslavsky J, Brass LM, et al. 2004. Aspirin and clopidogrel compared with clopidogrel alone after recent ischaemic stroke or transient ischaemic attack in high-risk patients（MATCH）: randomised, double-blind, placebo-controlled trial[J]. The Lancet, 364（9431）：331-337.

Johnston SC, Amarenco P, Denison H, et al. 2020. Ticagrelor and aspirin or aspirin alone in acute ischemic stroke or TIA[J]. The New England Journal of Medicine, 383（3）：207-217.

Li S, Campbell BCV, Schwamm LH, et al. 2022. Tenecteplase reperfusion therapy in acute ischaemic cerebrovascular events II（TRACE-2）: rationale and design[J]. Stroke and Vascular Neurology, 7（1）：71-76.

Sacco RL, Diener HC, Yusuf S, et al. 2008. Aspirin and extended-release dipyridamole versus clopidogrel for recurrent stroke[J]. The New England Journal of Medicine, 359（12）：1238-1251.

Wang Y, Wang Y, Zhao X, et al. 2013. Clopidogrel with aspirin in acute minor stroke or transient ischemic attack[J]. The New England Journal of Medicine, 369（1）：11-19.

第三章

文件制定

临床试验文件作为确认临床试验实施的真实性和所收集数据完整性的依据，是试验顺利进行的有效保障，也是申办方稽查、药品监督管理部门检查临床试验的重要内容。通常情况下，临床试验文件包括试验方案、知情同意书、病例报告表、研究者手册、患者手册等。本章将对临床试验中上述文件的制定步骤和指导方针等内容进行简要介绍。

第一节 试验方案

临床试验方案是临床试验各个方面的关键质量控制工具，是确保所有研究受试者健康和安全的基础，它提供了一个精确的研究计划，可确保所有研究者都有据可循，且保证了数据的完整性，也是获得机构审查委员会（Institutional Review Board，IRB）伦理批准的必要文件。作为开展临床试验的指导方针，它将详细描述临床试验所涉及的各个环节，包括试验的背景和基本原理、拟解决的问题、试验目的、试验设计、试验方法、统计考虑、伦理考虑和组织实施等，以保证受试者的安全和所收集数据的完整性。

一、试验方案的设计

（一）试验方案内容要点

方案摘要是编写完整临床试验方案的基础，通常由主要研究者和学术经理、统计师等共同制定。摘要是一份简短的文件，列出了临床试验的项目名称、课题全称、试验目的、试验设计、样本量、病例入选和排除标准、治疗方案、疗效和安全性指标、统计分析策略和随访计划等。

准备好方案摘要后，就可以开始撰写整个方案。完整的方案还应该包括研究背景、研究基础、研究假设、更详细的评价描述和统计方法描述、先前或伴随的治疗等内容。

如何判断方案是否良好？首先，方案应充分回答研究问题；其次，研究设计必须足够完善以产生预期的结果，具体而言，应该提供足够详细的设计考量以允许其他研究者重复该研究并得出可比较的结论。

具体各个部分的要点如下：

1. 方案标题　方案标题应准确、简短、扼要，易于理解。

标题应明确主要目标，传达研究的主要目的，并提供目标人群。以少量的文字表述关于主题的最多的信息；推荐标题为12～15个字。标题应紧凑、相关、准确、有吸引力、易于理解，以翔实的方式表述关于研究领域的观点和将要使用的方法。

标题页应包括项目名称、课题全称、方案日期、方案版本号、主要研究者、研究负责单位等。

2. 目录和签名页　标题页后，应包括以下内容：

（1）附有相应页码的相关章节列表。

（2）签名页由研究团队的高级成员签署，并注明日期，以确认有关版本已得到他们的批准。

（3）列出研究小组成员详细的邮编、电子邮件地址和电话号码等联系方式。

3. 方案摘要　摘要应独特、简明扼要，并且应总结方案的所有要点。

4. 缩略词表　列出方案中所出现的英文缩写所对应的全称和中文。可在整个方案撰写完成后进行归纳和完善，并且按照缩略词字母排序。

5. 研究背景　背景应简明扼要，直奔主题。简单来说，背景应简要地阐述本研究的重要性，文献中的空缺或不足，研究的目的及本研究将如何使社会受益。应精确而简明地描述研究问题。研究问题将是项目设计的基础。研究问题的定义应明确，以便能够让读者直接认识到研究问题的真正含义。文献应包括该领域的最新文献。

6. 试验目的　试验目的是否清晰是决定临床试验设计成败的关键，决定着试验类型、受试者选择、合并用药、分析指标等内容。

不同的试验目的，其试验设计完全不同。在撰写时应具体说明研究药物（如替格瑞洛）、受试者（如高危脑血管病患者）、主要结局指标（如1年功能预后），以及体现设计方法和假设检验类型（优效、等效、非劣效）。通常情况下，一个试验有一个主要研究目的，根据需要可以设置多个次要研究目的。

此外，试验目的应遵从SMART原则，即具体的（specific）、可衡量的（measurable）、可行的（achievable）、相关的（relevant）及具有明确期限的（time-based）原则。

7. 试验设计　试验设计应遵循随机、对照、重复原则，需要明确设计类型（随机对照设计、整群随机对照设计、非随机同期对照设计、交叉设计、成组序贯设计等）、随机分组方法（简单随机、区组随机、分层区组随机、动态随机等）、盲法（单盲、双盲、开放标签等）、多中心还是单中心试验、假设检验类型（优效、等效、非劣效）等。此外，建议对研究设计流程和不同阶段以流程图形式表示。

8. 受试者选择和退出

（1）受试者纳排标准：应根据试验目的和试验设计明确受试者的纳排标准。

（2）受试者退出标准：经随机化后的受试者，若因研究者决定、受试者自行退出等未完成临床试验，应尽量随访追踪受试者，记录退出原因。

（3）暂停和终止试验标准：在临床试验进行中由于种种原因导致整个试验全部停止，可以是暂时的，也可以是永久的。一般常见的原因包括：① 严重的安全性问题；② 设计方案有重大的缺陷，影响疗效和安全性的评价。

9. 治疗方案 在临床试验中，受试者同时也是患者，在设计治疗方案时，应同时从治疗和研究两个角度进行周密设计。治疗方案应根据适应证制定，并遵循相关的临床指南及伦理原则。对于基础治疗、对照药物治疗和试验药物治疗，应明确给出给药剂量、给药方案和疗程、给药途径、治疗时间等内容。同时也应写明试验用药的标签、管理流程。此外，还应写明临床试验中允许的合并用药和禁止的药物或治疗。

10. 疗效和安全性指标 判断疗效的主要结局指标应清晰阐述，并明确其观测时间窗。如使用替代指标，应提供相应的依据。

安全性指标一般可包括不良事件、严重不良事件、死亡、重大事件（如颅内出血）和其他实验室检查指标等，也需明确观测时间窗。

如采用的疗效或安全性指标是非常规、非标准的特殊指标，应对其准确性、可靠性和相关性进行说明。

11. 研究流程 按照随访节点，依次列出需要采集的项目。通常情况下包含下列内容：

（1）基线，包括人口学统计指标、生命体征、体格检查等，同时应详细记录既往病史、治疗史、疾病诊断、合并治疗等。

（2）疗效指标及其观测时间窗，包括主要疗效指标和次要疗效指标。

（3）安全性指标及其观测时间窗，包括主要安全性指标和次要安全性指标。

（4）试验治疗方案的依从性指标。

（5）伴随用药。

12. 不良事件 根据既往相关文献提示预期可能出现的不良反应，方案中需明确不良反应和不良事件的定义、标准化术语、观察与记录、处理措施、随访方式、时间和转归、不良事件与药物因果关系判断标准及破盲规定等。

13. 数据管理及统计分析 数据管理部分需阐明数据的采集方法和使用的工具、数据记录方式、数据库的建立、数据核查、清理和锁定等内容。

统计分析部分需列出样本量估算的依据、分析数据集的定义、具体的统计分析方法（基线资料、有效性和安全性分析）、统计检验单双侧性、显著性水准等。如进行期中分析，应按照所确定的试验方案进行并说明 α 消耗函数的计算方法。

14. 质量控制 对可能影响临床试验质量的因素应预先考虑，如中心实验室检测、研究者培训等。对试验过程或资料的质量控制或质量保证的方法进行说明，包括研究者职责、监查和稽查、资料保存等。

15. 伦理学考虑 对试验相关的伦理学问题进行说明，包括说明研究是否符合《赫尔辛基宣言》的规定和国家的法律法规，知情同意书和知情同意过程的说明，申请并获得伦理委员会批准的文件和程序等。

16. 参考文献

17. 附件 应在方案的末尾附上相关的文件。例如：① 疾病的诊断标准；② 相关的量表评分；③ 涉及的某些标准（如GUSTO出血分级标准）。

试验方案内容要点如表3-1所示。

表 3-1　试验方案内容要点

方案标题	疗效和安全性指标
目录和签名页	研究流程
方案摘要	不良事件
缩略词表	数据管理及统计分析
研究背景	质量控制
试验目的	伦理学考虑
试验设计	参考文献
受试者选择和退出	附件
治疗方案	

（二）试验方案的修改

临床试验方案获得伦理委员会批准备案后应严格执行。一旦研究启动，通常情况下，临床试验方案不应在试验过程中更改，除非试验过程中发生意外并发症。如果在试验开始后对临床方案确有修订的必要，应在修改后标明更改后的方案版本号，向伦理委员会再次提交方案并获得批准或备案后才能继续开展试验，并且需要及时在注册平台进行更新。按照药物临床试验质量管理规范（good clinical practice，GCP）的要求，应详细记录修改的具体内容、原因及伦理委员会的批件等。如果预期会出现并发症，则应进行预试验，以检查研究的可行性并且寻找可能的解决措施。

二、试验方案的发表

随机对照临床试验方案的发表是指在临床试验结束前，将研究方案的关键信息进行简要总结并在国内外同行评议期刊上发表。重要的临床研究最好能提前发表研究方案，方案的发表将有助于更详细地描述研究的合理性、设计及相关的伦理和安全问题，从而提高研究的透明度。提前发表试验方案具有重要意义，一方面告诉世界同行正在进行的研究，另一方面，发表的试验方案将作为编辑、审稿人、国内外同行等考量该研究质量的重要参考依据，有助于后期主文章的接收与发表。

目前很多期刊可以发表重要的临床研究方案，如《试验》（Trials）、《英国医学杂志：开放版》（British Medical Journal Open，BMJ Open）、《卒中和血管神经病学》（SVN）等。有系统综述发现，近年来发表的研究方案数量较10年前增加了5倍以上。

下文以CHANCE-2研究为例，简要阐述发表的试验方案应包含的要点。

1. 论文标题　标题应包括项目名称和"研究设计"字样，让读者能一眼看出这是研究方案。例如，"Clopidogrel with aspirin in High-risk patients with Acute Non-disabling Cerebrovascular Events Ⅱ（CHANCE-2）：rationale and design of a multicenter randomized trial"。

2. 前言和论据　这部分内容的篇幅应在500～800字。重点介绍既往研究基础和研究现状、本研究的意义、新的治疗方式与既往药物或治疗方式的区别等。最后阐述本研究的假设和目的，并指出本论文是介绍研究方案设计。例如，"We hence hypothesized that... Therefore，the CHANCE-2 trial was designed to test such hypothesis. The intention of this trial is to evaluate... This article describes the design of the CHANCE-2 trial and is a summary of protocol"。

3. 方法

（1）研究设计和研究人群：简要阐述试验的设计（如"CHANCE-2 is a randomized，double-blind，double dummy，placebo-controlled multicenter trial"）、随机分配的组别方案、随访时间等，可附上研究设计图；阐述重要的纳排标准，全部纳排标准可采用表格方式详细列出。最后，指出本研究是否通过伦理委员会的批准，预期分中心数量等。

（2）随机化：随机化分配的方案和具体的实施过程。

（3）干预：试验组和对照组具体的干预措施，包括详细的用药或治疗方案。

（4）主要疗效指标。

（5）次要疗效指标。

（6）安全性指标。

（7）数据安全监查委员会。

（8）样本量。

（9）期中分析。

（10）统计分析。

（11）研究的组织。

（12）其他需要在方法学中阐述的要点，如CHANCE-2进行了基因分型检测，有一节内容详细阐述了基因分型的实施办法。

4. 讨论 可简单进行关于研究意义的讨论。

5. 总结和结论 结合研究目的进行简单的总结。例如，"The CHANCE-2 trial will produce reliable data on whether..."。

除了需要在试验结束前发表方案以外，在试验结束后，如果需要将研究结果发表在国际期刊上，投稿时需要在附件中上传试验过程中所有版本的英文版方案，且需要详细总结每一版本方案变更内容，注明版本号。具体模板可参考CHANCE-2研究。

第二节　病例报告表

病例报告表（case report form，CRF）是指按试验方案要求所设计的一种用于记录受试者在试验过程中的数据资料的临床试验文件。国际人用药品注册技术协调会（ICH）在药物临床试验指南中指出，CRF是一种印刷的、可视的或者是电子版的文件，用于记录每个受试者的所有试验方案要求的信息，并向申办方报告。

作为临床试验中获取研究资料的重要手段，CRF是仅次于试验方案的重要临床试验文件，是确保试验数据质量的关键，CRF设计的好坏将影响试验成功与否。良好设计的CRF将有助于数据管理工作，包括提升数据库的构建水平，提高收集数据的准确性和一致性，减少数据质疑等，并有助于提高统计分析的效率，从而有助于准确地评估药物的有效性和安全性。CRF的设计应符合试验方案和法规要求，以达到最佳的数据收集效果，并应使研究者能够检验假设或回答与试验有关的问题。为了使现场人员能够准确录入数据，应向他们提供CRF填写手册。这些措施将减少质疑次数，使数据更完整。

本节内容将从CRF设计的原则要求、CRF设计的要点、标准CRF模板、设计的流程等几个方面探讨CRF设计的考虑因素，并简要介绍纸质版CRF和电子版CRF及注释CRF。

一、病例报告表设计的原则和要求

1. 必须严格遵循临床试验方案 CRF的设计应符合试验方案的要求。CRF设计不严谨可能会影响数据的完整性及可靠性，主要数据点的遗漏将造成难以弥补的损失，因而CRF设计时应充分征求团队成员的意见，采集试验方案规定的所有数据。临床试验期间如试验方案发生修订且此修订影响数据采集时，应及时增减或修改CRF数据采集表格，以确保CRF严格遵循试验方案的要求。

2. 数据的隐私与保密 CRF除了纸质版或电子版以外，还可以包括中心实验室数据及其他外部数据等，所有采集或检测的数据都需要注意数据的隐私和保密性。受试者的知情同意与否和药物安全性信息（如不良反应、不良事件和严重不良事件）也需要反映在CRF记录中。

3. 内容全面完整且简明扼要 CRF应包含达到试验目的所需的所有必要数据，需要根据试验方案、适应证特点、研究药物特性及临床实践的实际情况来确定是否是必要数据。ICH-GCP规定，在统计分析过程中发现有遗漏、未用或多余的数据要加以说明，CRF应只包含与研究目的相关的数据，减少不必要数据的采集，有助于减少研究者填写、监查员核对及数据管理员核查的工作量。

4. 设计指标意义明确 考虑使用者（研究者、临床研究协调员、监查员、数据管理员、统计师、医学人员等）的语言、专业背景和文化习俗的不同，应尽可能采用标准化模式收集数据，使其对CRF的理解趋于一致，提高数据的可靠性与一致性。CRF设计采集指标要简单明了、意义明确、容易理解，要尽量避免意义不明确或容易引起歧义的问题，数据采集时应尽可能客观、量化。

5. 尽可能避免直接收集衍生数据 日期或衍生数据应尽可能收集原始数据，后期通过程序计算所得。例如，受试者年龄可通过其出生日期和随机化日期计算获得；体重指数可统一收集体重及身高，在后期分析时统一计算。这样不仅可以避免数据收集者的计算错误，也可以节省数据问询时间，提高数据管理工作效率。

6. 便于数据管理与统计分析 为保证采集的数据满足数据管理与统计分析的要求，设计CRF时需注意字段设计及编码的规范性、一贯性和合理性，便于研究者和研究协调员填写、监查员和数据管理员进行逻辑核查及数据统计分析。

7. 方便填写及录入 CRF拟采集的数据格式、页面布局及采集顺序要符合医疗业务实践与试验方案要求，便于研究人员填写。通常情况下应包含以下要点：

（1）尽可能采用封闭式问卷，以编码形式收集数据，减少文字书写，以降低填写复杂性，减少出错率，增加数据一致性，提高工作效率。

（2）在整个CRF中需使用统一的格式（如日期格式，yyyy-mm-dd），使用统一的字体和字号，连续性变量指定测量单位和需要记录的小数位数；对于有序分类变量，为确保评分者之间的统一性和清晰度，应在CRF字段旁提供充分解释。

（3）避免在CRF的多处（重复）记录同一数据。

（4）使用简明扼要的问题、提示和说明。

（5）应尽可能向数据记录员提供视觉提示，如明确指出要记录数据的位置和格式的方框。

（6）跳过模式需有明确的指导，并在适当的位置提及。

（7）必要的时候提供粗体和斜体进行提示。

（8）其他注意事项：避免使用专业术语、过于书面化的语言；避免使用诱导性的问题；避免使用双重否定问题；封闭式问题设计中，确认包含的所有可能的选项，单项选择题答案之间应互相排斥、不重叠。

二、病例报告表设计的要点

CRF的设计应以满足所有处理数据的人（研究者、数据管理员、统计师、临床研究监查员/协调员、数据库开发人员/程序员和数据录入员等）的需要为标准，同时应遵循设计原则、包含所有内容要点，以提高所收集数据的质量。

（一）CRF的内容要点

CRF采集的数据应以主要疗效指标和主要安全性指标作为数据收集的主要目标，内容通常包含以下两类：① 回答研究假设的相关数据（即主要疗效指标、次要疗效指标、主要安全性指标和次要安全性指标等）；② 用于试验管理和记录法规、依从性等的支持性数据。

CRF的具体内容一般包括知情同意、纳排标准、随机化时间和发病时间、基线人口学数据、既往史、个人史/家族史、其他重要的基线信息（如随机化前发病后的用药情况等）、基线实验室检查、疗效评价数据、试验药物的用药情况（包括使用剂量）、合并用药、不良事件和严重不良事件、方案要求的其他数据、研究小结等。

需要指出的是，CRF收集的信息需适量。若CRF设计的内容太多，不仅会增加数据收集和数据清理的工作量，增大研究实施的难度，有可能导致研究失败；若太少，则不能满足方案设计的要求。因此，CRF收集信息的原则是收集回答研究假设所需的最小数量的数据，避免收集复杂的、不重要的信息。

（二）CRF的布局和构成要素

1. 封面 封面一般包括临床试验名称、方案编号、中心号、随机号、筛选号、受试者姓名缩写、研究单位、研究者姓名、组长单位等，便于快速查找。

2. 页眉和页脚 CRF页眉通常包括方案版本号、中心号、随机号、受试者姓名缩写、随访序号，页脚通常包括CRF版本号、版本日期和页码。CRF的版本号是防止使用不正确的CRF的一个非常重要的标识。CRF的所有页面都应按顺序编号，这样有助于数据质疑时定位数据点。随访序号有助于定位数据库中同一个受试者重复测量的数据。

3. 填写说明　填写说明也可称为填写指南，是一份为调查员提供CRF填写的总体原则和要求的说明性文件，用于指导研究者正确填写CRF。CRF填写说明有助于减少疑问，促进多中心临床试验不同研究人员完成CRF的一致性，保证数据的准确性和可靠性。

CRF填写说明没有标准的模板，它因研究的不同而不同。CRF填写说明一般应使用简单、有明确提示、简明扼要、易于理解的语言，同时为现场调查人员准确填写CRF提供明确的指导。例如，① 如果确切的日期不详，那么在缺失值处应优先考虑注释（例如：UK/UNK/2012）；② 如果数据输入错误，现场人员想要更正，所采用的方法是用一条线画掉错误的数据，写上数据更正人员的姓名缩写和日期，并在相应的行边上写上正确的数据，不要掩盖填入的原始数据。

CRF填写说明可以是一个单独的文件，也可以是CRF的一部分，逐页说明。如果它被作为CRF的一部分，建议将说明打印在CRF首页，以方便调查员理解并填写CRF。CRF填写说明文件也应有版本控制，需要时应进行修改。

CRF填写说明可参考CHANCE-2研究（见附表3-1）。

4. 目录/研究流程表　可在CRF设计时增加目录或研究流程表，列出临床试验的研究流程和试验需采集的关键信息，有利于研究者快速地对随访安排、治疗前的信息、治疗过程中观察的项目、治疗结束后随访观察的项目等有初步了解，有助于临床监查员快速查阅CRF，对数据库的构建也很有帮助。

5. 不同数据的布局　CRF有三种类型的数据：与时间无关的数据、与时间有关的数据和累积的数据。与时间无关的数据指的是只收集一次的数据，如既往史，这种数据一般设置在相应的随访窗下。与时间有关的数据指多次访视重复收集的数据，如体格检查等，这种数据的布局通常建议参照随访窗，每个随访一个页面，有助于研究者填写。累积的数据是指随时间积累，但不一定在特定的随访时间产生的数据，如不良事件，这种数据记录表格一般放在一起。

按照收集的数据类型进行分类，CRF的数据还可包含以下几类：

（1）连续性变量：如身高、体重、血压等指标，在CRF中应将位数明确标出，包括小数点。例如，体重□□□.□公斤。

（2）二分类变量：如性别、既往史等。例如，性别○1-男 ○2-女。

（3）多分类变量：如用药种类等。例如，自上次随访以来，您服用了以下哪种他汀类药物：

□0-未服用　　□1-阿托伐他汀　　□2-瑞舒伐他汀　　□3-普伐他汀

□4-氟伐他汀　□5-辛伐他汀　　　□6-洛伐他汀　　　□7-西立伐他汀

□99-其他_____

（4）日期变量：如出生日期、随机化日期、随访日期、发病时间等，需要明确是否采用时分秒信息。例如，随机化日期□□□□年□□月□□日，时间□□时□□分

（24小时）。

（5）文本变量：如姓名缩写等。例如，姓名首字母缩写□□□□。其余类型的文本变量应属于开放性问题，应尽可能提前进行分类，以减少文字描述。

6. CRF页面布局的注意点

（1）CRF页面布局总体上应按照试验流程、随访先后顺序排列。

（2）页面应清晰可辨，字体应足够大。

（3）填写栏、框的大小适宜，易于填写与辨认。

（4）以编码格式为选项框时，编码在选项框附近的位置等。

（5）可用不同的字体或箭头进行强调，但不可滥用。

三、标准病例报告表模板

一些如人口统计学、体格检查、不良事件、严重不良事件等在不同的研究中可能是相同的，因此可制定标准的、可自定义的CRF模板。当在同一领域进行多项研究时，这些模板很有用。这些模板具有相同的设计原则，有助于数据采集者轻松地录入数据，不需要再进行单独的培训。

研究者团队可建立并维护一个标准模板库，以维护CRF设计的统一性并节省时间。最常用的标准的CRF模板包括纳入标准、排除标准、人口统计学、疾病史、体格检查、不良事件、伴随药物等模块，而疗效评价数据的模块并不唯一，它们的设计取决于特定的试验方案。

四、纸质版病例报告表和电子版病例报告表

临床试验使用的CRF有纸质版和电子版两种形式。纸质版CRF通常按照受试者编号按顺序排列，每位受试者一册。随着电子信息技术的发展，电子数据采集（electronic data capture，EDC）系统逐渐被广泛地应用于临床研究，电子病例报告表（electronic case report form，eCRF）越来越受欢迎。CDISC对eCRF的定义：① 根据试验方案设计的，可用于稽查的电子记录；② CRF中的数据项与之相关联的注释、注解与签名形成的电子化的链接。

纸质CRF是传统的数据获取方式，对于小规模或设计类型不同的研究来说是一个更好的选择，而如果研究规模大且设计相似，则可考虑使用eCRF。目前，eCRF比纸质CRF更受欢迎。需要指出的是，为收集或显示相链接的数据，eCRF可能包含一些特殊的显示要素、电子逻辑检查及其他特殊的性质或功能。纸质CRF的缺点是容易填错、数据清洗费时费力。通过使用EDC系统，eCRF填写更方便快捷，它允许在不同时间收集详细的数据，且系统有内置的逻辑核查，可以节省数据管理人员的时间和精力，更快地获得清洗的数据，从而及时锁定数据库，因此省时省力，尤其适用于多中心临床试验，便于管理。eCRF的缺点是软件维护和投资成本较高。

五、注释病例报告表

注释病例报告表（annotated case report form，aCRF）是在空白病例报告表的基础上，对采集的受试者数据（电子化的或纸质的）信息单元（即字段信息）与递交原始数据集中对应的变量或者变量值之间映射关系的具体描述。简而言之，aCRF是指用文件记录来说明临床试验病例报告表的表格、变量条目名称、列表、随访及其他任何数据记录，也包括数据变量代码列表。对于以支持药品注册上市为目的的关键性临床试验，临床试验数据相关的申报资料需要包含aCRF。对于IIT，该文件不是必需的。关于aCRF本书不做过多的介绍，感兴趣的读者可自行查阅相关资料。

六、病例报告表设计的流程

（一）准备阶段

一份精心设计的CRF应能代表试验方案的基本内容，理想情况下，CRF是在最终完成试验方案后设计的。通常CRF的设计分为两种情况：一是在方案草稿完成后，CRF就可以开始进行设计，与方案同时进行且同时完成，这种情况的好处是可以发现方案存在的问题。例如，方案规定了用过某些药物的受试者应该排除，但是CRF设计时发现没办法确定收集多长时间内的既往用药史，因为排除标准没有明确多长时间内用过该种药物的受试者应该排除。但是，这样也存在一定的缺点：因为方案的不断修订，会导致CRF修订的版本比较多。二是在方案定稿后才开始进行CRF设计，这种情况的优点是修订版本比较少，缺点是如果发现与方案有冲突处，可能导致方案修订。由于这两种方法有利有弊，因此设计过程的时间安排也将发挥重要作用。

（二）设计阶段

CRF的设计必须考虑到方案规定需获取的数据、需执行的特殊操作及其他有助于提高获取数据能力的信息。此外，CRF的设计应符合方案规定的随访流程，且便于获取数据。CRF设计应尽量使用CRF模板，以避免不必要的错误。设计阶段应注意的问题已在CRF设计的原则要求、标准的CRF设计中详细讨论。

（三）审核及批准阶段

CRF的设计、修改及最后确认涉及多方人员的参与，包括研究者、学术团队、数据管理员、统计师和项目经理等，以确保符合方案，未遗漏关键数据信息的采集。一般而言，在IIT中，由学术团队设计完成CRF初稿，再通过制定标准化的审核清单，由其他人员共同审核，避免遗漏要点。学术团队根据众人的意见修改CRF。若有重大修改，应对修订稿再次审核，并根据审核意见修改，直到所有审核人员无意见，才完成终稿。

对于CRF的质量控制，临床试验团队中各成员的职责如表3-2所示。

表 3-2　临床试验团队成员的 CRF 质量控制职责

成员	主要职责
临床学术人员	确保数据收集完整、正确，与方案的随访计划一致
主要研究者	确保疗效和安全性指标等变量的准确性
统计师	对照统计分析计划，确保收集的数据满足统计分析需求
数据管理人员	从数据录入和数据清理的角度确保数据的逻辑性和合理性的质量
项目运行管理人员	确保 CRF 的设计符合 CGP 法规
影像人员	确保影像所需资料的准确性和完整性
生物样本人员	确保生物样本所需数据的准确性

第三节　知情同意书

知情同意（informed consent）指受试者被告知可影响其做出参加临床试验决定的各方面情况后，确认是否自愿同意参加该项临床试验的过程。知情同意书（informed consent form）即是每位受试者表示自愿参加某一试验而签署的、书面的、含有签署姓名和日期的文件证明。研究者需向受试者说明试验性质、试验目的、可能的受益和风险、可供选用的其他治疗方法，以及符合《赫尔辛基宣言》规定的受试者权利和义务等，使受试者充分了解后表达其知情同意。研究者负责在临床试验期间保护受试者的权利、安全和利益，需要负责撰写和执行知情同意书，并根据实际情况及时更新知情同意书。伦理委员会主要负责知情同意书内容的审核和批准。

知情同意过程是人类受试者参与临床研究的重要环节，知情同意书是研究者与受试者进行信息交流的载体，其优劣将直接影响受试者对临床研究内容的理解，进而影响其是否参加临床研究的抉择。

本节内容将分别从知情同意书的内容和语言两方面进行介绍。

一、知情同意书的内容

临床试验的知情同意书需要根据具体的方案进行设计，使受试者了解试验的相关内容，以维护受试者的权利和健康。药物临床试验和医疗器械临床试验属于涉及人的生物医学研究范畴，因此知情同意书的内容除满足《药物临床试验伦理审查工作指导原则》（2010 年）或《医疗器械临床试验质量管理规范》（2022 年）的要求外，还应符合《涉及人的生物医学研究伦理审查办法》（2016 年）的相关规定。中医药临床研究还应同时满足《中医药临床研究伦理审查管理规范》（2010 年）的相关规定。

基于 GCP 和以上法规条款，知情同意书的内容应包含以下要点：

（1）受试者须知：首先应说明是临床研究，而非临床诊疗，其安全性与有效性不确定；其次应详细告知受试者研究有关信息，包括研究背景、研究目的、基本研究内容和流程、研究方法、研究时限、预期效果、参加试验的条件和人数等。方案中如有规定使受试者在试验期间的用药、饮食、活动受到限制时，知情同意书中应明确说明这些限制条文，使受试者明确并能够配合试验。详细告知受试者参加试验必须定期参加随访，随访的内容、时间都应让受试者明白并同意遵循。

（2）研究者的基本信息及研究机构的资质。

（3）可能的个人获益和社会获益。当研究不能使受试者直接获益时，应告知受试者；个人获益指的是有益于受试者疾病的预防、诊断或治疗，而免费治疗、免费检查和补偿等经济收益不属于个人获益。

（4）参加临床研究可能的风险或不适，包括可预见的不良反应和非预期的不良风险。

（5）告知受试者其他可能的替代治疗及其主要的潜在获益和风险（如有）。

（6）对受试者的保护措施，包括强调研究者会保护受试者的个人隐私，不将有关资料公开发布。但在不违反保密原则和相关法规的情况下，监查员、稽查员、伦理委员会和药品监督管理部门检查人员可以查阅受试者的原始医学记录，以核实临床试验的过程和数据。

（7）强调参加试验是完全自愿的，可以拒绝参加或有权在试验的任何阶段随时退出试验而不会受到歧视或者报复，其医疗待遇与权益不会受到影响的权利。

（8）参加研究是否获得报酬和承担费用。

（9）如发生与试验相关的损害，受试者是否可以获得医学治疗或补偿。

（10）告知受试者在哪些预期情况下，研究者可以不经受试者同意而终止受试者参与研究。

（11）受试者获得新信息和再次获得知情同意的权利，即当研究过程中有新的重要发现，而这些发现可能影响受试者继续参与研究的意愿时，会向受试者提供相关信息。

（12）告知受试者如果已经妊娠或计划妊娠，研究中某些特定治疗或操作程序可能会对胚胎或胎儿产生目前无法预见的风险。

（13）受试者在参与研究前、研究过程中和研究后的注意事项。

（14）告知受试者发生不良事件时应及时就医，留取研究联系人和方式、伦理审查委员会联系人和方式。其中研究者的联系方式要留手机号码，保障受试者24小时能与之取得联系。

除以上内容外，知情同意书不应含有会引起受试者放弃合法权益及免除临床试验机构和研究者、申办者或者代理人应负责任的内容。知情同意书的页眉和页脚应标明：知情同意书版本号和版本日期（第×页，共×页），以便确认使用的知情同意书是正确的版本。

二、知情同意书的语言

1. 通俗易懂　知情同意是在研究者完全告知、受试者充分理解的前提下自愿做出的有效选择，因此"充分理解"是知情同意中最关键的环节，关乎知情同意书签署的有效性。因此，知情同意书的设计应采用受试者及其法定代理人能够理解的语言和文字，一般使用受试者的母语，文字要通俗易懂，要尽量避免使用过多、过深奥的专业术语。

具体做法如下（包括但不限于）：

（1）知情同意书的语言应采用潜在受试者及其法定代理人日常生活常用的语言体系。如国际多中心的临床研究在国内开展，应为受试者提供中文版本的知情同意书。多民族参加的试验，应翻译成相应民族的语言，减少难懂的专业术语。知情同意书在翻译的过程中，应充分考虑当地的文化，尽可能邀请当地人士参与，避免译文拗口与生硬。

（2）尽量避免使用英文词汇或首字母缩写的词汇，若必须使用英文缩写，则第1次出现的医学名词术语，一定要有中文全称，不能只有英文缩写。

（3）尽量使用陈述句，人称代词应明确身份。

（4）参加研究的志愿者应称为"受试者"，不称"病人"或"患者"。

（5）医学名词术语和科学概念应尽可能避免使用专业术语，以形象的比喻或借助视听材料、宣传册帮助受试者理解，如"您将随机被分为对照组或安慰剂组"可写成"为确保研究结果的科学性，有的受试者服用试验药物，有的受试者服用安慰剂"。安慰剂是外形与试验药物相同，但不含有效成分的药物。至于谁服用试验药物或谁服用安慰剂，则像丢硬币出现正面或反面一样由概率决定。

2. 无强迫与利诱 尊重和保障受试者是否参加研究的自主决定权，严格履行知情同意程序，研究人员不得采用强迫、利诱等不正当的方式影响受试者参加或者继续临床试验。

具体做法如下（包括但不限于）：

（1）不采取过度的、未经授权的、不适当或不合适的奖赏或表示的手段，如"宣称或暗示试验药物安全、有效或可治愈疾病"，"效果优于或等于目前上市药物或治疗"等。

（2）不对受试者进行蓄意的恐吓，如"签署这份知情同意书意味着您承诺全程参加这项研究，如果您拒绝参加或中途退出，将自行承担相应的后果"。

第四节　研究者手册

研究者手册（investigator brochure，IB）旨在帮助研究者理解试验方案中诸多关键的基本要素，帮助研究者和参与试验的其他人员更好地遵守试验方案，其内容应包括试验药物的化学、药学、毒理学、药理学和临床资料与数据，临床试验的给药剂量、给药次数、给药间隔时间、给药方式，主要和次要疗效指标和安全性指标的观察与监测等。

研究者手册应包括扉页、目录、摘要、前言、试验药物的药学信息（包括分子结构、理化性质、药学特性、制剂信息、储存和使用方法等）、非临床研究信息（包括非临床药理学、毒理学、药代动力学等研究结果）、国内外临床研究信息（包括人体药代动力学研究、安全性和有效性研究等）、数据总结和研究者指南、注意事项、参考资料（包括已发表的文献、报告）、研究方案要点等内容。

具体来讲，研究者手册通常包括如下内容：

1. 扉页 研究者手册的扉页应写明申办者的名称、试验药物的编号或名称、版本号、发布日期、替换版本号、替换日期。

2. 摘要 摘要重点说明试验药物研发过程中具有重要意义的物理学、化学、药学、药理学、毒理学、药代动力学和临床等信息内容。

3. 前言 前言简要说明试验药物的化学名或已批准的通用名、批准的商品名；试验药物的所有活性成分、药理学分类及其在同类药品中的预期地位（如优势）；试验药物实施临床试验的立题依据；拟定的试验药物用于疾病的预防、诊断和治疗。前言中应说明评价试验药物的常规方法。

4. 药物信息 在研究者手册中应清楚地说明试验用药的化学式、结构式，简要描述其理化和药学特性。说明试验药物的储存和使用方法。试验药物的制剂信息可能影响临床试验时，应说明辅料成分及配方理由，以便确保临床试验采取必要的安全性措施。

5. 临床前研究信息 应简要描述试验药物非临床研究的药理学、毒理学、药代动力学研究发现的相关结果。说明这些非临床研究的方法学研究结果，讨论这些发现对人体临床治疗意义的提示，对人体可能的不利作用和对人体非预期效应的相关性。具体而言，应提供的必要信息包括试验动物的种属、每组动物的数目和性别、给药剂量单位、给药剂量间隔、给药途径、给药持续时间、系统分布资料、暴露后随访期限。研究结果应包括试验药物药理毒性效应的特性和频度、严重性或强度；起效时间；药效的可逆性；药物作用持续时间和剂量反应。

6. 临床研究信息 应充分讨论试验药物在人体的已知作用，包括药代动力学、药效学、剂量反应、安全性、有效性和其他药理学领域的信息；应尽可能提供已完成的所有试验药物临床试验的摘要；还应提供临床试验以外的试验药物的使用情况，如上市期间的经验。

7. 上市使用情况 应说明试验药物已经上市或已获批准的主要国家和地区。从上市使用中获得的重要信息（如处方、剂量、给药途径和药物不良反应）应予以概述。

8. 数据概要和研究者指南 应对非临床和临床数据进行全面分析讨论，就各种来源的有关试验药物不同方面的信息进行概述，帮助研究者预见药物不良反应或临床试验中的其他问题。

研究者手册应让研究者清楚理解临床试验可能存在的风险和不良反应，以及可能需要的特殊检查、观察项目和防范措施。根据前期人体应用的经验和试验药物的药理学，应向研究者提供可能的过量服药和药物不良反应的识别和处理措施的指导。

中药民族药研究者手册的内容可参考以上要求制定。此外，还应注明组方理论依据、筛选信息、配伍、功能、主治、已有的人体用药经验、药材基原和产地等；来源于古代经典名方的中药复方制剂，应注明其出处、相关药材及处方等资料。

9. 研究方案要点 包括研究设计、治疗方案、纳排标准、研究流程表、研究计划、合并用药或干预、研究药品的接收/发放/储存/回收及销毁、关于终点事件/不良事件/严重不良事件的说明及处理流程等。

第五节　患者手册

患者手册又叫受试者日志（patient diary），是受试者的第一手记录，也就是临床试验中的原始数据。患者手册通常包括以下内容：

（1）项目名称、项目编号、研究者信息、文件版本号。

（2）受试者信息：包括姓名、联系方式、随机号等。

（3）研究医生或者研究协调员信息：包括姓名、联系方式等。

（4）随访时间提醒：包括随机化时间、每次随访的时间等。

（5）患者手册说明文档。例如，可根据下列情况撰写说明文档：①日记卡的填写注意事项；②服药期间如果同时服用其他药物，需要记录药物信息；③新增服用的药物前，需与谁联系以确认是否可以服用该药物；④如有不适，应与谁联系；⑤如发生紧急住院情况，需在多少小时内与谁联系；⑥下次检查的日期及检查内容；⑦下次返院需要携带哪些资料（可列出清单）等；⑧将禁止的伴随用药清单提供给受试者，告知服用的风险。

（6）日记卡正文：包括健康记录卡（症状、发生时间、就诊医院、检查结果、诊断等）和用药记录卡（药物名称、剂量、开始使用时间和停止使用时间等）。

（7）受试者及研究者签名。

附表3-1　CHANCE-2研究CRF填写说明

CHANCE-2	随机编号□□□□	姓名缩写□□□□

编写说明

（1）筛选合格入组者填写病例报告表

（2）请用蓝黑色或黑色签字笔清晰填写，请不要在阴影处填写

（3）此CRF在整个试验过程中只能用于同一位受试者

（4）研究者需按要求在CRF中签字

（5）病例报告表填写务必准确、清晰，不得随意涂改。错误之处纠正时需用横线居中画出，并签署修改者姓名（拼音首字母）及修改时间。不要掩盖填入的原始数据，不要用橡皮擦、修改液遮盖或画许多道线。例如，586584 584573 LXD 2015/06/20

（6）CRF每一页的所有项目均应填写。所有选择项目，在□或○处填入"×"表示选择此项。其中，○为单选项，□为多选项。

（7）为了避免质疑每个缺失数据，填写"×"表示"选择"，留空白不填写表示"不选择"。如果此项"未做"则填入"ND"；"不知道"则填入"UK"；"不能提供"或"不适用"则填入"NA"；0不表示缺失信息，是有意义的数值

（8）CRF中需填入数值处均预留了空格："□□□"，填写时请将个位数字填入最右方的空格，若左侧留有空位，请填入"0"。例如，受试者血压为120/80mmHg，则填入"血压□①②⓪/⓪⑧⓪mmHg"

（9）所有表格上的日期都以"年/月/日"的格式表示，包括受试者的出生日期。如果不知道具体日期，请用"UK"表示，以"年/月/UK"的形式填入日期，请尽可能填入完整的日期。所有时间均采用24时制

（10）患者姓名字母缩写填写原则

两个字：每个字取拼音前两位字母。例如，张三（Zhang San）Ⓩ ⒽⒶ

三个字：前两个字拼音首位字母+第三个字拼音前两位。例如，陈小冬（Chen Xiao Dong）Ⓒ Ⓧ Ⓓ Ⓞ

四个字：每个字的第一位拼音字母。例如，欧阳田娜（Ou Yang Tian Na）Ⓞ Ⓨ Ⓣ Ⓝ

四个字以上：前四个字拼音字母首位。例如，阿卜杜热西提（A Bu Du Re Xi Ti）Ⓐ Ⓑ Ⓓ Ⓡ

（王安心　胥　芹　谢雪微）

参 考 文 献

国家卫生健康委员会. 2016. 涉及人的生物医学研究伦理审查办法 [R/OL]. [2022-12-20]. http：//www. nhc. gov. cn/wjw/c100022/202201/985ed1b0b9374dbbaf8f324139fe1efd. shtml.

国家药品监督管理局. 2010. 药物临床试验伦理审查工作指导原则 [R/OL]. [2022-12-20]. http：//www. gov. cn/gzdt/2010-11/08/content_1740976. htm.

国家药品监督管理局. 2020. 药物临床试验数据递交指导原则（试行）[R/OL]. [2022-12-02]. https：//www. nmpa. gov. cn/yaopin/ypggtg/ypqtgg/20200720171201514. html.

国家药品监督管理局. 2022. 医疗器械临床试验质量管理规范 [R/OL]. [2022-12-20]. https：//www. nmpa. gov. cn/directory/web/nmpa/xxgk/ggtg/qtggtg/20220331144903101. html.

国家中医药管理局. 2010. 中医药临床研究伦理审查管理规范 [R/OL]. [2022-12-20]. http：//kjs. satcm. gov. cn/zhengcewenjian/2018-03-24/3549. html.

李卫，乔松，谢小萍，等. 2020. 研究者如何规范化地获取知情同意 [J]. 浙江医学，42（06）：642-645.

夏洁来，黄钦. 2020. 临床试验数据管理学 [M]. 北京：人民卫生出版社.

Al-Jundi A，Sakka S. 2016. Protocol writing in clinical research[J]. Journal of Clinical and Diagnostic Research，10（11）：ZE10-ZE13.

Bellary S，Krishnankutty B，Latha MS. 2014. Basics of case report form designing in clinical research[J]. Perspectives in Clinical Research，5（4）：159-166.

Bowling A. 2002. Research methods in health：investigating health and health services research[M]. England：Open University Press.

International Council for Harmonization. 2021. ICH-E6 Good Clinical Practice（GCP）[R/OL]. [2022-12-02]. https：//database. ich. org/sites/default/files/ICH_E6-R3_GCP-Principles_Draft_2021_0419. pdf.

Johnston SC，Easton JD，Farrant M，et al. 2013. Platelet-oriented inhibition in new TIA and minor ischemic stroke（POINT）trial：rationale and design[J]. International Journal of Stroke：Official Journal of the International Stroke Society，8（6）：479-483.

Johnston SC，Easton JD，Farrant M，et al. 2018. Clopidogrel and aspirin in acute ischemic stroke and high-risk TIA[J]. The New England Journal of Medicine，379（3）：215-225.

Moon KK. 2006. Techniques for designing case report forms in clinical trials[J]. ScianNews，9：1-7.

O'Brien K，Wright J. 2002. How to write a protocol[J]. Journal of Orthodontics，29（1）：58-61.

Wang Y，Johnston C，Bath PM，et al. 2021. Clopidogrel with aspirin in high-risk patients with acute non-disabling cerebrovascular events Ⅱ（CHANCE-2）：rationale and design of a multi-center randomized trial[J]. Stroke and Vascular Neurology，6（2）：280-285.

Wang Y，Johnston SC. 2010. Rationale and design of a randomized，double-blind trial comparing the effects of a 3-month clopidogrel-aspirin regimen versus aspirin alone for the treatment of high-risk patients with acute nondisabling cerebrovascular event [J]. American Heart Journal，160（3）：380-386. e381.

Wang Y，Meng X，Wang A，et al. 2021. Ticagrelor versus clopidogrel in *CYP2C19* loss-of-function carriers with stroke or TIA[J]. The New England Journal of Medicine，385（27）：2520-2530.

Wang Y，Wang Y，Zhao X，et al. 2013. Clopidogrel with aspirin in acute minor stroke or transient ischemic attack[J]. The New England Journal of Medicine，369（1）：11-19.

伦理审查是指为保证临床试验符合保障受试者的安全、尊严等应有权利，保证临床试验的科学性与伦理性符合国内外相关规范，对试验方案和知情同意等全过程伦理符合性，做出是否同意临床试验开展的决定的过程。伦理审查通过批准后方可开展研究。本章将以伦理审查范围、审查类别及审查内容为重点，对临床试验中的伦理审查问题进行简要介绍。

第一节 伦理审查范围与类别

一、伦理审查范围

所有涉及人的生物医学研究项目，包括对可辨认身份的人体组织或数据的以下类型临床研究项目，应向伦理委员会提交伦理审查申请：①药物临床试验；②医疗器械临床试验；③医疗新技术申报/试验；④涉及人体临床研究的科研项目。

二、伦理审查类别

（一）初始审查

初始审查指首次向伦理委员会提交的审查申请，应在研究开始前提交，经批准后方可开展研究。

（二）跟踪审查

研究过程中的跟踪审查能够保证受试者的安全和权益，保证伦理审查的持续性，保证研究的质量，保证对研究进度的把握，保证对研究风险的实时控制。

1. 修正案审查 在研究进行期间，变更主要研究者，对研究方案、知情同意书、招募材料等的任何修改，均要向伦理委员会提交修改方案审查申请，经批准后执行。修正案申请需要提交修改的内容及原因，并阐明修改部分对预期风险和获益及对受试者权益与安全的影响。

2. 研究进展报告 应按照伦理审查批件或意见规定的频率（年度/定期），在截止日期前1个月提交研究进展报告；应提交各中心研究进展的汇总报告；任何可能显著影响研究进行或增加受试者风险的改变，应及时报告伦理委员会。

3. 安全性信息报告　严重不良事件（serious adverse event，SAE）是指研究过程中发生的需要住院治疗、延长住院时间、伤残、危及生命或死亡等事件。发生SAE应及时报告伦理委员会。

4. 违背方案报告

（1）严重违背方案：纳入了不符合纳入标准或符合排除标准的受试者；符合中止试验规定而未让受试者退出研究；给予错误治疗或剂量；给予方案禁止的合并用药等没有遵从方案开展研究；可能对受试者的权益或健康及研究的科学性造成显著影响等违背药物临床试验质量管理规范（GCP）的情况等。如一项降糖混合制剂治疗2型糖尿病的Ⅲ期临床试验方案规定研究者应在给药第一周后每周对受试者进行剂量调整，但研究者未按照方案要求对受试者进行剂量调整。

（2）持续违背方案：研究者不配合监查或稽查；对违背方案事件不予纠正；重复出现同样的违背方案的情况等。

违背方案报告需要提交的信息包括事件的原因、影响及处理措施，需要阐明对受试者安全和权益的影响，对研究风险和受益的影响，以及对数据结果真实性、可靠性的影响。

5. 暂停/终止研究审查　需要阐明提前终止研究的原因，以及对已经入组受试者的后续管理。

6. 结题报告　完成研究需要及时向伦理委员会报告，提交研究整体的入组及完成情况，并阐明受试者安全和权益是否有后续的保障措施。

（三）复审

上述初始审查和跟踪审查后，若伦理审查意见为"作必要的修正后同意"，按伦理意见对方案进行修改后，应以"复审申请"的方式再次送审，经伦理委员会批准后方可实施。如果对伦理审查结果有不同意见，可以"复审申请"的方式申诉，请伦理委员会重新考虑决定。

第二节　伦理审查内容

一、审　查　流　程

（1）研究者根据"送审文件清单"，准备需要送审的材料。

（2）伦理委员会办公室受理送审材料后，如果认为送审文件不全，会要求申请人补充全申请材料；受理资料后，同时告知预定审查日期。

（3）伦理委员会通过会议审查或快速审查给出伦理审查意见。

（4）若首次伦理审查未通过，需要根据审查意见修改递交材料后再次提交伦理审查申请。

伦理审查流程如图4-1所示。

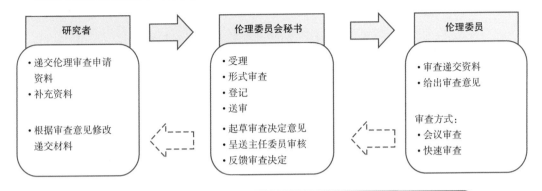

图4-1 伦理审查流程

<h1 align="center">二、审查方式</h1>

伦理审查方式有会议审查和快速审查。

（一）会议审查

所有类别的伦理审查申请或报告均可经会议审查。

（1）所有递交资料提前交由伦理委员审查。

（2）所有的报告，包括非预期事件，都交由伦理委员审查，由伦理委员根据递交资料判断发生的事件是否会对受试者或其他人造成风险。

（3）伦理委员会将审查报告，评估报告事件是否对受试者或其他人的风险超过最小风险。

（二）快速审查

以下情况可以申请快速审查：

（1）科研项目申报：由于申报批准后还需要伦理委员会对立项再进行审查，故对项目申报一般采用快速审查方式。

（2）临床科研项目，研究风险不大于最小风险的且不涉及弱势群体、个人隐私及敏感性问题的研究。

（3）伦理审查意见为"必要的修改后同意"，修改后再次送审的项目。

（4）方案修改：临床研究方案的较小修改，不影响研究的风险获益比，如错别字的修改，涉及研究后勤和行政管理方面的修改，增加研究者等。

（5）尚未纳入受试者的研究项目的（年度/定期）研究进展报告和暂停或中止研究的审查。

（6）已完成干预措施的研究项目的（年度/定期）研究进展报告，如研究进入数据分析总结阶段。

（7）本中心未发生严重不良事件或非预期严重不良事件的（年度/定期）研究进展报告。

（8）其他中心发生的严重不良事件，对预期的研究风险与获益没有产生显著影响。

（9）提前终止研究的审查。

（10）结题报告的审查。

三、审查材料

伦理审查需要提交下列材料（包括但不限于），详见表4-1。

表4-1　伦理审查提交材料清单

序号	材料	注意
1	递交文件清单	注明递交文件的版本号和版本日期
2	伦理审查申请表	
3	立项证明文件或合同会审单	
4	项目任务书或申报书	
5	主要研究者与项目负责人简历及GCP培训证书复印件	
6	本中心拟参加本研究的团队所有成员名单及初步分工	
7	研究团队利益冲突声明	
8	试验用药品检验合格报告	有效期内最新批次
9	试验用药品的说明书（如果适用）	
10	合同研究组织（Contract Research Organization，CRO）资质证明（如果适用）	营业执照复印件
11	监查员的资质证明（如果适用）	包括GCP培训证书、身份证复印件、简历及委托函
12	研究者给CRO的委托函（如果适用）	纸质版需要提供盖章原件
13	临床研究方案	注明版本号和版本日期，方案签字页相关方签字、盖章
14	知情同意书样本	注明版本号和版本日期
15	受试者招募材料（如果适用）	注明版本号和版本日期
16	病例报告表（如果适用）	注明版本号和版本日期
17	研究者手册	注明版本号和版本日期
18	主审单位的伦理审查批件	适用于参与单位
19	生物样本采集方案（如果适用）	
20	研究中心列表	递交时确定的研究中心
21	保险凭证或者保险全文（如果适用）	

四、试验保险

临床试验责任保险（clinical trial insurance）是指保险公司承保的经过批准的临床试

验，如在试验过程中出现了因试验药物发生的损害或死亡，应由被保险人负损害补偿责任，且在保险生效期内提出补偿请求时，由保险公司在保险金额范围内对被保险人负赔偿责任的保险。

GCP第四十三条明确提出：申办者应对参加临床试验的受试者提供保险，对于发生与试验相关的损害或死亡的受试者承担治疗的费用及相应的经济补偿。申办者应向研究者提供法律与经济上的担保，但由医疗事故所致者除外。

试验开始前购买保险，能在一定程度上降低研究者的风险，保障受试者的权益，并且也能增加试验顺利进行的保障。如购买了保险，在伦理审查过程中，需要将保险凭证或保险全文一并提交伦理委员会审查。

五、注 意 事 项

（1）依据研究方案填写初次伦理审查申请表，内容应与研究方案保持一致。

（2）如有院内统一模板，研究方案和知情同意书需要按照院内模板撰写。

（3）病例报告表的基本信息中不能有能追溯到个人信息的内容，如姓名、电话、身份证号、住址、病历号等。

（4）递交各文件中封面页眉、正文页眉等处标注的文件版本号和版本日期应与递交文件清单中保持一致。

（5）如研究存在利益冲突情况，需要详细列出，并制定相应的管理措施。

（6）在进行安全性信息报告时，需要将事件可能原因进行分析并详细说明，如实报告该事件是否为预期或非预期。

（7）研究过程中，研究方案、知情同意书、招募材料、病例报告表等材料做任何修改均需向伦理委员会提交修正案审查申请，通过后方可执行。

（王安心　张怡君　张晓丽）

参 考 文 献

国家卫生健康委员会. 2016. 涉及人的生物医学研究伦理审查办法 [R/OL]. [2022-12-06]. http：//www. nhc. gov. cn/ wjw/ c100022/ 202201/ 985ed1b0b9374dbbaf8f324139fe1efd. shtml.

国家药品监督管理局. 2020. 药物临床试验质量管理规范 [R/OL]. [2022-12-06]. https：//www.nmpa.gov.cn/ yaopin/ypggtg/20200426162401243.html.

国家药品监督管理局. 2022. 医疗器械临床试验质量管理规范 [R/OL]. [2022-12-06]. https：//www. nmpa. gov. cn/ directory/ web/ nmpa/ xxgk/ ggtg/ qtggtg/ 20220331144903101.html.

袁宝石，王胤凯，孟霞. 2022. 研究者发起的多中心药物临床研究管理策略探讨 [J]. 中华医学科研管理杂志，35（02）：91-96.

第五章

人类遗传资源管理

人类遗传资源包括人类遗传资源材料和人类遗传资源信息。人类遗传资源材料是指含有人体基因组、基因等遗传物质的器官、组织、细胞等遗传材料；人类遗传资源信息则是指利用人类遗传资源材料产生的人类基因、基因组数据等信息资料。凡涉及我国人类遗传资源的国际合作项目，均须由中方合作单位履行报批手续，即凡在中国境内开展的来源于中国人的样本都在管理范围内，无论是否出境。本章将根据《中华人民共和国人类遗传资源管理条例》（2019年）等现行管理条例规定，对人类遗传资源管理中，遗传资源采集的适用范围与申请内容进行介绍。

第一节　适用范围

（1）采集我国重要遗传家系、特定地区人类遗传资源或者采集国务院科学技术行政部门规定种类、数量的人类遗传资源。

1）重要遗传家系是指患有遗传性疾病或具有遗传性特殊性质或生理特征的有血缘关系的群体，涉及"三代五人"，如血友病、先天性心脏病、地中海贫血、色盲等具有家族聚集性的疾病。

2）特定地区是指在隔离区或特殊环境下长期生活并具有特殊体质特征或在生理特征方面有适应性性状发生的人群遗传资源，如基于藏民的相关研究。

3）罕见病，如白化病、先天性脊柱侧弯等。

4）具有显著性差异的特殊体质或生理特征的人群。

5）规定数量是指累计500人以上的研究。

（2）以保藏为目的的采集活动，且保藏是为科学研究提供基础平台。

（3）人类遗传资源信息对外提供或开放使用。

（4）人类遗传资源实体样本需出口、出境的。

（5）利用人类遗传资源开展国际合作科学研究，包括与境外研究机构合作或与国内的外资企业（包括独资、合资）开展国际合作项目，涉及人类遗传资源的采集、收集、出口、出境等。

第二节 申请内容

一、申请材料

申请时需提交（包括但不限于）表5-1中的材料。

表5-1 申请材料

序号	提交材料名称	原件/复印件	份数	纸质版/电子版	要求
1	申请书	原件	1	纸质版和电子版	网上平台填写后，纸质版盖章提交
2	法人资格材料	复印件	1	纸质版和电子版	包括企业法人营业执照或事业单位法人证书或民办非企业单位登记证书等
3	知情同意书文本	复印件	1	纸质版和电子版	无
4	伦理审查批件	复印件	1	纸质版和电子版	无
5	采集方案	复印件	1	纸质版和电子版	无
6	人类遗传资源管理制度	复印件	1	纸质版和电子版	无
7	合作协议文本	复印件	1	纸质版和电子版	无

二、办理流程

办理流程主要包括申请、受理、技术评审、决定和文书送达等。

（一）申请

在中华人民共和国科学技术部官方网站（https://www.most.gov.cn/index.html）政务服务平台中"人类遗传资源管理"部分进行填报申请（图5-1）。

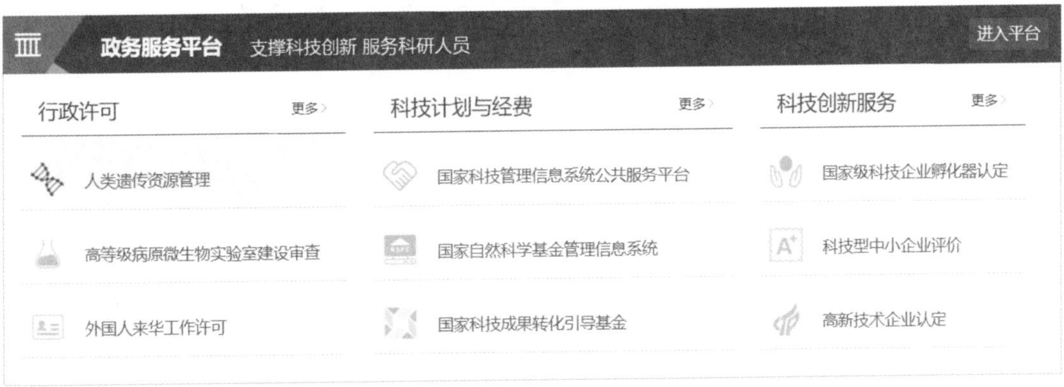

图5-1 中华人民共和国科学技术部官方网站政务服务平台

进入系统前，需要填写账户和密码（图5-2）。

网上平台提交电子版申请材料需要填写的信息主要包括基本信息表、工作目的及必要性、工作基础及条件、工作方案、工作计划、团队情况等。

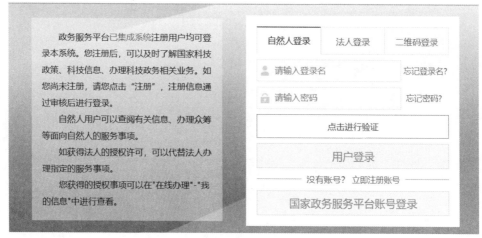

图5-2 科学技术部政务服务平台登录页面

（二）受理

1. 预受理 在线提交电子版申请材料后，对申请材料齐全、符合规定形式的，通过预审查，可打印纸质材料；申请材料不齐全或不符合要求的，不通过预审查，需要根据平台上的告知意见补充更正电子版申请材料。

2. 纸质申请材料递交 将网上预受理的电子版申请材料采用A4纸双面打印、封面和签字盖章页单面打印，一式一份、胶装，附件按照顺序装订于申请书之后，经单位审查同意后向科技部递交纸质申请材料。

（三）纸质材料审查与受理

科技部收到递交的纸质申请材料后，对申请材料齐全、符合规定形式的申请，予以正式受理并出具受理单。申请材料不齐全或不符合规定形式的，需要根据告知意见补充更正纸质申请材料。

（四）技术评审

科技部组织专家对受理的申请事项进行技术评审，形成专家评审意见。

（五）审批决定

提交材料，并经过专家评审后，科技部做出批准或不批准的决定。

（六）结果公布

审批结果将在科技部网站公布。不予批准的，说明理由。

（七）文书送达

科技部通过邮寄方式将审批决定书送达省级科技行政主管部门，并在网上公布邮寄详情，凭受理单前往省级科技行政主管部门领取审批决定书。

人类遗传资源审批受理单及批件、办理流程如图5-3～图5-5。

中国人类遗传资源国际合作审批事项受理单

受理编号：2021SLGH3212

__首都医科大学附属北京天坛医院__　　：

　　你（单位）提交的申请中国人类遗传资源国际合作审批事项的申请材料，依照有关规定，申请材料齐全、符合法定形式，现决定予以受理。

　　特此出具本受理单，具体内容如下：

事项名称		氯吡格雷用于急性非致残性脑血管事件高危人群的疗效研究Ⅱ		
申请单位信息	单位名称	首都医科大学附属北京天坛医院		
	单位地址	北京市丰台区南四环西路119号		
联系人信息	姓名			
	电话（传真）			
	电子邮箱			
受理机构		中华人民共和国科学技术部		
受理依据		一、《中华人民共和国行政许可法》 二、《中华人民共和国人类遗传资源管理条例》		
收费状况		不收费	接收时间	2021年07月14日
申报编号		2021SQGH00548	受理时间	2021年07月20日
申请材料接收清单		☑申请书 ☑法人资格材料 ☑知情同意书文本 ☑伦理审查批件 ☑研究方案 ☑国际合作协议文本 ☑涉及人类遗传资源的采集、转运、检测、销毁等协议文本 □临床试验批件、通知书或备案公布材料 □承诺书 □其他说明材料		
法定办结时限		自受理之日起在20个工作日内办结，特殊情况延长10日。 （本审批事项办理过程所需的专家评审等不计入时限）		
承诺办结时限		自受理之日起在20个工作日内办结，特殊情况延长10日。 （本审批事项办理过程所需的专家评审等不计入时限）		
审批证件发放方式		批准文件		
受理工作人员			联系电话	010-88225160

科学技术部行政许可受理专用印章

2021年07月20日

图5-3　人类遗传资源国际合作审批受理单示例

中国人类遗传资源管理办公室文件

国科遗办审字〔2021〕CJ1697 号

中国人类遗传资源采集审批决定书

首都医科大学附属北京天坛医院：

　　按照《中华人民共和国人类遗传资源管理条例》的有关规定，根据专家技术评审意见，经我办审核，同意你单位"氯吡格雷用于急性非致残性脑血管事件高危人群的疗效研究II"采集申请。现批复如下：

　　采集例数：6396 例；

　　全血：6396 管，6ml/管；

　　数据信息：6396 例，1MB/例；6396 例，1MB/例；6396 例，1MB/例；6396 例，100MB/例。

　　采集活动的执行期限为 2021 年 8 月至 2026 年 3 月。

　　请严格按照批准的内容、范围开展工作。

中国人类遗传资源管理办公室

2021 年 8 月 9 日

抄送：北京市科学技术委员会

图5-4　人类遗传资源采集审批批件示例

三、审查内容

（1）合作各方均为中方单位，需符合如下申报要求：

1）拟开展项目合作期限少于或等于五年。

2）承诺人类遗传资源的样本、数据仅用于本研究。

3）明确废弃、剩余样本如何处理。

4）明确资金来源及支付方式。

5）明确知识产权归属与分配，且应公平合理，如文章署名、专利、成果奖等。

6）工作目的、任务来源明确，分工明确，体现权责利。

7）具备合理的工作基础和条件。

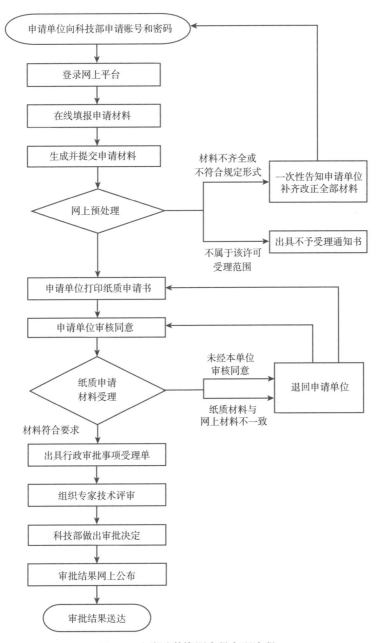

图5-5 人类遗传资源审批办理流程

（2）有外资单位（包括独资、合资）参与的研究项目，需符合如下申报要求：

1）与外资单位共同申报、共同担责，且中方单位必须是实质性开展研究的单位。

2）涉及保藏行为，不允许由外资单位保藏。

3）拟开展项目合作期限少于或等于五年。

4）承诺人类遗传资源的样本、数据仅用于本研究。

5）明确废弃、剩余样本如何处理。

6）明确资金来源及支付方式。

7）工作目的、任务来源明确，分工明确，体现权责利。

8）具备合理的工作基础和条件。

9）合作研究开发成果属于专利保护范围的，应由双方共同申请专利，专利权归双方共有。双方可根据协议共同实施或分别在本国境内实施该项专利，但向第三方转让或者许可第三方实施，必须经过双方同意，所获利益按双方贡献大小分享。

10）合作研究开发产生的其他科技成果，其使用权、转让权和利益分享办法由双方通过合作协议约定。协议没有约定的，双方都有使用的权利，但向第三方转让须经双方同意，所获利益按双方贡献大小分享。

（3）我国境内的遗传资源信息，包括重要遗传家系和特定地区遗传资源及其数据、资料、样本等，我国研究开发机构享有专属持有权，未经许可，不得向其他单位转让。获得上述信息的外方合作单位和个人未经许可不得公开、发表、申请专利或以其他形式向他人披露。

四、变更申请

涉及采集活动参与单位、采集活动期限及采集方案变更的，应向科技部申请变更审批。变更申请流程与审查流程类似，需要网上提交电子版材料，并递交纸质版申请材料，人类遗传办公室审核通过后公布审核结果。

五、注意事项

（1）研究方案相关部分变更，需要进行方案修正的伦理审查，通过后更新人类遗传资源管理。与国际合作许可关联的采集，如涉及科技部规定的种类或超过规定的数量，应进行采集许可申报，采集量与国际合作许可申报总量保持一致。

（2）仅收集不含人类遗传资源信息的数据，无须申报人类遗传资源采集许可审批。如采集B超、CT、PET-CT、心电图等数据。

（3）在已获批的保藏许可前提下，原则上一个法人单位只能开展一项保藏许可活动，在活动实施期间，如活动期限及保藏方案发生变更，应向科技部申请变更审批。

（4）对于已获得许可的利用中国人类遗传资源开展国际合作涉及变更的，获得变更审批决定前可按照原获批事项开展研究，变更的事项在获得同意变更审批决定后方可开展。

（5）提交国际合作临床试验备案申请后，经形式审查通过，系统自动生成备案号即备案成功，即可开展国际合作临床试验。

（王安心　张怡君）

参考文献

中华人民共和国国务院. 2019. 中华人民共和国人类遗传资源管理条例[R/OL]. [2022-12-07]. http：//www.gov.cn/zhengce/content/2019-06/10/content_5398829.htm.

　　临床试验注册与备案能够避免重复研究造成的浪费，促进国际协作。同时，通过注册备案制度将试验信息面向公众，有助于社会监管及志愿者招募，使公众对疗效的真实性有更多的了解。当前，国际医学杂志编辑委员会（International Committee of Medical Journal Editors，ICMJE），世界卫生组织（World Health Organization，WHO）及各国政府组织都支持临床试验注册，并将其作为允许试验结果发表的条件之一。为进一步加强临床试验监管，我国国家药品监督管理局制定并发布了《药物临床试验登记与信息公示管理规范（试行）》（2020年）。本章将从临床试验注册制度的发展入手，介绍临床试验注册与备案制度相关内容。

第一节　临床试验注册概述

　　临床试验注册是指在临床试验的起始阶段，将试验的设计方案、组织实施和管理等重要信息按要求在国际公认的临床试验注册机构进行登记，旨在向社会公众、卫生从业人员、研究者和赞助方提供可靠的试验信息，保证临床试验设计和实施透明化。注册时应逐一列出并同步更新临床试验各阶段（包括计划中、正在进行和已经完成）的关键信息。

一、临床试验注册制度的发展

　　临床试验注册的首次提出可以追溯至1970年，当时主要是为了发展美国尼克松总统支持的"抗癌运动"，减少临床试验结果的发表偏倚。此后，尽管受到企业赞助者的各种阻挠，但在国际各界人士的共同促进下，临床试验注册制度一直在不断发展完善。1997年，美国国家医学图书馆（National Medical Library，NML）与美国食品药品管理局（FDA）共同创建了ClinicalTrials.gov网站，是美国政府创建的首个临床试验资料库，而且同时提供试验注册服务。Clinical Trials注册资料库最初仅供美国国家卫生研究院（National Institutes of Health，NIH）资助的、进行中的临床研究项目使用，自2004年起向国际临床试验开放。同年，由6名具有国际知名度的临床试验专家共同起草、修订并发表了临床试验注册的《渥太华宣言》，要求任何临床试验的研究方案及随后的试验结果都应进行注册，并对公众开放获取。此外，ICMJE成员联合发表述评，明确提出对于2005年7月1日及以后开始招募受试者的临床试验，只有当其在招募首位受试者之前就进行了注册，才会考虑发表其研究结果。这一述评极大地促进了临床试验注册制度的发展。

2005年，WHO临床试验注册平台（International Clinical Trial Registration Platform，ICTRP）正式运行，为临床试验在相应国家和地区的注册提供指导，旨在促进国际上临床试验的注册符合伦理要求并具备科学性，进而加强临床试验的可信度。WHO ICTRP的建立标志着统一标准的、对临床试验进行注册并颁发统一注册号的临床试验注册制度正式在全球建立。同年10月，由卫生部中国循证医学中心、中国Cochrane中心、四川大学华西医院共同组建的中国临床试验注册中心（Chinese Clinical Trial Register，ChiCTR）正式开始运行。此后，2013年召开的第64届世界医学协会联合大会对《赫尔辛基宣言》进行了修订，其中明确指出：对于任何一项涉及人类受试者的研究，在招募第一个受试者之前都必须在公开可及的数据库中注册。临床试验注册大事记见图6-1。

当前，尽管临床试验注册还存在着许多问题，但在国际各界人士的共同努力下，临床试验注册制度正在不断发展完善之中。

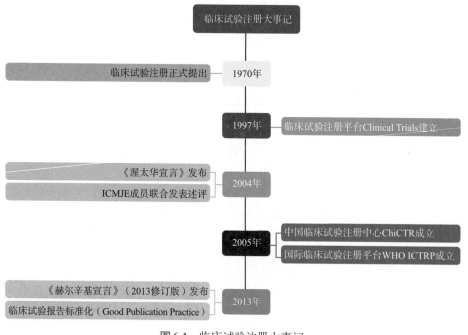

图6-1　临床试验注册大事记

二、临床试验注册的适用范围及其必要性

（一）适用范围

所有在人体中和采用取自人体的标本进行的研究，包括各种干预措施的疗效和安全性

的有对照或无对照试验、预后研究、病因学研究和包括各种诊断技术/试剂/设备的诊断性试验，均需注册并公告。

（二）必要性

临床试验注册是医学研究伦理的需要，是临床试验研究者的责任和义务。临床试验注册能够帮助公众在临床试验起始阶段即获得试验的相关信息，而不仅依赖于滞后发表的文章，有助于避免不必要的重复研究（不排除适当的重复验证）；同时，通过注册将试验信息直接面向公众，不仅能够促进国际合作，协助赞助者确定资助项目，还能够提高公众接受度，有助于志愿者的招募，提高公众对制药企业的信任度，使公众对疗效的真实性有更多的了解。此外，临床试验注册能够避免临床试验结果的发表偏倚，防止由于未报道阴性结果或结果选择性报告导致结果不全，误导研究者做出有偏倚的系统综述，影响临床决策。

三、世界卫生组织国际临床试验注册平台

WHO为使国际上临床试验的注册符合伦理学要求并具备科学性，制定了一系列的规范和标准，并于2005年8月建立了一个旨在使所有涉及人的临床试验的信息可被公众获取的全球性平台——WHO ICTRP。

WHO ICTRP由一站式检索入口和注册网络两部分组成，主要功能包括以下4项：① 提供临床试验注册的规范、标准、注册的信息及试验的主要责任人等；② 链接到符合WHO特定质量标准的注册网站；③ 为辨认和解决重复注册设立协作程序，为国际上每一项临床试验指定全球唯一的临床试验编号；④ 建立世界范围内的注册检索咨询平台。临床试验注册的申请人需在招募第一个受试者前将详细信息直接提交给WHO注册网络中的任何一个一级注册管理机构或ICMJE认可批准的注册管理机构。一级注册机构再直接向WHO ICTRP中央数据库提交资料。当前，WHO ICTRP向公众公开全球所有临床试验。在WHO ICTRP检索入口可用联合国六种工作语言检索全部已注册的临床试验，协助受试者了解临床试验，支持研究者查找以前和现在的研究，帮助卫生政策制定者做出更好的决策。

第二节　临床试验注册机构

目前，国际上比较有代表性的临床试验注册机构包括美国Clinical Trials注册资料库、欧洲临床试验数据库（European Clinical Trials Database，EudraCT）英国国际标准随机对照试验编号（International Standard Randomized Controlled Trial Number，ISRCTN）注册系统等，我国也于2005年开放了ChiCTR。

一、美国Clinical Trials注册资料库

Clinical Trials是由美国NLM与FDA于1997年共同建立的临床试验资料库，其创建的初衷包括：向医疗卫生人员、患者和社会大众提供临床试验的查询服务，帮助患者找到愿意参与的合适试验项目；向医学科研机构和人员提供临床试验的注册服务。ClinicalTrials.gov的第一版于2000年2月29日向公众开放，主要面向NIH资助的研究；2004年后，开始对国际上的临床试验开放。

当前，ClinicalTrials.gov已成为全球最具影响力的临床试验注册平台之一。作为一个开放的临床试验资料库，收录了全球由国家拨款或私募经费资助的各项试验。ClinicalTrials.gov网站的试验注册对所有用户均不收费，任何人都可以免费使用Clinical Trials注册库。图6-2显示了自2000年以来，ClinicalTrials.gov网站登记的临床研究总数。可以看到，20年间，临床试验登记出现了两次明显的增长，一次是在2005年9月，ICMJE开始将临床试验登记作为论文发表的一项强制性要求；另一次是在2007年12月，FDA提出扩大登记范围的要求并在ClinicalTrials.gov上实施。

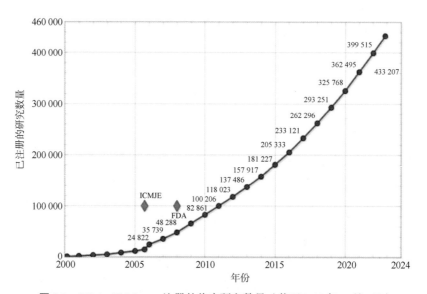

图6-2　ClinicalTrials.gov注册的临床研究数量（截至2022年11月9日）

ClinicalTrials.gov的首页如图6-3所示，页面上方包括Find Studies、About Studies、Submit Studies、Resources、About Site、PRS Login 5个导航条，页面中间是简单搜索，可以按研究状态（招募或尚未招募的研究和所有研究）、疾病、其他条目和国家进行检索，也可以点击Advanced Search进行高级检索。在Advanced Search页面上，可以根据以下关键词进一步限定检索结果：研究状态、研究类型；疾病、干预、结局；标题、赞助方、研究ID；国家，地区，性别，年龄及临床试验分期等。

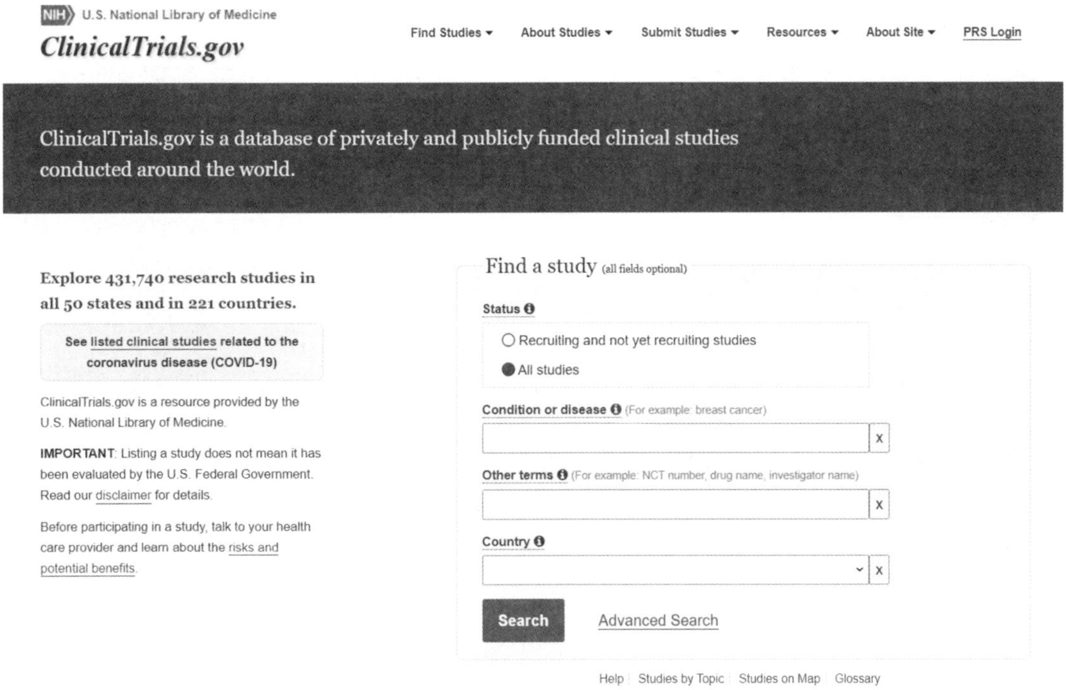

图6-3　ClinicalTrials.gov 首页

二、中国临床试验注册中心

中国临床试验注册中心（Chinese Clinical Trial Registry，ChiCTR）是由四川大学华西医院吴泰相教授和李幼平教授团队于2005年建立、2007年由卫生部指定其代表我国参加WHO ICTRP的国家临床试验注册中心，并于同年被认证为WHO ICTRP的一级注册机构。ChiCTR的宗旨是联合国内外临床医生、临床流行病学家、统计学家及医疗卫生管理者，科学规范地管理临床试验研究，保障研究质量，为广大医务人员、患者和卫生政策制定者提供可靠的临床试验证据。自ChiCTR运行以来，截至2022年11月11日，ChiCTR已完成注册63 489项研究，包括多种研究类型：治疗性研究37 432项、观察性研究16 520项、诊断试验3 468项、相关因素研究2 071项等。

ChiCTR网站首页如图6-4所示，页面上方包括网站首页、ChiCTR简介、检索入口、重要文件、注册指南和常见问题6个导航条，中间是用户登录及新用户注册区域，在其下方可以检索试验，支持按照国家和省（市）统计、按疾病代码统计、按干预措施统计、按研究类型统计等。ChiCTR首页还包括临床试验透明化文章、中国临床试验注册中心政策、注册临床试验伦理审查文件、临床试验方法学、培训信息、注册指南7个板块。点击检索试验，在新页面中可按注册题目、注册状态、注册号、研究课题代号等进行筛选。

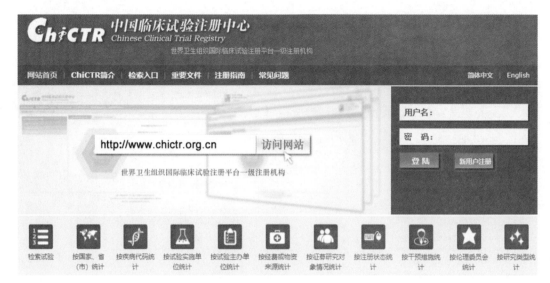

图6-4 ChiCTR网站首页

三、其他国际临床注册机构

（一）欧洲临床试验数据库

欧洲临床试验数据库（EudraCT）包含自2004年5月1日起，所有在欧盟、欧洲经济区境内开展的干预性临床试验，以及欧盟、欧洲经济区境内外所有与儿科研究计划相关的临床试验信息，旨在支持国家药品监管机构对临床试验的监管。截至2022年8月31日，共登记了67 834项临床试验。

（二）英国国际标准随机对照试验编号注册系统

英国国际标准随机对照试验编号（ISRCTN）注册系统是WHO和ICMJE认可的主要临床试验注册中心，接受目前计划进行、正在进行和已完成的所有涉及人的研究，提供内容验证和管理及发表所需的唯一识别号。数据库中的所有研究记录均可以免费访问和搜索。截至2022年10月26日，ISRCTN累计注册临床研究22 698项。

此外，国际上许多国家都拥有临床试验注册机构，虽然有些起步较晚，但目前仍在不断完善中。除了ChiCTR，EudraCT和ISRCTN外，日本、澳大利亚及欧洲各国也相继成立了对公众开放的国家级临床试验注册机构。法国、意大利、西班牙、荷兰等则建立了尚未公开的临床试验注册库。如果这些数据库未来向公众开放，将会进一步丰富现有临床试验的信息量。

第三节 临床试验注册内容

2005年4月，WHO协约成员会议提出，在进行临床试验注册时，应完成WHO最低要求的资料集，包括以下20项：①全球唯一的试验注册号；②试验注册日期；③次级注册号；④资金来源；⑤主办者；⑥协办者；⑦责任联系人；⑧研究联系人；⑨研究题目；⑩正式的科学题目；⑪伦理许可；⑫条件；⑬干预措施；⑭关键的纳排标准；⑮研究类型；⑯预计试验启动日期；⑰目标样本量；⑱招募情况；⑲主要结局；⑳关键的次要结局。此外，2004年修订发表的《渥太华宣言》还要求临床试验的注册信息必须以英文提交，最好同时采用主要试验地区的主流语言。

本节将以CHANCE-2研究为例，简要介绍在Clinical Trials注册资料库中包含的临床试验注册相关内容。

一、试验基本信息

本部分主要包括：① 试验名称；② 试验注册号；③ 发起者基本信息；④ 关键性的试验日期。CHANCE-2研究在ClinicalTrials.gov注册信息中的试验基本信息见图6-5。

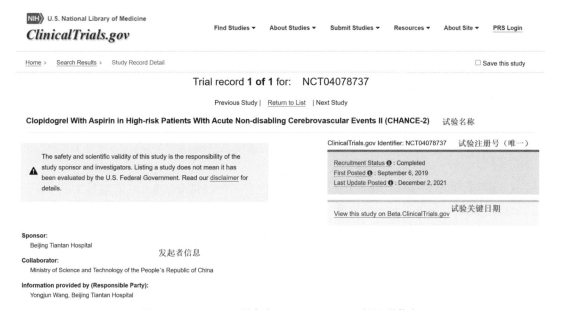

图6-5 CHANCE-2研究在ClinicalTrials.gov的注册信息

二、试 验 设 计

本部分主要包括以下5个方面。

1. 试验简要描述 包括研究目的、研究疾病、干预措施、研究分期、研究整体设计与统计分析方案等。

2. 试验设计 包括正式的研究题目、研究类型、样本量、研究设计（随机、对照及盲法）、研究目的等。

CHANCE-2研究在ClinicalTrials.gov注册信息中的试验简要描述和试验设计见图6-6。

Study Description 临床试验介绍　　　　　　　　　　　　　　　　　　　　　　　Go to ▼

Brief Summary:

The primary objective of this trial is to assess the effects of ticagrelor plus aspirin versus clopidogrel plus aspirin on reducing the 3-month risk of any stroke (both ischemic and hemorrhagic, primary outcome) when initiated within 24 hours of symptom onset in CYP2Y19 LOF alleles carriers with TIA or minor stroke.

Condition or disease ❶	Intervention/treatment ❶	Phase ❶
Stroke	Drug: Ticagrelor and Aspirin	Phase 3
Transient Ischemic Attack	Drug: Clopidogrel and Aspirin	

Detailed Description:

According to the Global Burden of Disease(GBD) Study 2016, China bears the greatest lifetime risk of stroke from 25-year-age onward. Minor ischemic events, including minor stroke and TIA, were major parts of stroke manifestations. Events (CHANCE) has shown that 21-day dual antiplatelet therapy (clopidogrel and aspirin) compared to aspirin alone which initiated within 24 hours after symptoms onset would reduce 32% risk of stroke recurrence within 90 day, but not in carriers of CYP2C19 loss-of-function (LOF) alleles. The primary purpose of this study is to compare ticagrelor plus aspirin with clopidogrel plus aspirin on reducing the 3-month risk of any stroke (both ischemic and hemorrhagic, primary outcome) when initiated within 24 hours of symptom onset in CYP2Y19 LOF alleles carriers with TIA or minor stroke.

Both intent analysis (ITT) and compliance program set (PPS) were used for analysis.

We will use Kaplan-Meier estimates of the cumulative risk of stroke (ischemic or hemorrhagic) event during maximum 90-day follow-up, with hazards ratios and 95% CI calculated using Cox proportional hazards methods and the log-rank test to evaluate the treatment effect. All statistics will be 2-sided with P<0.05 considered significant, accounting for interim analyses.

All patients who received study drugs and with at least one safety follow-up record will be included in the safety population. The data for safety evaluation included adverse reactions observed during the trial and changes in laboratory data before and after treatment.

Study Design 临床试验设计　　　　　　　　　　　　　　　　　　　　　　　Go to ▼

Study Type ❶: Interventional (Clinical Trial) 研究类型
Actual Enrollment ❶: 6412 participants 样本量
Allocation: Randomized
Intervention Model: Parallel Assignment　　　　　　　　　　研究设计：随机，对照，盲法
Masking: Quadruple (Participant, Care Provider, Investigator, Outcomes Assessor)
Masking Description: Quadruple (Participant, Care Provider, Investigator, Outcomes Assessor)
Primary Purpose: Prevention
Official Title: Clopidogrel With Aspirin in High-risk Patients With Acute Non-disabling Cerebrovascular Events II　　正式研究名称
Actual Study Start Date ❶: September 23, 2019
Actual Primary Completion Date ❶: June 24, 2021
Actual Study Completion Date ❶: July 1, 2021

图 6-6　CHANCE-2 研究在 ClinicalTrials.gov 的注册信息

3. 分组及相应的干预措施　CHANCE-2 研究在 ClinicalTrials.gov 注册信息中的分组及相应的干预措施见图 6-7。

Arms and Interventions　　　　　　　　　　　　　　　　　　　　　　　Go to ▼

Arm ❶　分组	Intervention/treatment ❶　干预措施
Experimental: Ticagrelor plus Aspirin Group Ticagrelor of loading dosing of 180mg followed by 90mg bid for 3 months plus aspirin of loading dose of 75-300mg followed by 75mg daily for 21 days	Drug: Ticagrelor and Aspirin Day of randomization: Day1:Ticagrelor 180mg; placebo of clopidogrel 300mg; aspirin 75-300mg (open label) Day2-21st: Ticagrelor 90mg bid/day; placebo of clopidogrel 75mg; aspirin 75mg (open label) Day 22nd-3 months:Ticagrelor 90mg bid/day; placebo of clopidogrel 75mg
Active Comparator: Clopidogrel plus Aspirin Group Clopidogrel of loading dosing of 300mg followed by 75mg daily for 3 months plus aspirin loading dose of 75-300mg followed by 75mg daily for 21 days	Drug: Clopidogrel and Aspirin Day of randomization: Day 1: Clopidogrel 300mg; placebo of ticagrelor 180mg; aspirin 75-300mg (open label) Day2-21st: Clopidogrel 75mg/day; placebo of ticagrelor 90mg bid/day; aspirin 75mg (open label) Day 22nd-3 months:Clopidogrel 75mg; placebo of ticagrelor 90mg bid/day

图 6-7　CHANCE-2 研究在 ClinicalTrials.gov 的注册信息

4. 终点指标　包括主要终点、次要终点及其他终点（如安全性终点）等。CHANCE-2 研究在 ClinicalTrials.gov 注册信息中的终点指标见图 6-8。

5. 纳排标准　CHANCE-2 研究在 ClinicalTrials.gov 注册信息中的纳排标准见图 6-9。

Outcome Measures

Go to ▼

Primary Outcome Measures ❶ : 主要终点

1. Any new stroke events (ischemic stroke or hemorrhagic stroke) within 3 months [Time Frame: 3 months after randomization]

The aim is to assess the effects of ticagrelor plus aspirin versus clopidogrel plus aspirin on reducing the 3-month risk of any stroke (both ischemic and hemorrhagic, primary outcome) when initiated within 24 hours of symptom onset in CYP2Y19 LOF alleles carriers with TIA or minor stroke.

Secondary Outcome Measures ❶ : 次要终点

1. Any new stroke events within 30 days and 1 year [Time Frame: 30 days and 1 year after randomization]

Percentage of patients with the 30 days and 1 year new stroke events (ischemic stroke/ hemorrhagic stroke) as a cluster and evaluated individually.

2. New clinical vascular events including stroke, TIA, myocardial infarction, and vascular deaths within 3 months and 1 year [Time Frame: 3 months and 1 year after randomization]

Percentage of patients with the 3 months and 1 year new clinical vascular events (ischemic stroke/ hemorrhagic stroke/ TIA/ myocardial infarction/vascular death)

3. New ischemic stroke within 3 months and 1 year [Time Frame: 3 months and 1 year after randomization]

Percentage of patients with the 3 months and 1 year new ischemic stroke will be evaluated.

4. Disabling stroke (Modified Rankin Scale score, mRS>1) at 3 months and 1 year [Time Frame: 3 months and 1 year after randomization]

Modified Rankin Scale, a commonly used scale for measuring the degree of dependence in the daily activities of people who have suffered a stroke or other causes of neurological disability. 0 - No symptoms.1 - No significant disability. Able to carry out all usual activities, despite some symptoms.2 - Slight disability. Able to look after own affairs without assistance, but unable to carry out all previous activities.3 - Moderate disability. Requires some help, but able to walk unassisted.4 - Moderately severe disability. Unable to attend to own bodily needs without assistance, and unable to walk unassisted.5 - Severe disability. Requires constant nursing care and attention, bedridden, incontinent.6 - Dead. The mRS scores between 3 to 6 points are considered to be poor functional outcome. (dead).

5. Incidence and severity of recurrent stroke and TIA during follow-up to 3 months and 1-year [Time Frame: 3 months and 1 year after randomization]

(Severity is measured using a six-level ordered categorical scale that incorporates the mRS: fatal stroke/severe non-fatal stroke [mRS 4 or 5]/moderate stroke [mRS 2 or 3]/mild stroke [mRS 0 or 1]/TIA/no stroke-TIA).

6. Neurological impairment at 3 months (NIHSS increased≥4 from baseline) [Time Frame: 3 months after randomization]

The National Institutes of Health Stroke Scale (NIHSS) score classifies neurologic deficit from 0 (no deficit) to 42 (most severe).

7. Quality of Life (EuroQol EQ-5D scale) at 3 months and at 1 year [Time Frame: 3 months and 1 year after randomization]

Further efficacy exploratory analysis:Quality of Life (EuroQol EQ-5D scale). We will use the EQ-5D-5L scale to evaluate the quality of life. EQ-5D-5L is a standardized instrument for measuring generic health status. It has been widely used in population health surveys, clinical studies, economic evaluation and in routine outcome measurement in the delivery of operational healthcare. The EQ-5D-5L has five domain scales (mobility, self-care, usual activities, pain and discomfort, and anxiety and depression) and five levels for each domain.

8. Stratified analysis [Time Frame: 3 months and 1 year after randomization]

The influence on treatment effect of age, gender, Body Mass Index (BMI), index event type (TIA vs. minor stroke), time from index event to randomization, etiology subtype, diabetes mellitus, hypertension, type of LOF allele, previous ischemic stroke or TIA, prior antiplatelet therapy, prior statin therapy, prior smoking status, and symptomatic intracranial and extracranial artery stenosis will be evaluated in subgroup analyses.

Other Outcome Measures: 其他终点

1. Moderate and severe bleeding events according to the GUSTO criteria [Time Frame: 3 months after randomization]

Severe bleeding incidence (GUSTO definition), including fatal bleeding and symptomatic intracranial hemorrhage.

2. Moderate and severe bleeding events according to the GUSTO criteria [Time Frame: 1 year after randomization]

Severe bleeding incidence (GUSTO definition), including fatal bleeding and symptomatic intracranial hemorrhage.

3. All bleeding events [Time Frame: 3 months and 1 year after randomization]

All bleeding events (severe/moderate bleeding and intracranial hemorrhage)

4. Total mortality [Time Frame: 3 months and 1 year after randomization]

Total mortality

5. Incidence symptomatic intracranial hemorrhagic events [Time Frame: 3 months and 1 year after randomization]

Incidence symptomatic intracranial hemorrhagic events

6. Adverse events [Time Frame: 3 months and 1 year after randomization]

Adverse events

图 6-8　CHANCE-2 研究在 ClinicalTrials.gov 的注册信息

三、其他信息

本部分主要包括试验地点及研究团队基本信息。

CHANCE-2 研究在 ClinicalTrials.gov 注册信息中的试验地点及研究团队基本信息见图6-10。

Eligibility Criteria

Go to ▼

Information from the National Library of Medicine   NIH〉NLM

Choosing to participate in a study is an important personal decision. Talk with your doctor and family members or friends about deciding to join a study. To learn more about this study, you or your doctor may contact the study research staff using the contacts provided below. For general information, Learn About Clinical Studies.

Ages Eligible for Study:	40 Years and older (Adult, Older Adult)
Sexes Eligible for Study:	All
Accepts Healthy Volunteers:	No

Criteria

Inclusion Criteria   **纳入标准**

1. 40 years or older than 40 years;
2. Acute cerebral ischemic event due to:
   ○ Acute non-disabling ischemic stroke (NIHSS≤3 at the time of randomization)or,
   ○ TIA with moderate-to-high risk of stroke (ABCD2 score ≥ 4 at the time of randomization);
3. Can be treated with study drug within 24 hours of symptoms onset*(*Symptom onset is defined by the "last seen normal" principle);
4. CYP2C19 loss-of-function allele carriers;
5. Informed consent signed.

Exclusion Criteria   **排除标准**

1. Malformation, tumor, abscess or other major non-ischemic brain disease (e.g., multiple sclerosis) on baseline head CT or MRI.
2. Isolated or pure sensory symptoms (e.g., numbness), isolated visual changes, or isolated dizziness/vertigo without evidence of acute infarction on baseline head
3. Iatrogenic causes (angioplasty or surgery) of minor stroke or TIA.
4. Preceding moderate or severe dependency (modified Rankin scale [mRS] score 3-5).
5. Contraindication to clopidogrel, ticagrelor or aspirin
   ○ Known allergy
   ○ Severe renal (creatinine exceeding 1.5 times of the upper limit of normal range) or hepatic (ALT or AST > twice the upper limit of normal range) insufficiency
   ○ Severe cardiac failure (NYHA level: III to IV)
   ○ History of hemostatic disorder or systemic bleeding
   ○ History of thrombocytopenia or neutropenia
   ○ History of drug-induced hematologic disorder or hepatic dysfunction
   ○ Low white blood cell (<2×109/L) or platelet count (<100×109/L)
6. Hematocrit (HCT) <30%
7. Clear indication for anticoagulation (presumed cardiac source of embolus, e.g., atrial fibrillation, prosthetic cardiac valves known or suspected endocarditis)
8. History of intracranial hemorrhage or amyloid angiopathy
9. History of aneurysm (including intracranial aneurysm and peripheral aneurysm)
10. History of asthma or COPD (chronic obstructive pulmonary disease)
11. High-risk for bradyarrhythmia (first-degree or second-degree AV block caused by sinus node disease, and brady-arrhythmic syncope without pacemaker)
12. History of hyperuricemia nephropathy
13. Anticipated requirement for long-term (>7 days) non-steroidal anti-inflammatory drugs (NSAIDs)
14. Planned or likely revascularization (any angioplasty or vascular surgery) within the next 3 months
15. Scheduled for surgery or interventional treatment requiring study drug cessation
16. Severe non-cardiovascular comorbidity with life expectancy < 3 months
17. Inability to understand and/or follow research procedures due to mental, cognitive, or emotional disorders
18. Dual antiplatelet treatment (or more than two antiplatelet agents) in 72 hours before randomization
19. Current treatment (last dose given within 10 days before randomization) with heparin therapy or oral anti coagulation
20. Intravenous thrombolytic therapy (such as intravenous rtPA) or mechanical thrombectomy within 24 hours prior to randomization
21. Gastrointestinal bleed within 3 months or major surgery within 30 days
22. Diagnosis or suspicious diagnosis of acute coronary syndrome
23. Participation in another clinical study with an experimental product during the last 30 days
24. Currently receiving an experimental drug or device
25. Pregnant, currently trying to become pregnant, or of child-bearing potential and not using birth control

图6-9   CHANCE-2 研究在 ClinicalTrials.gov 的注册信息

Contacts and Locations Go to ▾

Information from the National Library of Medicine

To learn more about this study, you or your doctor may contact the study research staff using the contact information provided by the sponsor.

Please refer to this study by its ClinicalTrials.gov identifier (NCT number): NCT04078737

Locations 所在地

▸ Show 214 study locations

Sponsors and Collaborators

Beijing Tiantan Hospital

Ministry of Science and Technology of the People´s Republic of China 研究团队

Investigators

Principal Investigator: Yongjun Wang, M.D Beijing Tian Tan Hospital, Capital Medical University, Beijing, China

图6-10 CHANCE-2研究在ClinicalTrials.gov的注册信息

此外，当临床试验开始后，任何对于试验方案的修改，均应及时、详细地在平台进行修改，完成相关备案。图6-11详细列出了CHANCE-2研究中历次研究方案的修改情况。

History of Changes for Study: NCT04078737

Clopidogrel With Aspirin in High-risk Patients With Acute Non-disabling Cerebrovascular Events II (CHANCE-2)

Latest version (submitted November 30, 2021) on ClinicalTrials.gov

Study Record Versions

Version	A	B	Submitted Date	Changes
1	◉	○	September 3, 2019	None (earliest Version on record)
2	○	○	July 21, 2020	Recruitment Status, Sponsor/Collaborators, Study Status, Contacts/Locations, Study Identification, Outcome Measures, IPDSharing, References and Eligibility
3	○	○	February 25, 2021	Contacts/Locations, Outcome Measures, Study Status and Eligibility
4	○	○	April 20, 2021	Outcome Measures, Study Status, Contacts/Locations and Sponsor/Collaborators
5	○	○	July 28, 2021	Recruitment Status, Study Status and Contacts/Locations
6	○	◉	November 30, 2021	Recruitment Status, Study Status and Study Design

Compare

Comparison Format: ◉ Merged ○ Side-by-Side

- A study version is represented by a row in the table.
- Select two study versions to compare. One each from columns A and B.
- Choose either the "Merged" or "Side-by-Side" comparison format to specify how the two study versions are to be displayed. The Side-by-Side format only applies to the Protocol section of the study.
- Click "Compare" to do the comparison and show the differences.
- Select a version's Submitted Date link to see a rendering of the study for that version.
- The yellow A/B choices in the table indicate the study versions currently compared below. A yellow table row indicates the study version currently being viewed.
- Hover over the "Recruitment Status" to see how the study's recruitment status changed.
- Study edits or deletions are displayed in red.
- Study additions are displayed in green.

图6-11 CHANCE-2研究在ClinicalTrials.gov的方案修改信息

第四节 我国临床试验登记与备案

一、医学研究登记备案信息系统

根据我国《医疗卫生机构开展研究者发起的临床研究管理办法（征求意见稿）》（2020年）、《涉及人的生物医学研究伦理审查办法》（2016年）等有关规定，各种涉及人的生物医学研究在实施启动前，均应进行医学研究备案工作。为此，国家卫健委科教司建立了医学研究登记备案信息系统，旨在实现医学研究从立项、审批、监管到结题、成果与转化等全链条备案信息化管理，为今后电子化登记、审查、监管、备案提供支撑。医学研究登记备案信息系统首页主要界面见图6-12。

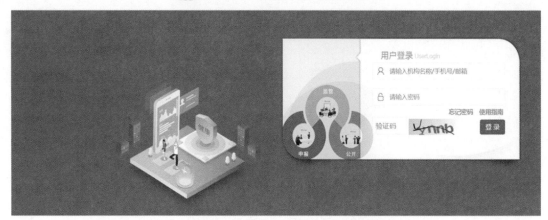

图 **6-12** 医学研究登记备案信息系统首页主要界面

二、药物临床试验登记与信息公示平台

为加强药物临床试验监督管理，推进药物临床试验信息公开透明，保护受试者权益与安全，根据《中华人民共和国药品管理法》、《中华人民共和国行政许可法》和《药品注册管理办法》，参考WHO要求和国际惯例，结合我国药物研发和监管的实际情况，国家药品监督管理局于2020年7月1日制定并发布了《药物临床试验登记与信息公示管理规范（试行）》（下称"管理规范"）。药物临床试验登记与信息公示平台首页见图6-13。

管理规范明确规定，属于以下任何一种情形的，申请人应在开展药物临床试验前在国家药品监督管理局药物临床试验登记与信息公示平台（http://www.chinadrugtrials.org.cn/index.html）进行临床试验信息登记，并根据临床试验进展持续更新：①已获得国家药品监督管理局药物临床试验许可文件并在我国进行的临床试验；②已完成化学药生物等效性试验备案并获得备案号的临床试验；③依据药品注册证书或者药品监督管理部门发布的通知要求进行的Ⅳ期临床试验及上市后研究；④根据监管需要登记的其他情形。登记信息首次提交后，平台将自动生成唯一的药物临床试验登记号。

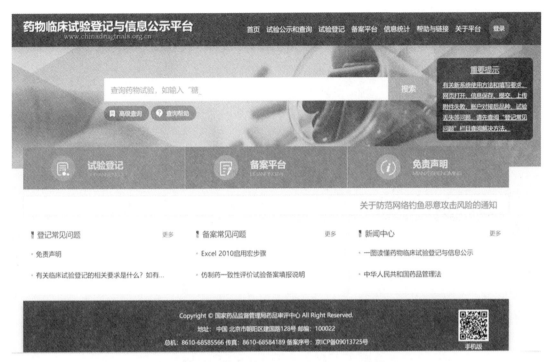

图6-13 药物临床试验登记与信息公示平台首页

综上，对于大多数研究者发起的临床试验，研究者应在研究开始前，在WHO认可的临床试验注册机构如ClinicalTrials及ChiCTR平台完成试验注册，并在国家卫健委科教司医学研究登记备案信息系统备案。同时，对于符合管理规范规定情形的，还应及时在国家药品监督管理局药物临床试验登记与信息公示平台进行登记。

（王安心 夏 雪 蔡卫新）

参 考 文 献

国家卫生健康委员会. 2016. 涉及人的生物医学研究伦理审查办法[R/OL]. [2022-12-20]. http://www. nhc. gov. cn/ wjw/ c100022/ 202201/ 985ed1b0b9374dbbaf8f324139fe1efd.shtml.

国家卫生健康委员会. 2020. 医疗卫生机构开展研究者发起的临床研究管理办法（征求意见稿）[R/OL]. [2022-12-20]. http://www. nhc. gov. cn/qjjys/s7945/202012/630fa2bf316d48a4856f8727450c429b.shtml.

国家药品监督管理局. 2020. 药物临床试验登记与信息公示管理规范（试行）[R/OL]. [2022-12-20]. https://www. cde. org. cn/main/news/viewInfoCommon/5511bd2febfdf157b7d6e5ca70a10c51.

于河，刘建平. 2007. 国际临床试验注册概述[J]. 中西医结合学报，5（03）：234-242.

Steinbrook R. 2004. Public registration of clinical trials[J]. The New England Journal of Medicine，351（4）：315-317.

第七章

团 队 组 建

　　临床试验的设计与开展是一项系统工程，需要将多方资源进行高效整合，才能保证临床试验按照国际规范和标准高质高效地完成。临床试验团队是临床试验顺利运行的组织基础与保障，团队的组建需在临床试验正式开展前完成。临床试验团队的组建，建议尽可能根据研究的需要采用专业化分工协作模式，尤其是在多项临床试验同时开展时，专业化分工协作能明显提高临床试验的效率。本章将从临床试验专业化团队的组织构架、组建标准及职责来介绍临床试验团队的组建。

第一节　团队组织构架

　　临床试验团队的组建，需结合临床试验规模及研究发起方研究资源情况而定。根据专业化分工，主要包括学术委员会（Academic Committee，AC）、执行委员会（Executive Committee，EC）、数据安全监查委员会（Data and Safety Monitoring Board，DSMB）、临床事件委员会（Clinical Event Committee，CEC），这些委员会又进一步分为临床学术团队、项目运行管理团队、临床研究者团队、临床研究协调员（Clinical Research Coordinator，CRC）团队、质量控制团队、数据管理与统计分析团队、生物样本管理团队、影像管理团队、随访团队、物资及物流管理团队、信息化支持团队及项目财务管理团队。

　　临床试验团队构成框架如图7-1所示：

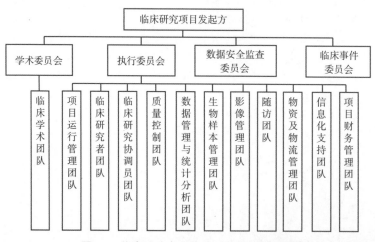

图7-1　临床试验专业化分工团队构成框架

第二节 团队组建标准及职责

根据临床试验专业化分工团队的目标内容，制定团队的组建标准及主要职责。

一、学术委员会

由相关研究领域专家组成，对临床试验给予学术指导，及时发现问题，提出改进建议，指导临床试验规范开展。

1. 准入标准

（1）掌握所从事研究领域的现状及国内外进展。

（2）在所从事研究领域具有丰富的工作经验，并有一定的学术成果及独到见解。

（3）工作严谨认真，热爱科研事业。

2. 主要职责　在临床试验设计、项目运行管理、结果分析发表阶段给予学术指导。确保试验方案与国际学术水平接轨，研究方法具有科学性，试验方案具有可行性。

（1）研究设计阶段：由主要研究者（principal investigator，PI）提出研究问题与研究假设，组织专家团队讨论试验方案。重点内容包括以下5项，其中临床医学专家重点把握以下第①~④项内容，统计学专家重点把握第⑤项内容：①研究目的，包括研究主要目的、次要目的与探索性目的；②研究对象，即确定受试者纳排标准；③研究干预及对照；④研究评价指标，包括临床事件指标、实验室指标、影像学指标等；⑤样本量计算。

（2）研究实施阶段：负责解释需要进一步明确的临床试验方案问题。

（3）研究结果分析发表阶段：负责把握研究结果产出计划、写作方向及论文思路等。

CHANCE-2研究邀请了5名专家组建学术委员会，分别为来自中国首都医科大学附属北京天坛医院的王拥军教授、暨南大学附属第一医院的徐安定教授、复旦大学附属华山医院的董强教授，来自美国得克萨斯大学奥斯汀戴尔医学院的S. Claiborne Johnston教授，以及来自英国诺丁汉大学的Philip M. W. Bath教授。

临床学术团队

主要由相关研究领域的临床医生组成，原则上每项临床试验设置1名临床学术经理（academic manager，AM），AM是临床试验组织实施的重要角色之一，其承担着研究方案设计、医学判断的重要工作。

1. 准入标准

（1）具有较丰富的临床工作经验。

（2）熟悉临床试验方案及研究流程。

（3）工作认真细致，热爱科研事业。

（4）具备独立思考、良好的沟通及团队合作能力。

2. 主要职责

（1）研究筹划阶段：①准备临床试验文件，包括试验方案、病例报告表、研究者手册、知情同意书、患者手册等；②培训多中心临床试验的研究者，包括方案培训、各项文件填写培训、受试者筛选标准培训、知情同意培训、随访注意事项培训等；③进行临床试验注册。

（2）研究实施阶段：①解答临床试验实施过程中的具体方案问题；②对临床监查员提交的研究数据进行核查；③对临床试验中发生的结局事件与不良事件进行初步审核。

二、执行委员会

临床试验的执行过程常常涉及多个专业化分工团队，执行委员会由参与执行过程的专业化团队负责人组成。

1. 准入标准

（1）具有较丰富的医学或临床试验项目管理学等相关专业知识。

（2）接受过药物临床试验质量管理规范（Good Clinical Practice，GCP）及试验方案的培训。

（3）熟悉研究内容及研究要求。

（4）工作积极热情，热爱临床科研事业。

（5）工作认真仔细，责任心强。

2. 主要职责

（1）掌握临床试验方案及研究内容。

（2）按照临床试验SOP开展各项研究工作。

（3）专业化分工团队按照试验方案要求执行各自职责。

（4）保证研究的进度与质量符合研究要求。

（5）及时处理项目执行期间遇到的各类问题，确保项目有序运行。

（一）项目运行管理团队

项目运行管理团队主要包括项目经理（project manager，PM）和项目助理。项目经理作为项目运行管理团队的管理核心，负责临床试验全过程的组织协调及管控。

1. 准入标准

（1）具有较丰富的医学或临床试验项目管理学等相关专业知识。

（2）接受过临床试验GCP及试验方案的培训。

（3）熟悉研究内容及研究要求。

（4）工作积极热情，热爱临床科研事业。

（5）工作认真仔细，责任心强。

（6）具备良好的沟通、组织、协调能力。

（7）项目经理原则上需具备两年及以上项目管理经验。

2. 主要职责

（1）掌握临床试验方案及研究内容。

（2）按照临床试验SOP开展各项工作。

（3）保证研究的进度与质量符合研究要求。

（4）及时处理项目执行期间遇到的各类问题，确保项目有序运行。

（5）项目经理负责整体协调专业化分工团队各项研究工作。

（6）项目助理负责协助项目经理做好研究进度、研究质量、研究随访等工作。

（二）临床研究者团队

多中心临床试验需建立临床研究者网络，临床研究者（clinical investigator，CI）是指实施临床试验并对临床试验质量及受试者权益和安全负责的试验现场的负责人，临床研究者需在开展临床试验前获得相应的资质并经过培训。临床研究者为临床医生或者授权临床医生，需要承担所有与临床试验有关的医学决策责任，对临床试验过程中产生的数据和相关资料真实准确地记录和保存。

1. 准入标准

（1）具有较丰富的临床经验和一定的临床科研经历。

（2）接受过GCP及试验方案的培训。

（3）熟悉研究内容及研究要求。

（4）有充足的时间从事临床试验。

（5）能够协调管理参与临床试验的人员和设备。

（6）热爱科研工作，积极进取。

2. 主要职责

（1）准备伦理申请材料，完成伦理审查工作。

（2）制作临床试验职责分工表，召开启动培训会议。

（3）筛选受试者，签署知情同意书。

（4）采集临床试验数据，确保数据真实可靠。

（5）完成受试者随访工作，尽可能降低失访率。

（6）处理、记录不良事件，并及时上报牵头单位。

（7）配合临床监查员完成数据监查工作，保证数据质量。

（8）按研究要求保存研究文件和资料。

（三）临床研究协调员团队

临床试验的一线工作人员，对试验的质量起到把关作用，是研究者与受试者之间的纽带，在临床试验运行中起到沟通协调及协助研究中心完成现场研究工作的作用。配备CRC可有效保障研究入组进度及数据质量。

1. 准入标准

（1）具备临床医学、药学、护理学等相关专业知识。

（2）有责任心，积极进取，谨慎细致，条理性强。

（3）具备良好的沟通能力、良好的服务意识和团队协作精神。

（4）接受过GCP、相关工作制度及研究SOP的培训，并考核合格。

（5）了解临床试验工作流程。

（6）熟悉基本办公软件和信息系统的使用。

（7）熟悉文件档案的管理要求。

2. 主要职责

（1）协助伦理审查资料的准备。

（2）协助组织现场启动或培训会议。

（3）协助研究者完成受试者招募。

（4）协助研究者完成受试者筛选及入组。

（5）协助研究者完成受试者随访。

（6）协助研究者填写病例报告表。

（7）协助研究者收集、整理原始数据资料。

（8）协助研究者进行严重不良事件的报告及跟踪。

（9）整理研究记录，协助研究者进行文件保存与归档。

（10）配合临床研究监查员进行监查工作，并协助研究者接受稽查。

（四）质量控制团队

负责监督临床试验的进展，并保证临床试验按照试验方案、标准操作规程和相关法律法规要求实施、记录和报告。

1. 准入标准

（1）具备临床医学、药学等相关专业知识。

（2）接受过临床试验项目SOP、试验方案及相关业务培训。

（3）熟悉临床试验内容及监查重点。

（4）可灵活制订临床试验质量控制及监查计划。

（5）工作认真，谨慎细致，责任心强。

（6）具备较强的对外沟通协调能力和语言表达能力。

2. 主要职责

（1）制订监查计划，确定监查程序。

（2）依照试验方案，完成临床试验数据质量的监查。

（3）按照国际规范，对临床试验的真实性、完整性、逻辑性等进行数据核查。

（4）定期监查并撰写监查报告，及时反馈给研究者，及时跟进问题数据。

（五）数据管理与统计分析团队

该团队由数据管理员和统计师组成。

1. 准入标准

（1）具备流行病学、卫生统计学等相关专业知识。

（2）具备一定的信息技术知识及数据统计分析能力。

（3）熟悉数据管理要求及内容。

（4）工作细致严谨，责任心强。

2. 主要职责

（1）参与病例报告表的设计。

（2）制订数据管理计划（DMP）。

（3）与项目组配合制订数据核查计划（DVP）。

（4）参与电子数据采集（EDC）建库与测试。

（5）负责数据库的运行管理。

（6）负责数据管理系统的建设及服务器的维护。

（7）负责临床试验数据的清理与锁定。

（8）负责对试验数据进行统计分析。

（六）生物样本管理团队

适用于采集受试者生物样本的临床试验。在试验开展期间，该团队负责对生物样本采集、处理、保存、质量控制等给予技术支持与指导。

1. 准入标准

（1）熟悉本学科、本研究领域的发展方向。

（2）具备相关的实验理论知识及实验技术，有一定的生物样本管理经验。

（3）工作认真，细致耐心，责任心强。

2. 主要职责

（1）制订临床试验生物样本管理计划。

（2）编制生物样本处理操作手册。

（3）制定生物样本管理标准操作规程。

（4）明确实验室技术人员的职责分工。

（5）对研究分中心生物样本处理过程给予技术支持及质量把控。

（6）指导研究分中心进行生物样本的运输。

（7）对临床试验生物样本进行保藏。

（七）影像管理团队

适用于采集受试者影像资料的临床试验。在试验开展期间，该团队负责对影像资料的采集、判读、质量控制等给予技术支持与指导。

1. 准入标准

（1）熟悉本学科、本研究领域的主要发展方向。

（2）具有丰富的临床医学、影像学相关专业知识或具有影像科工作经验。

（3）工作认真，细致耐心，责任心强。

2. 主要职责

（1）为临床试验提供统一的判读标准。

（2）完成临床试验影像资料判读、分析等各项工作。

（3）定期整理判读及分析结果，及时汇报。

（4）获取所需的影像数据，建立影像数据库。

（5）协助开发、评估图像后处理模块或软件，为临床试验影像判读及分析工作提供技术支持。

（八）随访团队

根据临床试验需要，可组建中心化随访团队。

1. 准入标准

（1）具备医学相关专业知识。

（2）具备良好的沟通交流能力。

（3）工作认真，细致耐心。

（4）熟悉临床试验受试者随访内容。

（5）接受过临床试验受试者随访相关培训。

2. 主要职责

（1）遵循受试者随访规章制度，依照随访工作流程开展随访工作。

（2）进行有效沟通，完成受试者的电话随访。

（3）联系受试者，约定受试者与研究者的面对面随访时间。

（4）协助开发适合医患沟通的互联网系统与远程随访平台。

（5）充分利用远程随访平台，搭建沟通桥梁，降低受试者失访率。

（6）定期整理随访表，评估随访结果。

（九）物资及物流管理团队

1. 准入标准

（1）熟悉物资保管制度，热爱仓储与转运工作。

（2）工作仔细、认真，责任心强。

（3）工作积极主动，具有较强的团队协作与沟通能力。

（4）执行能力强，能分轻重缓急、有条不紊地处理事务。

（5）思维敏捷，具有较强的突发事件处理能力。

2. 主要职责

（1）严格执行仓储保管制度，按照审批程序办理物资入库手续。

（2）合理设置物资仓储次序，按物资种类、规格、等级和取拿的方便程度进行分区、分类管理。

（3）依照物资说明书要求，进行各类物资的保管。

（4）坚守工作岗位，不得私自挪用、外借任何物资。

（5）依照研究要求，完成物资分发工作。

（6）定期对仓库物资进行盘点、清仓，避免各环节的物资流失和浪费。

（7）做好库区的防水、防火、防盗措施，确保物资不变质、不变形，发现安全隐患及时上报。

（十）信息化支持团队

1. 准入标准

（1）接受过信息技术专业培训。

（2）具备丰富的信息技术专业知识。

（3）工作认真，吃苦耐劳。

（4）具备良好的团队意识和沟通能力。

（5）具备较好的操作能力和较强的创新思维能力。

2. 主要职责

（1）能够根据项目管理要求，建立项目管理相关信息化系统，包括数据采集系统、随访系统等。

（2）定期获取临床试验项目各团队信息化需求，不断完善信息化系统。

（3）定期维护信息化系统，保证临床试验项目信息化管理工作有序进行。

（十一）项目财务管理团队

1. 准入标准

（1）熟悉临床试验各级部门的财务制度与要求。

（2）熟悉临床试验项目预算要求。

（3）熟悉临床试验项目报销流程。

（4）熟悉临床试验项目经费审计要求。

（5）工作细致认真，责任心强。

（6）具备严谨的工作作风，严守工作纪律。

2. 主要职责

（1）认真执行临床试验财务管理制度。

（2）掌握临床试验项目预算内容。

（3）按照财务制度要求，及时完成各项报销工作。

（4）妥善保管项目财务凭证及相关档案。

（5）及时跟进项目财务执行情况，并定期向主要研究者汇报。

（6）项目结束时，协助审计人员完成项目审计工作。

三、数据安全监查委员会

按照"权威、独立、盲态"的原则遴选，主要由临床医学专家、统计学专家、伦理学专家等组成。负责研究期间的数据评价，以保障临床试验的安全性、有效性和完整性，保护受试者的权益和健康。

1. 准入标准

（1）具有丰富的临床医学、卫生统计学、药理学或伦理学等相关知识。

（2）具有一定的临床科研工作经验，熟悉临床科研工作内容。

（3）工作严谨认真，责任心强。

2. 主要职责

（1）对临床试验数据进行安全性及疗效评估。

（2）审查受试者对研究的依从性。

（3）审查研究中心对研究事件评价的一致性。

（4）向PI提出继续、修改、暂停或终止研究的建议。

CHANCE-2研究邀请了5名专家组建数据安全监查委员会，分别为来自中国北京协和医院的彭斌教授、北京大学第三医院的樊东升教授、香港大学的Helen Zhi教授，来自法国巴黎东部临床研究中心的Tabassome Simon教授、乔治·蓬皮杜欧洲医院的Nicolas Danchin教授。

四、临床事件委员会

由相关研究领域专家组成的独立委员会，负责对临床试验中的结局事件或不良事件进行裁定，以避免研究中心对事件判定产生偏差，进而准确地评估试验结果。

1. 准入标准

（1）熟悉临床科研工作，具有较丰富的临床科研经验。

（2）在所从事的研究领域，有一定的学术成果及独到见解。

（3）工作严谨认真，客观公正。

2. 主要职责

（1）按照国际规范，对临床试验中出现的结局事件或不良事件的性质进行裁定。

（2）判定临床试验结局事件是否客观、有效。

（3）判定不良事件与干预措施之间的相关性。

CHANCE-2研究邀请了3名专家组建临床事件委员会，分别为来自美国巴罗神经学研究所的David Wang教授和Teddy Youn教授、爱荷华大学附属医院和诊所的Harold P. Adams Jr教授。

（孟　霞　吕　微　李芳蕊）

参 考 文 献

国家药品监督管理局. 2020. 药物临床试验质量管理规范 [R/OL]. [2022-12-06]. https://www. nmpa. gov. cn/xxgk/fgwj/xzhgfxwj/20200426162401243. html.

钱碧云. 2022. 临床研究体系建构实践 [M]. 北京：人民卫生出版社.

多中心临床试验是指有多名研究者在不同的研究机构内参加，并按同一试验方案要求，采用相同的方法同步进行的临床试验。分中心是多中心临床试验运行及数据采集的主体，其团队构成、人员能力、科研素养及对试验方案的把握程度直接影响着研究质量。本章将从分中心招募、筛选、伦理审查、协议签署、培训、质量监管和考核介绍分中心管理的全过程，并对国内外临床试验网络的发展现状进行总结。

第一节　分中心概述

一、定　　义

分中心又称临床研究协作单位，是指具体实施临床研究的机构，通常以一个科室为单位，由课题负责人全面负责。

二、适　用　范　围

我国的《医疗器械临床试验质量管理规范》（2022年）规定：多中心临床试验是指按照同一临床试验方案，在两个以上（含两个）医疗器械临床试验机构实施的临床试验。因此，多中心临床试验的核心要素有两个，一是统一的研究方案，二是多个研究中心。

对多中心的理解，应更多地从统计学角度考虑。多中心，统计上能够为研究的目标人群在不同地域进行"均匀"抽样提供保证，特别是在不同地域人群中潜在的相关基因型不同的情况下，试验的效应可能会有所不同，所以在不同地域选择不同中心，通过检验各中心的试验效应是否存在异质性，既有助于验证是否存在相关的潜在因素，也有利于得到一个更接近研究总体真实效应的结果。

从这个意义上讲，多中心临床试验应是不同地域、不同医疗条件与水平的研究中心参与的临床试验。在具备条件的基础上，根据研究规模，至少应跨地域选择三个分中心实施临床试验。当然，从试验操作与管理的角度，中心数量的增加、地域的扩大，意味着试验的管理难度也更大，投入的人力、物力也会更多，但试验的进度可能更快，试验的规模也可以更大。

三、资质和要求

研究者和临床试验机构应具备的资质和要求包括：

（1）具备临床试验所需的专业知识、培训经历和能力；能够根据申办者、伦理委员会和药品监督管理部门的要求提供最新的工作履历和相关资格文件。

（2）熟悉申办者提供的试验方案、研究者手册、试验药物相关资料信息。

（3）熟悉并遵守临床试验相关的法律法规。

（4）保存一份由研究者签署的职责分工授权表。

（5）研究者和临床试验机构应接受申办者组织的监查和稽查，以及相关管理部门的检查。

（6）研究者和临床试验机构授权个人或者单位承担临床试验相关的职责和功能，授权前应确保其具备相应资质，并建立完整的程序以确保其执行临床试验相关职责和功能，产生可靠的数据。研究者和临床试验机构授权临床试验机构以外的单位承担试验相关的职责和功能应获得申办者同意。

四、必要条件

研究者和临床试验机构应具有完成临床试验所需的必要条件：

（1）研究者在临床试验约定的期限内有按照试验方案组织足够数量受试者入组的能力。

（2）研究者在临床试验约定的期限内有足够的时间实施和完成临床试验。

（3）研究者在临床试验期间有权支配参与临床试验的人员，具有使用临床试验所需医疗设施的权限，正确、安全地实施临床试验。

（4）研究者在临床试验期间确保所有参加临床试验的人员充分了解试验方案及试验用药，明确各自在试验中的分工和职责，确保临床试验数据真实、完整和准确。

（5）研究者监管所有研究人员执行试验方案，并采取措施实施临床试验的质量管理。

（6）临床试验机构应设立相应的内部管理部门，承担临床试验的管理工作。

第二节　分中心招募与筛选

一、分中心招募

（一）招募标准制定

项目经理提前收集申办方、试验方案、法律法规等关于分中心及研究人员的需求，具体可根据以下不同要求制定招募标准，逐步确定分中心入选标准。

1. 根据试验方案要求 重点参照试验方案选择入组人群，确定干预类型等。

2. 根据主要研究者要求 根据地域性发病率等重点选择有代表性区域的分中心共同完成本研究。

3. 根据研究条件要求

（1）医院规模：研究对医院级别的要求，如三级甲等医院。

（2）硬条件：主要需满足试验方案中关于研究环境、研究检测设备、生物样本处理、影像学检查等条件的各项要求。

1）对于认知等需要患者做量表测评的研究，分中心需要有独立、安静的研究办公室，供患者随访使用。

2）对于将某项检测指标作为纳排标准的研究，分中心需要有相应检测指标的检测仪器，并定期校准，操作人员应有相应资质。

3）对于研究项目要求进行生物样本采集与处理的，分中心需要准备：低速离心机，最好是低温离心机，规定转速及转子需满足采血管和EP管离心要求的规格；2～8℃及–80℃冰箱或冰柜；移液器，量程1 000 μl；最好有摇床等。

4）对于研究项目要求进行影像学检查的，需要调研分中心影像学检查的相关设备及序列要求，如CT、MRI的型号、场强、技术参数，影像DICOM导出格式等。

（3）软条件：主要需满足研究项目中有关人员配备的各项要求。

1）医院床位数，当地影响力。

2）院级领导支持力度。

3）参加研究的工作人员数量、类别。

4）工作人员可用于临床试验支配的时间。

5）辅助科室的配合能力：急诊、影像科、检验科、病案室等；如参加的研究项目需要采集与处理生物样本，则需要配备1～2名专业的检验医师操作。

6）伦理审查形式及周期。

（4）既往研究经验：评估分中心既往参加组长单位运行项目的数量、入组病例数、失访率等。

（5）经费管理：分中心科研协作经费支取流程，单位扣除科研管理费的比例等。

（二）入选标准的评审与批准

（1）项目经理组织研究PI、部门负责人及项目组成员共同参加分中心入选标准评审会，共同商讨及修订。

（2）研究PI对修订后的分中心入选标准进行审阅。

（3）编制项目《分中心招募调查表》，可参考CHANCE-2项目的分中心招募调查表（附表8-1）。

二、分中心筛选

（1）对意向分中心发放《分中心招募调查表》，并在约定时间内收回。

（2）对收回的招募表进行初步核查，核查的主要标准见下，不符合入选标准者须剔除。

1）中心基本信息：主要包括医院名称、医院级别（三级甲等/三级乙等/二级甲等/二级乙等/其他）、所在省份、所在市区等。

2）科室参研条件：科室床位数、医生数、关键检查方法的所用设备型号/费用/导出、血样处理等。

3）研究特有要求：重要实验室检测方法/正常值范围/检测单位/检测时间/检测设备及型号、对研究设计/治疗药物的认可度等。

4）目标患者量：如接诊某类疾病在特定发病时间窗内的患者量。

5）联系信息：分中心主要负责人/协调员的姓名、职称、职务、联系方式（电话/电子邮箱）、单位邮编、单位地址等。

6）既往合作基础：既往参与的项目名称及最终排名/入组情况等。

（3）必要时对关键仪器、设备进行现场核查。

（4）筛选出合格的分中心清单，经由PI审批。

第三节　分中心伦理审查与协议签订

一、分中心伦理审查

我国国家食品药品监督管理部门陆续出台了《药物临床试验质量管理规范》（2020年）、《药物临床试验伦理审查指导原则》（2010年）、《国际多中心药物临床试验指南（试行）》（2015年）和《医疗器械临床试验质量管理规范》（2022年），为多中心临床试验的伦理审查、申请、实施和管理提供指导和规范。

多中心临床试验的牵头单位称组长单位，其余分中心称参加单位。多中心临床试验的伦理审查应以审查的一致性和及时性为基本原则，建立协作审查的工作程序。在组长单位获得临床试验的伦理审查意见后，分中心同样需要通过伦理审查，未获得伦理委员会书面同意前，不能筛选受试者。因此，依据分中心合格清单，确定各中心进行伦理审查的形式和周期，提前准备相关伦理资料。

（一）伦理审查形式

1. 会议审查　会议审查是伦理委员会的主要审查方式。伦理委员会会议审查意见的投票委员应参与会议的审查和讨论，包括各类别委员，具有不同性别组成，并满足其规定的人数。会议审查意见应形成书面文件。

2. 快速审查　各参加单位伦理委员会对取得组长单位批件的研究通过简易程序进行快检，侧重审查该项试验在本机构的可行性，包括本机构研究者的资质、人员配备、设备条件、研究可操作性及知情同意的要求。参加单位伦理委员会有权批准或不批准在其机构进行的研究。

3. 承认组长单位伦理确认函　承认组长单位伦理确认函是分中心进行伦理审查的主要方

式。《中国临床研究能力提升与受试者保护高峰论坛（CCHRPP）及临床研究伦理协作审查共识（试行版）》建议应关注审查效率，组长单位伦理委员会原则上应在项目提交后30个工作日内完成初始审查并给出审查结论，分中心以快速审查方式进行审查，建议在2周内完成。

（二）伦理审查所需资料

伦理审查申请人须按伦理委员会的规定和要求向伦理委员会提交伦理审查申请。分中心进行伦理审查时，除伦理审查申请表、试验方案等常规资料外，伦理组长单位会主要提供组长单位伦理审查意见及批件、申办方及相关单位的资质文件等。

（三）伦理跟踪审查

各参加单位的伦理委员会对本机构的临床试验实施情况进行跟踪审查，包括但不限于修正案审查、暂停/终止研究审查、年度/定期跟踪审查、安全性审查、不依从/违背方案审查、结题审查，全程保证受试者权益。项目开展过程中出现任何问题，如发现任何直接影响受试者健康或安全的信息及时向受试者、科研处、伦理委员会通报，各部门的职责与处理程序不变；且应不断改进工作，提高伦理审查水平的同质性。

目前，区域伦理委员会、伦理互认联盟、专业学会正逐步形成中，将以"受试者保护"为核心，以培训为首要职责及重要举措，加强伦理宣传与培训，统一标准，优化流程，推动伦理审查工作制度化、规范化；同时，建立信息化平台，搭建多中心研究的沟通及审查体系，加强信息交流与数据共享。因此，按照疾病分类制定细化的伦理审查标准和操作细则，统一执行；建立伦理审查结果互认制度，省去不必要的重复审批，实现伦理审查任务分流，从而节省临床试验时间，降低药物研发成本，调动从事创新医药研发企业及人员的积极性。

二、分中心协议签订

分中心协议是研究者发起的多中心研究开展的基础，是约定参与研究的各家机构与牵头单位相互权责的重要契约文件。根据获得伦理委员会批准的伦理批件确定分中心名单，编制分中心合作协议，明确双方权利与义务、知识产权归属等。

分中心协议的主要内容包括但不限于：①合作期限；②研究内容；③双方的权利与义务；④研究费用；⑤计划入组例数；⑥知识产权分享；⑦保密约定；⑧违约责任；⑨双方的基本信息。

第四节　分中心培训、质量监管与考核

一、分中心培训

分中心在经过筛选后，获得伦理委员会批准的伦理批件或承认组长单位伦理确认函，

与申办方签订科研合作协议，形成正式的临床试验分中心名单。项目团队根据分中心伦理批件或科研合作协议进行编号，确定每一家的分中心号。

在研究项目进展过程中，项目团队会根据不同需求在不同时间段组织各分中心的主要研究者进行项目启动培训、专题培训、中期培训及结题培训等。具体的项目培训计划、实施与考核请参照本书第九章。

二、分中心质量监管

分中心在进行启动培训后，正式启动筛选与入组工作。伴随着研究项目的顺利开展，研究进度和研究质量同样是临床试验过程中的重中之重。因此，分中心的质量监查是临床试验进行质量控制的重要措施之一，其中现场监查是最为常见的一种传统监查方式。同时，随着电子数据采集系统的广泛应用，线上监查也是一种方便有效的监查方式。采取任何一种方式对分中心进行监查均需形成临床试验监查报告。不同的监查方式有助于灵活选择监查频率和程度，最大化利用监查资源，提高临床试验质量和效率。具体的质量监查内容请参照本书第十章。

三、分中心考核

（一）考核计划

1. 考核目的　为全面了解、评估分中心的工作效益，对分中心的研究进度进行有效的跟进和调控，发现优秀分中心，加强沟通与鼓励，提高项目进度和质量，从而推动研究项目的开展。

2. 考核范围　参与临床试验项目的所有分中心。

3. 考核原则

（1）以公平、公正、全面、客观的原则为主导。

（2）以分中心协议签订的计划入组例数为主要依据。

（3）考评工作中，坚持对事不对人，重视工作态度和团队合作精神，以发展的眼光进行考核。

4. 考核时间　实行定期考核，并分为月度、季度、年度考核，月度考核安排在每月末至下月初，季度考核安排在每一季度最后一个月月末或下月月初，年度考核安排在次年年初。

5. 制定考核标准

（1）按照进度、质量、配合度等不同方面制定标准进行考核。

1）评估分中心入组进度（计划达成率）。

2）评估分中心临床资料、影像资料及生物样本质量。

3）评估分中心经费使用情况。

4）评估分中心整体配合度。

（2）优秀分中心标准（满足以下所有条目）：

1）在规定时间内完成既定合格入组病例数。

2）无任何数据造假等严重质量问题。

3）生物样本合格率＞95%。

4）影像资料合格率＞95%。

5）入组患者失访率＜5%。

（3）不合格分中心关闭标准（满足以下任意一条）：

1）协议签署后，未在2周内完成内部培训及标准操作规程制定。

2）在任何研究过程中存在严重研究质量问题，如伪造数据、生物样本、影像资料等。

3）提供的临床数据或影像资料或生物样本，经项目组审核未达到质量要求。

4）提供的临床资料合格率≤85%。

5）提供的影像资料合格率≤85%。

6）提供的生物样本合格率≤85%。

7）入组患者失访率≥10%。

8）研究进度明显滞后（根据整个项目入组进度进行评估）。

CHANCE-2项目的考核标准见附表8-2。

（二）考核实施

1. 考核形式

（1）按考核的主体划分：组长单位考核、分中心自我考核。

（2）按考核的时间划分：定期考核、长期考核、不定期考核。

（3）按考核的形式划分：口头考核与书面考核、直接考核与间接考核、个别考核与集体考核。

因各次考核目的、时段及各种考核形式本身特点的不同，各考核形式在考核过程中分别占有不同的权重。

2. 考核内容

（1）客观指标：主要围绕研究进度和研究质量。其中，研究进度包括分中心入组数及分中心月均入组数排名。研究质量包括EDC填写完成率、违反纳排标准率、使用禁忌用药率、随访完成率、药物依从性、质疑、事件漏报率、影像资料合格率/回收率/采集率综合评价与生物样本合格率/采集率综合评价等。

（2）主观指标：分中心对研究项目的协作配合度，主要包括分中心取得GCP证书人员覆盖率，分中心调研、开具发票、培训参与、监查、稽查等配合度，项目经理根据分中心在研究过程中的表现进行评分。

（3）综合评分：根据上述各项计算综合评分，并公布最终得分和排名。

注意：具体考核细则根据各项目要求制定，可有不同程度的侧重。

3. 考核结果

（1）根据考核的具体情况，结果一般分为优秀、良好、合格、较差四个档次。优秀的分中心将有机会成为网络成员单位，进行数据共享等。表现较差的分中心则不再继续合作。

（2）年度工作中，月度考核结果优秀次数累计达8次以上或季度考核累计2次以上的分中心可参加年度考核评优。

（三）考核改进

根据研究项目进展的实际状况与分中心研究者在工作中的表现，结合多种考核方法的分析，及时更新与改进考核内容，量化考核指标，从而保质保量地完成研究任务。

（四）分中心增补

临床试验运行过程中，根据研究的需求会在一定基础上进行分中心的增减。前期报名的分中心在筛选、伦理审查、协议签署、培训、质量监管、考核的各个环节都有可能被关闭。因此，在保证现有研究进度和质量的基础上，项目团队将重新进行分中心招募，具体每一步的工作内容可按照标准操作流程进行。

第五节　临床试验网络

一、概　　述

临床试验网络是通过将网络的概念应用到临床试验中的各个环节，使得多家医院或者科室围绕国家临床协调中心开展临床研究，建立覆盖全国且在具体疾病领域内的临床试验网络。临床试验网络的建立能够不断促进临床试验操作的规范化、合理化，提升临床试验整体质量，降低试验操作、沟通等方面的成本，达到促进临床研究行业发展，提高临床研究效率的目标。

二、国际典型临床试验网络

当前，国际上高质量的临床研究需要科学的设计、严格的质控、大规模的人群、长期的跟踪研究和多中心共同参与，具有技术难度高、资金需求量大、质控困难、管理协调工作量大等特点。通过搭建国家临床研究网络，有效集成研究资源、规范研究过程、高效链接基础研究和转化应用、集成化协同开展研究，提升临床研究的效率和质量，是当前国际主流的研究模式。医学科技发达国家均在积极完善建设国家临床研究网络，如美国国家临床试验网络、英国临床研究协作组及加拿大临床研究网络联盟等。

（一）美国国家临床试验网络

美国国家卫生研究院（NIH）已经在多个疾病领域组建了覆盖全国的临床试验网络，如国家神经系统疾病与脑卒中研究所组建的国家卫生研究院卒中临床试验网络（NIH Stroke Trials Network，NIH StrokeNet）、国家过敏与传染病研究所组建的艾滋病预防临床试验网络（HIV Prevention Trials Network，HPTN）等，借以提高临床试验的质量和运作效率。

美国国家临床试验网络的基础设施均包括一个国家临床协调中心、一个国家统计与数据管理中心和若干区域协调中心。NIH 为各临床试验网络组建独立的数据安全监查委员会，且要求所有受其资助的多中心临床试验采用中心伦理审查机制，并在临床试验项目的开发过程中对全国各地的研究人员开放。非成员单位的研究人员同样可以向 NIH 提交具体的临床试验项目申请，与国家临床试验网络合作。

（二）英国临床研究协作组

英国临床研究协作组（UK Clinical Research Collaboration，UKCRC）是典型的多层级国家临床研究网络，为研究者和申办者提供临床研究的一站式服务支持。在 UKCRC 总体战略指导下建立了四个行政区域的临床研究网络，分别是英格兰、北爱尔兰、苏格兰和威尔士临床研究网络，实现总体目标一致、设施共享、交流合作、成果共享。行政区域的临床研究网络按照地区或研究主题下设子研究网络，关注不同疾病领域，其后下设经注册方式认证的临床试验单元，协调完成高质量的多中心临床研究。该联盟整合了国家临床研究相关资源，逐渐形成欧洲临床研究基础网络（European Clinical Research Infrastructures Network，ECRIN），实现跨国合作开展多中心临床研究。

（三）加拿大临床研究网络联盟

加拿大临床研究网络联盟（Network of Networks，N2）是致力于提高国家临床研究数量和能力的一个非营利性合作组织，在艾滋病、糖尿病等领域具有一定的代表性。加拿大艾滋病临床试验网络（Canadian HIV Trials Network，CTN）是由国家中心（National Centre）下辖核心研究组（core research teams），核心研究组按照研究主题区分，以快速推动创新设计向临床研究转化；核心研究组下设卫星站（satellite sites），国家中心根据卫星站的研究规模为其提供资金进行基础设施建设和协调，卫星站向国家中心定期汇报。

三、我国临床试验网络

自 2012 年起，科技部等部门在 20 个重点疾病领域陆续组建了 50 家国家临床医学研究中心。根据《国家临床医学研究中心管理办法（试行）》（2014 年）的规定，各临床研究中心要发挥好引领、集成、带动、普及作用，努力建设成为整合集成临床医学研究资源和创新力量的重要依托，成为优化组织实施相关疾病临床研究和转化医学发展成果的主体研究力量，成为促进医学科技成果普及普惠的重要推广平台，为国家医学科技发展和医改实施提供科技支撑。

依托首都医科大学附属北京天坛医院成立的国家神经系统疾病临床医学研究中心（简称"国家中心"），是首批认定的唯一神经系统疾病临床医学研究中心。在协同研究网络建设方面，国家中心建立了首批 37 家核心单位和 300 余家合作单位，推广单位通过既有工作基础可延伸到 1 100 余家，为开展大规模临床研究奠定了基础。目前，国家中心承担的多中心临床试验通过国家神经系统临床试验网络进行分中心招募与管理（图 8-1），定期开展相关研究培训。国家中心及协同网络建设工作进展顺利，集聚全国各地的人才、资金、技术和患者资源，通过统筹规划，优化组织模式，设计运作高质量大规模临床试验，实现信息共享、资源共享和数据共享，高效利用有限的临床资源，整体呈现出良好的发展态势，尽可能在短期内寻找真正安全有效的治疗方案，为医疗健康服务提供科学依据。

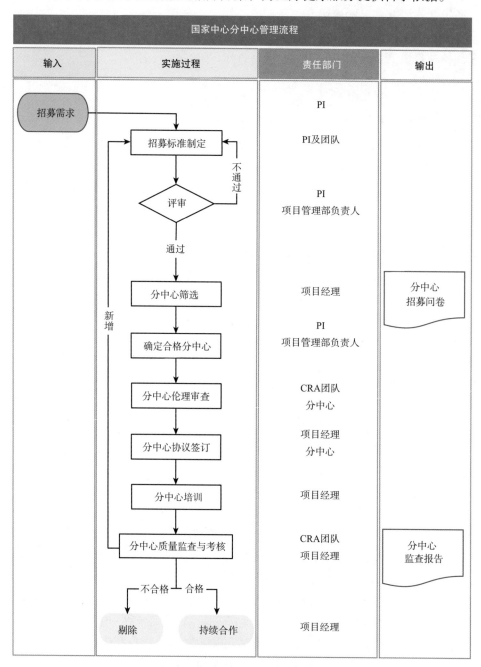

图8-1　国家中心分中心管理流程

附表8-1　CHANCE-2分中心招募调查表

脑血管病目前是我国成人死亡和致残的首要原因，严重影响患者生活质量，给社会和家庭带来了沉重负担。联合抗血小板治疗能有效降低非致残性缺血性脑血管病事件的复发率。CYP2C19基因变异影响联合抗血小板治疗效果，在亚洲人群中尤为突出。为评估基因分型指导下强化抗血小板治疗与标准联合抗血小板治疗的效果差异，以及两种方案的有效性和安全性，由首都医科大学附属北京天坛医院发起"基因分型指导非致残性缺血性脑血管事件强化联合抗血小板治疗研究"。

分中心报名条件：

1. 有独立的神经内科病区及床位。
2. 指定1～2名医生作为研究协调员，具体负责此项课题的入组及临床资料收集。
3. 神经内科或检验科具备至少一台荧光PCR仪器。

诚挚地邀请您及所属医疗机构团队参加本项研究。

联系人及联系方式：

一、医院基本信息调查

1. 医院名称 [填空题] * _____
2. 医院级别 [单选题] *
   ○ 三甲
   ○ 三乙
   ○ 二甲
   ○ 二乙
   ○ 其他
3. 所属省 [填空题] * _____
4. 所属市 [填空题] * _____
5. 既往参加过天坛发起的何课题／项目（请至少选择一项）[多选题] *
   □ CHANCE
   □ 金桥项目
   □ ITAS
   □ TRAIS
   □ PRINCE
   □ INSPIRES
   □ CNSR-3
   □ 其他 _____
   □ 无
6. 是否为某医科院校附属医院 [单选题] *
   ○ 是
   ○ 否
7. 是否有独立的神经科病房 [单选题] *
   ○ 是
   ○ 否
8. 神经科病房床位数 [填空题] * _____
9. 神经科医生数 [填空题] * _____
10. 每月能收入院的发病24小时内的缺血性卒中患者的数量 [填空题] * _____
11. 每月能收入院的发病24小时的轻型缺血性卒中（NIHSS≤3分）的患者数量 [填空题] * _____

12. 近一个月内接诊的发病24小时内且未接受静脉或动脉溶栓、机械取栓的患者数量 [填空题] * _____

13. 每月能收入院的发病24小时内的TIA患者的数量 [填空题]* _____

14. 预计每月入组病例数 [填空题] * _____

二、医院基本医疗设备调查

15. CT是否24小时开放 [单选题] *
   ○ 是
   ○ 否

16. 磁共振可完成的序列 [多选题] *
   □ T_1
   □ T_2
   □ FLAIR
   □ DWI
   □ SWI
   □ GRE
   □ T_2*
   □ MRA
   □ 以上所选序列一次性完成的总价为 _____ 元
   □ 磁共振的场强为 _____ T
   □ 若是3.0T的磁共振，填写以信息（不是3.0T请忽略）：
   □ 供应厂商是 _____
   □ 若是3.0T磁共振型号为 _____
   □ 若是3.0T软件版本号 _____

17. 能否提供原始DICOM格式的磁共振检查资料，并刻光盘或U盘存储寄回 *
   ○ 是
   ○ 否

18. 以下颈部血管检查可完成哪些项 [多选题] *
   □ 颈部血管超声
   □ 颈部MRA
   □ 颈部CTA
   □ 数字减影血管造影术（DSA）
   □ 其他 _____

19. 以下颅内血管检查可完成哪些项 [多选题] *
   □ MRA
   □ CTA
   □ 数字减影血管造影术（DSA）
   □ 其他 _____

20. 是否具备荧光PCR仪器 [单选题] *
   ○ 是
   ○ 否

21. 仪器所在部门 [单选题] *
   ○ 神经内科
   ○ 实验室/实验中心
   ○ 检验科/检验中心

22. 能否由专人负责 CYP2C19 基因型快速检测 [单选题] *

　　○ 是

　　○ 否

23. 若"是"，荧光 PCR 仪器可否满足 7 天 24 小时使用 [单选题] *

　　○ 是

　　○ 否

24. 若"否"，则能使用的时间段为周 _____ 至周 _____，每日 _____ 时至 _____ 时（24 小时制）[填空题] *

25. 仪器型号为（多项选择）[多选题] *

　　□ Applied Biosystems 7500

　　□ Applied Biosystems 7500 Fast

　　□ 宏石 SLAN-48P

　　□ 宏石 SLAN-96P

　　□ 罗氏 LightCycler 480

　　□ 罗氏 LightCycler 480 II

　　□ 其他：_____

26. PCR 耗材种类为 [多选题] *

　　□ 单管 / 光学盖

　　□ 八联管 / 光学盖

　　□ 96 孔板 / 光学盖

　　□ 96 孔板 / 光学贴膜

27. PCR 耗材生产厂家 [多选题] *

　　□ Applied Biosystems

　　□ Axygen

　　□ 罗氏

　　□ 其他：_____

28. 具备下列哪些小型设备 [多选题] *

　　□ 移液器

　　□ 恒温水浴箱

　　□ 混匀器

　　□ 平板 / 八联管离心机

　　□ 微型离心机

　　□ 摇床

　　□ –20℃冰箱

　　□ –80℃冰箱

29. 预计以下检查可全部完成的患者占所有入组患者的比例（%）：_____

　　（1）头颅 MR（T_1+T_2+FLAIR+DWI+SWI 或者 GRE-T_2）或头颅 CT

　　（2）心电图

　　（3）颅内血管（至少一项 MRACTA/DSA）

　　（4）颈部血管（至少一项 CEMRA 弓上 CTA 颈部血管超声）[填空题] *

30. 能否专人负责血样的离心、分装和冻存 [单选题] *

　　○ 是

　　○ 否

31. 您是否有意向参加本项研究 [单选题] *
　　○ 是
　　○ 否

32. 能否保证有临床医生（非研究生）担任研究协调员对该研究进行总体协调负责 [单选题] *
　　○ 是
　　○ 否

33. 如果参加，您科室临床医生是否比较繁忙，需要天坛医院配置一名专职研究助理以协助临床医生填写研究病例和收集各
　　类数据（包括磁共振成像、超声报告等）[单选题] *
　　○ 是
　　○ 否

34. 将来拨给贵院用于支付人员劳务的科研经费贵院扣管理费的比例（%）[填空题] * _____

35. 总负责人姓名 [填空题] * _____

36. 职称 [单选题] *
　　○ 主任医师
　　○ 副主任医师
　　○ 主治医师
　　○ 住院医师
　　○ 其他 _____

37. 职务 [填空题] * _____

38. 手机 [填空题] * _____

39. E-mail [填空题] * _____

40. 研究协调员姓名 [填空题] * _____

41. 职称 [单选题] *
　　○ 主任医师
　　○ 副主任医师
　　○ 主治医师
　　○ 住院医师
　　○ 其他 _____

42. 职务 [填空题] * _____

43. 手机 [填空题] * _____

44. E-mail [填空题] * _____

45. 邮编 [填空题] * _____

46. 单位具体地址（区-街道-医院名称-楼号-科室-病房）[填空题] * _____

附表8-2　CHANCE-2项目考核标准（第一版）

类别	考核内容	级别	分值
研究进度（40%）	分中心入组数	以入组数第1名为20分，其他中心按照入组数/第1名入组数，依次得分	20
	分中心月均入组数（入组总数/启动时长）排名	以月均入组数第1名为20分，其他中心按照月均入组数/第1名月均入组数，依次得分	20

类别	考核内容	级别	分值
研究质量（45%）	EDC 填写完成率	100%	10
		≥90%	9
		≥80%	7
		≥70%	5
		≥60%	3
		0%	0
	违反纳排标准率（违反人数/分中心总入组数）	<5%	6
		5%～10%	3
		≥10%	0
	禁忌药使用率（禁忌药使用人数/分中心总入组数）	<3%	4
		3%～6%	3
		6%～9%	2
		9%～12%	1.5
		12%～15%	1
		>15%	0
	随访完成率（完成随访人数/分中心应完成人数）	≥95%	4
		90%～95%	2
		<90%	0
	药物依从率（按照方案进行判定）	≥95%	4
		90%～95%	3
		80%～90%	1
		<80%	0
	质疑（有≥1条质疑的人数/分中心总入组数）	<5%	4
		5%～10%	3.5
		10%～15%	3
		15%～20%	2.5
		20%～30%	2
		≥30%	0
	事件漏报率（已质询漏报事件数/分中心总事件数）	<5%	5
		5%～10%	4
		10%～15%	3
		15%～20%	2
		20%～30%	1
		≥30%	0
	影像资料合格率、回收率、采集率综合评价（如适用）	优秀	4
		良好	3
		一般	2
		较差	1
	生物样本合格率、采集率综合评价（如适用）	优秀	4
		良好	3
		一般	2
		较差	1

续表

类别	考核内容	级别	分值
伦理审批时效（5%）	中心通过伦理审批的时间	直接承认组长单位伦理；需单独上会，通过伦理审批不超过1个月；需单独上会，通过伦理审批不超过2个月；需单独上会，通过伦理审批超过2个月	5 3 2 0
项目组满意度（10%）	中心取得GCP证书人员覆盖率	100% 60%～100% <60%	2 1 0.5
	协作配合度（包括分中心调研、开具发票、培训参与、监查/稽查等配合度）	优秀 良好 一般 较差	8 6 4 2

注：1. 按照项目评价，根据项目重要性及规模乘以相应系数，各项目分数相加后得到总分；2. 若为无研究用药项目，除外不适用条目，数据质量评价标准满分45分将按如下标准进行分配：EDC填写完成情况12分、违反纳排标准8分、随访完成情况6分、质疑4分、事件漏报情况5分、影像质量5分、生物样本质量5分。

CHANCE-2项目组

_____年_____月_____日

（孟　霞　牛思莹　夏　岩）

参 考 文 献

国家药品监督管理局 . 2010. 药物临床试验伦理审查工作指导原则 [R/OL]. [2022-12-20]. http：//www.gov.cn/gzdt/2010-11/08/content_1740976.htm.

国家药品监督管理局 . 2015. 国际多中心药物临床试验指南（试行）[R/OL]. [2022-12-20]. https：//www.nmpa. gov. cn/ yaopin/ ypggtg/ ypqtgg/ 20150130120001641. html.

国家药品监督管理局 . 2020. 药物临床试验质量管理规范 [R/OL]. [2022-12-20]. https：//www.nmpa.gov.cn/xxgk/fgwj/xzhgfxwj/20200426162401243.html.

国家药品监督管理局 . 2022. 医疗器械临床试验质量管理规范 [R/OL]. [2022-12-20]. https：//www. nmpa. gov. cn/ directory/ web/ nmpa/ xxgk/ ggtg/ qtggtg/ 20220331144903101.html.

中华人民共和国科学技术部 . 2014. 国家临床医学研究中心管理办法（试行）[R/OL]. [2022-12-20]. http：//www.gov.cn/zhengce/2014-06/16/content_5023490.htm.

　　临床试验项目培训是通过特定的课程和实操训练向参与临床试验的人员传授完成本项研究必需的科研思维认知、基本知识和技能，培训对象包括项目组成员和各分中心项目组成员。一套相对完整的项目培训计划是研究项目运行过程中必须具备的。项目组应在研究启动、运行、中期及结题的每个阶段开展不同专题的培训。本章主要介绍在临床试验各阶段如何开展培训及培训主要内容。

第一节　培　训　计　划

一、培　训　对　象

　　项目培训需要明确培训的对象，主要分为项目组团队及分中心研究者。一是在项目启动之初，项目组团队先进行内部培训，提前熟悉掌握研究方案、研究设计等主要内容；二是对分中心研究者团队进行系统的培训。

二、培　训　目　的

　　为提高本项目参与人员临床研究的整体水平，保证临床试验的质量，有计划地对相关临床医师、药师和护士及其他人员进行系统的项目培训，确保项目组人员及分中心研究者能够熟悉并掌握研究方案、严格执行操作流程、遵守相关法律法规和规范、掌握常见问题的解决方法，更快地投入研究工作，推动研究的规范实施。

三、培　训　原　则

　　1. 突出重点　培训计划必须从研究方案设计出发。

　　2. 系统性、渐进性　在计划制订过程中，应考虑设计不同的学习方式以适应各位研究者的需要和个体差异。

　　3. 可操作性　培训计划的制订必须基于培训需求调查。

　　4. 整体性　尽可能得到各部门支持，开展各项具体培训计划，协调培训时间，组织更多的人参与，注重培训细节，提高培训效率。

四、培 训 内 容

1. 确定培训内容　包括目标、对象、计划参与人数、课程、师资、形式、预算及负责部门等。培训课程一般包括五个方面，即研究方案与操作流程、项目进度与质量监查管理、研究数据统计分析与管理、生物样本及影像标准化采集操作流程等。具体培训内容根据各项目所处的不同阶段、申办者及研究者的不同需求进行调整，并在培训课程的设置方面有所侧重。

2. 建立培训档案　包括培训申请、培训记录等，记录培训日期和培训内容，应伴随每次培训计划填写清楚、完整，并及时按照类别依序存入档案卷以备案。

第二节　培 训 实 施

一、培 训 形 式

（一）按会议场地分为线下培训、线上培训

1. 线下培训　讲授法课堂式培训是最传统和最广泛使用的培训方法，通过集合需要培训的对象，培训团队的指导教师按照准备好的资料系统地传授培训内容。这种培训方法传授内容多，知识比较系统、全面，有利于人数较多的人才培养；互动性强，可以及时沟通交流。

2. 线上培训　利用互联网技术生成实时、可反馈的培训方式，适用于各个研究者所处的办公地点及培训学习时间较为分散的情况，利用移动设备实现随时随地学习，提高学习效率。这种培训内容、形式多样化，特别是直播培训，具有仿真性、超时空性，有助于提高学习积极性；同时，该培训方式可借助网络设备的即时反馈、考核功能，使得项目培训团队能够及时掌握培训对象的学习效果。

（二）按培训规模分为全国集中培训、区域培训、分中心单独培训

1. 全国集中培训　全国来自不同省市的研究人员，在同一时间段内开展集中培训，使得分中心的主要研究者在较短时间内了解和熟悉临床试验方案和基本操作流程，迅速传达重要的研究信息或研究模式，降低培训成本。但是由于同时间段参与人数较多，很难做到深入沟通。

2. 区域培训　根据最终的分中心名单，按照确定参与分中心所处的地理位置，对较多分中心所在的重点区域进行相关培训，参与的人员主要包括分中心主要研究者（PI）及参加项目的研究骨干。同时，根据区域实际情况的不同，培训内容也可有不同的侧重。

3. 分中心单独培训　分中心PI及参加项目培训的研究骨干回院后组织分中心内部再

培训,通过再次对研究方案的讲解,使得本中心团队人员熟悉研究项目,并协调沟通院内科室,初步梳理研究流程。分中心PI根据《职责分工授权签名表》的研究者职务和分工,明确团队成员在本项目中的职责,并进行授权。分中心单独培训可动员团队全体人员学习研究方案,熟悉纳排标准,严把质量关,积极参与研究,加速筛选受试者,加快项目进度。

二、培训类型

(一)启动培训

研究团队确定研究项目启动时间和会议日程,并协调安排参与本项目的专家准备启动培训的课程,同时根据最终的分中心名单,至少邀请每一家分中心的PI和骨干参与启动培训。启动培训多数采取现场培训与线上培训相结合的方式。在研究项目启动会议中,学术团队、数据管理团队及项目管理团队的成员从研究方案、操作流程、项目管理、数据管理等方面进行全面系统的培训,明确研究目标,推动研究进度,保证研究数据质量。

CHANCE-2项目在中国卒中学会第五届学术年会暨2019天坛国际脑血管病会议上正式启动。课题负责人重点介绍了CHANCE-2项目研究背景及其带着精准治疗的使命开展的必要性,对全国多家分中心进行集中培训。除此之外,研究团队根据分中心地理位置的侧重,分别选取青岛、西安、重庆三座城市为重点区域进行系统的启动培训。

启动培训会议上,学术团队具体介绍研究方案,详尽阐述了纳排标准、研究目的、研究药物使用、疗效评价、临床终点事件和不良事件判断与记录,全面系统地介绍了项目的标准操作流程;项目管理团队着重介绍了研究团队组成、组织管理模式及临床监查的内容及要点;数据管理团队针对项目运行进度的监测和质量控制等各方面做出具体要求;生物样本和影像团队分别对标准化采集操作流程进行系统培训。

(二)专题培训

研究项目运行过程中,根据研究者反馈的重点问题,研究项目团队邀请并协调安排不同领域的专家针对其中某一问题以专题形式进行重点培训,例如,针对研究项目相关必要的仪器操作培训、知情同意要点、分中心经验分享、事件管理等分别展开培训。

1. 仪器操作培训 为保证CHANCE-2项目在各分中心顺利开展,研究项目团队协同工程师,协调每家分中心相关负责研究者的具体培训时间和地点,在每家分中心开展了GMEX药物基因快速检测系统装机培训工作,通过现场讲解和实际操作,保障各研究者能够掌握GMEX系统的操作要领。

2. 知情同意要点培训 CHANCE-2项目根据各分中心临床科室研究者的反馈,针对提高知情同意成功率的技巧,研究项目团队邀请学术团队对全国多家分中心开展知情同意要点的培训,从而推动全国筛选进度,加快受试者入组。

3. 分中心经验分享 研究运行过程中,CHANCE-2项目邀请优秀分中心PI梳理项目研究流程,总结项目管理要点,分享入组经验。

4. 事件管理培训　事件管理是项目的重中之重。CHANCE-2项目针对事件的类型即终点事件、严重不良事件及不良事件进行着重讲解，理清上报的流程及注意事项。

（三）中期培训

研究项目进展到中期，研究团队需要进行阶段性总结、梳理并汇总前期的研究数据，发现并解决问题，及时归纳总结，保证后期项目进度和数据质量。

CHANCE-2项目课题负责人在中国卒中学会第六届学术年会暨2020天坛国际脑血管病会议"十三五课题专场"上进行了本研究的中期总结汇报，与现场及线上的研究者分享研究设计及研究进展。

（四）结题培训

研究项目进展到后期将会根据结题要求开展相关沟通总结工作，做好项目收尾工作，同时对优秀分中心和研究者进行奖励。

CHANCE-2研究课题负责人在中国卒中学会第七届学术年会暨2021天坛国际脑血管病会议上召开总结会暨优秀分中心表彰会，宣布截至2021年3月22日，18个月全国分中心共筛选11 255例受试者，基因筛选符合率57.0%，入组6 412例受试者。同时，国家中心项目管理部为在本研究中做出突出贡献的68家优秀分中心颁奖。

三、培训考核与改进

项目培训计划制订与实施过程中，根据实际问题及时更新与改进，保质保量完成研究任务。

任何培训都需要对参与培训的研究者进行考核及满意度评价，以评估培训效果。评估内容主要围绕培训的主要内容、收获等开展。培训结束后，及时对现场反应和学习效果进行评估，不断提升内部培训的质量和效果。

（孟　霞　牛思莹　夏　岩）

在进行临床试验方案设计时，不仅要考虑科学性，还要考虑可行性。临床试验方案一旦确定，严格按照方案要求执行至关重要，在项目实施过程中，核心目的是保证所收集的数据真实、可信、完整。为了达到这个目的，需要做好项目预算、实施计划、人员分工等准备工作，同时也要保证试验药物准备、物资耗材发放、筛选与入组、随访、文件记录等实施环节顺利进行。项目的组织管理过程中可能会遇到诸多问题，也比较考验组织管理者发现问题、分析问题和解决问题的综合能力。本章将结合实际案例讨论各项工作如何开展和实施，同时根据日常科研工作中积累的临床试验实践经验，提出可能面临的问题及风险，探讨解决问题的思路。

第一节 项目准备

一、预算制定

研究者发起的临床试验（IIT）包含由制药企业资助的横向课题，以及由国家课题基金支持的纵向课题，在获得资助之前，均需提供合理的项目预算进行论证。不论课题性质是"横向"还是"纵向"，要以临床试验方案为依据，结合实施流程需要，在能够保证课题顺利完成的前提下，合理制定预算。

通常横向课题的项目负责人具有较大的经费使用权限，可以根据实施需要自行调配，而纵向课题则需要根据资助经费来源的不同，执行不同的管理规定。近年来，针对项目经费管理刚性偏大、经费拨付机制不完善、间接费用比例偏低、经费报销难等问题，许多纵向课题在执行管理规定上逐渐将经费的使用和调配权限交由项目负责单位及项目负责人。2021年发布的《国务院办公厅关于改革完善中央财政科研经费管理的若干意见》中提到了扩大科研项目经费管理自主权、简化预算编制、下放预算调剂权、扩大经费包干制实施范围等内容。与此同时发布的《国家重点研发计划资金管理办法》中提到了重点研发计划资金管理和使用遵循"政府部门不再直接管理具体项目，充分赋予项目牵头单位、课题承担单位和课题参与单位科研项目资金管理使用自主权"的原则，允许项目负责人根据科研活动实际需要自主安排和调整科目的经费支出。

无论是横向课题还是纵向课题，制定预算时均需要从实际出发，保证经费预算制定的合理性和可行性。本节以 CHANCE-2 研究为例,介绍如何制定临床试验预算及其注意事项。制定研究预算时,应主要从研究方案、研究组织、研究支撑三个方面进行考量。

(1)研究方案:样本量、随访次数、随访方式、检查项目、用药方案、结局指标收集方式和频次、生物样本采集与分析指标等。

(2)研究组织:项目持续周期、分中心数量、参与人员数量及工作内容(项目管理、数据管理、统计分析、临床监查、临床协调等)、差旅餐补、会议、立项及伦理评审费、科研合作费等。

(3)研究支撑:文件资料印刷、快递物流、试剂耗材、冷链运输、受试者保险、试验药物保存柜、EDC 系统、交互式网络应答系统(interactive web response system,IWRS)、需要特殊采购的检查仪器设备等。

结合 CHANCE-2 研究设计和流程,以及制定预算应考虑的主要内容,如制定入组受试者颅脑磁共振检查预算,则可根据"样本量 × 每例颅脑磁共振检查费"进行测算。在制定此项预算时,还要考虑该研究为全国多中心研究,各地医院检查收费标准不一,制定预算时应尽量采用预调查得到的平均费用。涉及多次随访的检查项目,如筛选期、入组当日、出院当日进行的实验室检查,需根据流程图注释中的具体检查项目,测算出每例受试者每次的检查费用,利用"样本量 × 随访次数 × 每例受试者每次检查平均费用"进行计算。同时,也要注意一些研究由于设计要求会产生额外费用,如 CHANCE-2 研究需筛选携带 *CYP2C19* 功能缺失等位基因的受试者,按照 58.8% 的功能缺失等位基因携带率,若要入组 6 412 例受试者,共需要筛选约 10 905 例受试者,所以制定预算时应根据"预计筛选受试者例数 × 每例基因检测费用"对该项费用进行测算。此外,快速基因检测需要专门的仪器设备,预计 200 家中心,每家中心配备一台仪器,相应费用也应计算在内,该设备需安排专业人员现场安装调试和培训,相关差旅费用、培训费用等也应考虑在预算中。

总之,制定预算应尽可能包含全部关键项目的支出,同时在合理范围内预留足够预算,以应对可能出现的突发情况。遇试验方案修订、实施计划变更等,则应重新评估是否需要修订相应预算。预算一旦确定,应严格按照预算执行开支,制定项目内部的考评机制和标准,项目组应完善项目财务流程,制定合理的申请和审批制度,明确审批人,定期向项目负责人汇报项目支出和使用情况,评估未来工作需要的支出。建议将预算支出与临床试验项目入组进度挂钩,避免尚未完成项目进度但预算已超支的情况发生。

二、进度计划制订

IIT 由于项目实施过程中工作内容和分工、完成时间节点不明确,没有对计划执行情况的监督,对可能遇到的风险和不确定性预估不足,可能导致项目出现延期甚至暂停,这不仅对项目本身和成果产出造成严重影响,也是对项目预算经费的重大考验。下文以临床试验项目入组进度管理为例,介绍项目管理过程中应关注的关键内容,以及如何通过多方面的数据支持,监督计划的执行情况。

临床试验的进度管理,应在充分保障受试者的安全和权益基础上,从重要工作责任人和完成时间节点、每月入组目标数、激励措施等方面考虑制订计划,并定期对计划执行情况进行评估，找出计划延期的原因，提出改进对策。可依据以下提示制订计划，以保障试验进度。

（一）确定重要工作内容、责任人及时间节点

临床试验方案撰写、病例报告表制定、伦理材料递交和审查、人类遗传资源审批、国家医学研究登记备案信息系统备案、科研合作协议审核签署、临床试验注册、分中心招募、物资采购等工作需多名工作人员协同完成，各项工作或顺序衔接，或同时进行，或交叉进行。往往这些工作人员又属于不同的部门，一项工作出现延期，则影响下一项或多项工作的进行。虽然看似每一项工作延期的时间不长，但多项工作、多个部门出现此类问题，项目整体进度的延期往往超出想象。所以有必要利用甘特图等工具明确各项工作内容及责任人，设置完成时间节点，并跟踪工作任务完成情况。图10-1是项目管理准备期制订的工作计划甘特图示例。

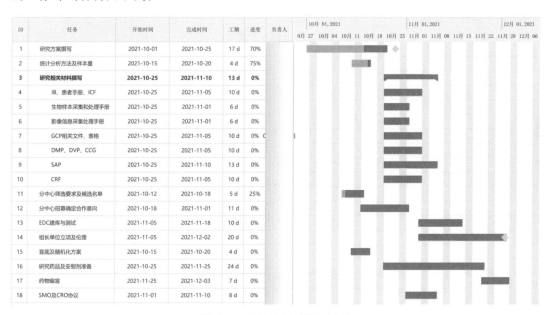

图10-1　工作计划甘特图示例

（二）制定入组进度目标

临床试验总样本量确定后，根据试验方案纳排标准的严格程度、随访次数要求、检查项目复杂程度、主要结局指标收集方式等评估实施难度。入组进度的快慢除受到实施流程复杂程度影响外，还可能受到研究分中心数量、研究者经验、研究者对方案的认可度、开展研究的医疗机构级别、项目资源投入、疾病发生的季节或地理分布、研究前期基础或影响力、各部门的沟通运行效率、相关政策等方面的影响。在充分考虑以上各因素后，应确定以下临床试验项目进行中的重要节点，即里程碑事件时间节点，如首家中心启动、首例入组（first patient in，FPI）、50%分中心启动、50%受试者入组、90%分中心启动、90%受试者入组、末例入组（last patient in，LPI）、末例完成随访（last patient last visit，

LPLV）、盲态审核会议、数据库锁库、统计分析报告、临床试验总结报告、文章撰写与发表等时间节点。表10-1是临床试验项目管理里程碑事件计划表示例。

表 10-1　里程碑事件计划表示例

阶段	里程碑示例	计划完成时间
启动阶段	方案定稿	2021 年 11 月 8 日
	组长单位伦理批件	2021 年 12 月 10 日
	遗传办获批	2022 年 1 月 20 日
	组长单位启动/首家启动	2022 年 1 月 15 日
执行与控制阶段	首例入组	2022 年 1 月 20 日
	50% 启动	2022 年 4 月 30 日
	90% 启动	2022 年 5 月 31 日
	50% 入组	2022 年 9 月 30 日
	末例入组	2023 年 2 月 28 日
	末例完成随访	2023 年 5 月 30 日
总结阶段	数据库锁库（DBL）	2023 年 7 月 31 日
	统计分析报告（SAR）	2023 年 8 月 15 日
	文章启动撰写	2023 年 8 月 15 日
	临床研究总结报告（CSR）	2023 年 9 月 30 日
	文章撰写完成/申报	2023 年 9 月 30 日
总体时间		22 个月

（三）制定激励措施

临床试验的实施，需要充分调动参与人员的积极性，从而保障各项工作按照进度计划完成，达成最初制定的目标。在项目开始实施前，应针对重点关注的目标，制定相应的激励措施。激励措施应适度合理，可将某项工作目标进一步分解，与绩效考评挂钩，不仅要设置最低标准，也要对超出任务目标完成者给予额外的奖励，保证执行团队高效运转。

（四）计划执行的监督控制

在临床试验项目管理中，可定期组织召开项目会议，了解各环节进展及存在的问题，探讨解决方案，跟进任务完成情况。绘制甘特图是了解各项工作内容进展的方法之一，此外准备一个记录所有中心基本信息和重要工作及进展的表格，定期汇总查看工作完成情况，也是把控项目准备工作进度的重要措施。

对入组进度的监督，可通过同期比较、环比分析、绘制总的或按中心分层的入组数趋势图，计算开始至达标时间等，获得支持数据，发现可能存在的风险。如统计项目整体月入组例数及趋势、各研究中心启动至首例入组时间、平均月入组例数及趋势、入组时间分布散点图等考察项目进展是否符合实际和预期。表10-2、图10-2和图10-3是临床试验项目监督进度过程中生成的图表示例。

表10-2 研究各中心单月新增入组数趋势示例

分中心号	医院名称	项目负责人	入组数（例）												趋势	入组总数（例）
			11月	12月	1月	2月	3月	4月	5月	6月	7月	8月	9月	10月		
008	河南省济源市中医院	YHQ	10	16	6	9	7	13	17	18	12	15	16	18		157
128	盘锦市中心医院	ZYH	13	6	9	12	18	11	11	13	16	13	19	13		154
118	葫芦岛市第一人民医院	FYF	14	10	9	6	8	7	20	12	19	12	16	10		143
157	华北理工大学附属医院	LB	2	7	16	7	11	10	10	17	17	5	8	7		117
060	淮南市第一人民医院	ZM	2	10	11	11	8	10	11	12	10	8	9	1		103
046	贵航贵阳医院	LQ	5	8	6	6	5	10	11	10	8	11	8	3		91

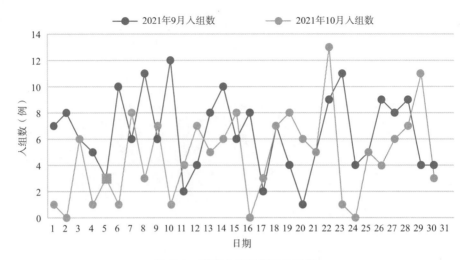

图10-2 研究入组进度对比示例

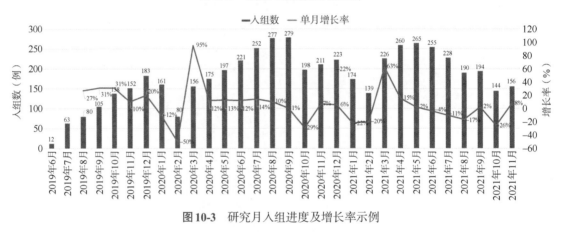

图10-3 研究月入组进度及增长率示例

三、实施参与人员角色分工

临床试验的计划、组织与实施，需要多个部门协同配合，各工作流程紧密衔接，明确参与临床试验的各方人员及分工是项目顺利实施、高效运转的重要基础。制药企业发起的临床试验（industry sponsored trial，IST），通常需要申办者、CRO、SMO、研究机构等公司或科研单位共同参与，他们在临床试验过程中，分别承担研究资料（如临床试验方案初稿、研究者手册等）制定、项目组织管理、质量控制（稽查和监查等）、现场研究工作协调、筛选入组与随访等工作。

IIT与IST比较，由于研究开展的目的不同，研究经费投入有限，致使IIT在管理和组织模式上与IST有较大差异，如IST申办者通常是制药企业，但IIT中，制药企业往往只在其中承担赞助研究经费的角色，主要研究者（PI）所在的临床试验机构则是申办者的角色，负责临床试验组织开展和质量控制。当前阶段，IIT既有在科研部门进行管理，也有在药物临床试验机构进行管理，不同的管理部门对研究的要求不尽相同，但无论临床试验参与方多少，管理要求如何，从工作内容需要出发，配备的角色和工作内容分工大同小异，本节以在学术研究组织（academic research organization，ARO）开展的神经系统领域全国多中心IIT为例，探讨参与临床试验的角色及其分工。

（1）学术经理（AM）：主要负责根据PI提出的研究假设撰写研究方案初稿；组织学术委员会专家会议讨论并修改研究方案；撰写/审核知情同意书、病例报告表、研究者手册等资料；伦理审查会议汇报；临床试验注册；审核生物样本和影像手册；参与医学监查组织、研究结局事件判读等工作。

（2）项目经理（PM）：主要负责项目组织管理、协调沟通、财务管理；审核试验方案、病例报告表、知情同意书等资料。在项目组织过程中，PM需要组织成员配合开展伦理审查、人类遗传资源审批（如需要）、国家医学研究登记备案信息系统备案、分中心招募、分中心SSU（study start-up）工作（如立项、伦理、启动等）；同时PM也承担质量控制、各部门沟通协调等工作。

（3）临床研究监查员（clinical research associate，CRA）：主要负责监督临床试验的进展，并保证临床试验按照试验方案、标准操作规程和相关法律法规要求实施、记录和报告。在IIT中，CRA还需要承担与研究管理相关的工作。目前开展的大规模多中心IIT，对CRA的综合素质提出了更高的要求，如CRA需承担项目相关文件资料准备、分中心招募、立项、伦理、协议签署、启动培训、数据监查、进度管理、协调CRC和研究者的现场工作等。

（4）数据管理员（data manager，DM）：主要负责撰写/审核研究方案中数据管理部分；撰写/审核病例报告表；与项目组配合制订数据核查计划（DVP）；参与电子数据采集（EDC）建库与测试；制订数据管理计划（DMP）；编写程序，定期出具数据质疑表，并通过系统自动发送质疑；定期更新数据库，配合项目组导出数据相关报表等工作。

（5）统计师：一般负责撰写/审核研究方案中统计部分；撰写/审核病例报告表；制定随机化方案，参与编盲；定期对数据进行描述分析，包括数据的完整性与合理性，负责试验中的统计分析计划和试验结束后统计分析报告的撰写等工作。

（6）临床研究协调员（CRC）：主要负责协助研究者开展临床试验，如立项及伦理资料递交、协助组织现场启动会议、收集研究资料、协助受试者筛选与随访、数据录入、协助核实质疑等工作。一般IIT受到经费限制，可能无法做到给各研究中心配备CRC。某些IIT中，以上工作大多由临床研究者承担，由于临床研究者日常临床工作繁忙，配备CRC可有效保障项目入组进度及数据质量。

（7）临床研究者（CI）：指实施临床试验并对临床试验质量及受试者权益和安全负责的试验现场的负责人。CI需在开展临床试验前获得相应的资质并经过培训，在《赫尔辛基宣言》的伦理原则下，实施知情同意；在临床试验约定的期限内有义务按照试验方案筛选入组足够数量受试者；承担所有与临床试验有关的医学决策责任，保证受试者得到妥善的医疗处理；按照要求收集和上报不良事件及严重不良事件；保证试验用药的适当保存和正确使用；对临床试验过程中产生的数据和相关资料真实准确地记录和保存；配合CRA的现场监查工作等。

临床试验组织管理中，角色的分工也不是一成不变的，不同阶段有不同的工作重点，项目管理者可根据项目进展情况对角色分工进行调整，目的是保证各部门密切配合、项目顺利进行。参与临床试验的主要角色分工及工作流程如图10-4所示。

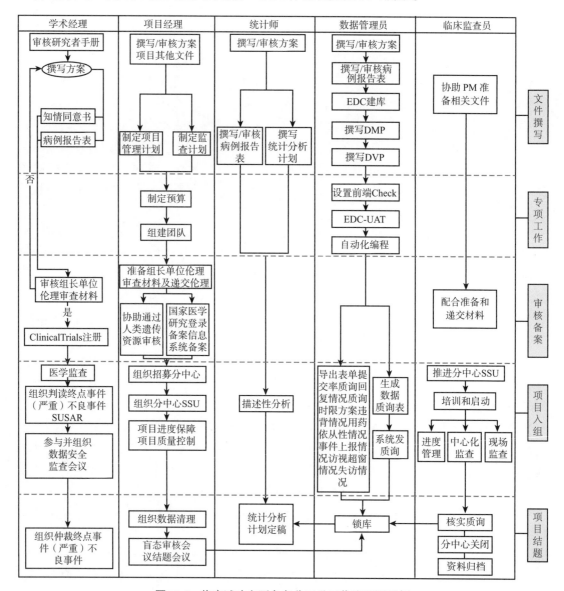

图10-4 临床试验主要角色分工及工作流程图示例

第二节 项目实施

一、临床试验启动准备

（一）试验药物

试验药物是指在临床试验中被研究测试或被用作参照物的一种含有活性成分的药物或安慰剂，包括试验药物、阳性对照药物或安慰剂。试验药物准备是临床试验执行阶段的重要环节。项目执行团队需根据研究方案及随机化方案的要求，按照计划准备试验用药。

在准备试验药物前，建议参考研究者手册和药品说明书，了解该试验药物的药理特性、储存条件及药物的有效性和安全性等信息。在着手准备试验用药前，还需对研究方案中规定的试验分组方法、随机化方法、用药方案有充分的了解。同时执行团队还需与药物生产厂家对接，确定试验药物的准备周期，便于提前启动准备过程，保证按照计划完成试验药物的生产、包装和运输。

下面以CHANCE-2研究为例讨论试验药物准备过程。首先需了解研究方案中的分组及随机化方法、用药方案。通过CHANCE-2研究设计图（见图1-2）可知，两组受试者除均服用阿司匹林外，联合使用的药物不同，分别是氯吡格雷和替格瑞洛，两种药物在包装和外观上存在差异，想要达到双盲效果，需采用"双盲双模拟"的方法，即"替格瑞洛+阿司匹林"组联合服用氯吡格雷安慰剂，"氯吡格雷+阿司匹林"组联合服用替格瑞洛安慰剂。安慰剂在规格、剂型、颜色、气味等其他特征上应与活性药物保持一致。采用双盲双模拟方法后，入组受试者需服用三种药物：阿司匹林、替格瑞洛、氯吡格雷，可保证不同组受试者服用的试验药物数量和外观均一致，达到保持盲态的目的。

根据CHANCE-2研究服药方案，受试者服药以21天为界分为两个阶段，考虑到受试者依从性，如果将所有药物包装在同一个包装盒内，可能21天后受试者仍在继续服用之前未服用完的阿司匹林，故考虑将药物分为两盒，21天随访时回收上一阶段用药，然后再发放下一阶段用药。

了解试验药物的种类与包装方案后，在试验药物标签和包装盒的设计过程中，还需要注意以下事项：

（1）试验药物标签设计：试验药物标签应与该产品的上市标签有明显区别，且应包含研究名称、方案编号、药物名称、生产厂家、生产批号、有效期、药物编号、包装规格、用法用量、储存条件等信息，同时还应在显著位置特别标注"仅供临床试验使用"字样。在设计时应注意区分标签尺寸，小号标签贴于药板/药瓶，中号标签贴于最小规格包装盒，大号标签贴于大包装盒。每一级的标签上均应至少包含药物编号、药物名称、产品批号及有效期、生产厂家、"仅供临床试验使用"等重要信息。通常为了保证盲法，需将试验药名称与安慰剂或其他对照药名称均写在标签上，用"/"间隔开。若试验药与安慰剂或对照药的生产批号、有效期不一致，则生产批号均应写在标签上，有效期只写最近的日期，如图10-5所示。

（2）试验药物包装方案：试验药物包装方案需考虑最小包装规格、最大包装规格、大盒中小药盒的摆放方式、标签粘贴位置及数量等因素。CHANCE-2研究药物包装以21天为界，每位受试者的用药分为两个小药盒，装于一个大药盒中，分两次发放给受试者。每例受试者包装盒里存放的研究药物数量，还应考虑意外损耗等情况，一般应在研究方案要求的基础上适当增加药物数量。

（3）试验药物标签粘贴：药物标签粘贴的位置应便于研究者查看，且不会轻易脱落，为防止标签脱落导致无法识别药物编号的情况发生，可适当增加粘贴标签的数量，但这也大大增加了试验药物包装的工作量，需要项目组织者权衡各因素后综合决定。

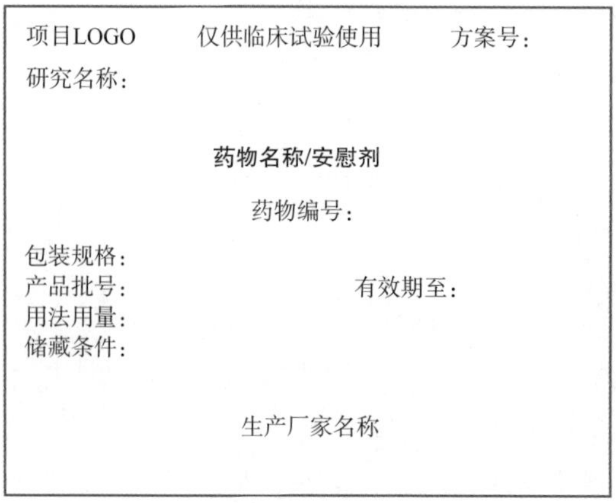

```
┌─────────────────────────────────────────────┐
│  项目LOGO      仅供临床试验使用      方案号：     │
│  研究名称：                                     │
│                                               │
│              药物名称/安慰剂                     │
│                                               │
│              药物编号：                          │
│                                               │
│  包装规格：                                      │
│  产品批号：              有效期至：               │
│  用法用量：                                      │
│  储藏条件：                                      │
│                                               │
│              生产厂家名称                        │
│                                               │
└─────────────────────────────────────────────┘
```

图10-5　临床试验药物标签设计图示例

（4）试验药物包装盒摆放：试验药物包装应尽量减小体积，若试验药物需保存在阴凉柜中，还要根据阴凉柜容量等因素确定包装盒尺寸和形状。拆开大包装盒后，小药盒在大药盒中的摆放应使研究者能够清晰识别小盒的标签，并易于拿取。包装盒应明显区别于市面销售的同款药物包装盒，研究用药包装规格可根据研究用药方案确定。此外，由于研究药物可能需要长途冷链运输至分中心，需要选择坚固、不易损坏的包装盒材质并采用专用封口贴封口。

（5）试验药物包装：试验药物包装是试验药物准备的关键环节，由于试验药物的包装设计，包装盒内存放药物的数量、包装尺寸等均可能与市售药物不同，且不同的用药方案和随机化方案对试验药物包装的要求也相差较大，故一般不能通过原有的制药车间流水线生产包装试验药物，而需要人工操作。试验药物包装时，为避免盲底泄漏，破坏随机化，通常由独立的统计师监督完成。试验药物包装的流程大致分为试验药物标签和包装设计及生产、试验药物生产留用、安慰剂/对照药准备、包装人员及地点确认、现场包装试验药物、清点核对记录、试验药物的储存和运输。在上述流程中，现场包装试验药物尤其关键，一般需要注意以下事项：

1）试验药物与安慰剂/对照药物需分别包装，不可在同一场地同时包装。

2）核对入场药物的类别（试验药、安慰剂/对照药）是否与药物编号组别一致。

3）包装完一组试验药物后，需要清场，确保剩余试验药物、剩余药物标签和包装等未遗留现场，以免混入下一组的包装。

4）试验药物包装现场人员需分工明确，包装盒内的试验药物摆放、标签粘贴完成后，均需专人核对，确认无误并记录后，再用专门的封口贴封口。

5）试验药物现场包装工作开始前，应针对本项目试验药物包装要求制定专门的SOP，明确人员分工及现场流程。

目前有研究将药物编号与随机编号分开，采用中央随机化方式完成随机过程和试验药物发放；也有研究将药物编号等同于随机编号贴于试验药物包装盒上，受试者入组时，不使用中央随机系统，按照编号顺序使用试验药物，即完成了随机化过程。以上两种方法各有优势，不同的方法对应着不同的试验药物包装要求，应根据临床试验项目特点和实际情况决定。

向研究者或研究机构提供试验药物是申办方的责任，申办方要建立试验药物接收、保存、使用、回收、销毁的管理制度。研究者从申办方处接收药物时，应对药物进行清点、检查并做好记录，特别应注意药物数量、标签完整性、有效期限、保存条件等。研究者或研究机构应按照申办方所提供的且符合现行法规的要求保存试验药物。试验药物只能应用于受试者，按照研究方案严格执行，并对受试者的使用情况做好记录。受试者用药结束后，剩余药物或空包装应按照事先规定好的方式统一回收处理。

（二）试验物资

临床试验所需物资最迟应在首家中心启动前准备完成，组织者应根据临床试验方案中的样本量、研究流程确定需要准备物资的种类及数量。通常一项临床试验需要准备的物资主要有：印刷装订好的研究方案、病例报告表等重要文件；研究相关的重要表格，如严重不良事件报告表等；研究者文件夹中要求的文件，如培训记录表、授权分工表等；研究过程中重要数据的记录表格，通常该数据在临床病历中的记录不能满足项目的要求，需要制作专门的表格印刷后发放给研究者使用；用于采集数据的便携设备；用于采集和处理生物样本的试剂耗材；用于存储影像数据的移动存储电子设备或光盘；招募海报；便于携带查看的简易纳排和研究流程卡片等。

在准备试验物资时需注意，项目组应根据分中心伦理委员会批准的版本，为其提供相应的文件；如遇研究文件版本更新，应及时给分中心发放最新版本资料，并回收或直接销毁未使用的旧版资料。

临床试验组织过程中，应建立完善的物资申请和发放流程，避免出现因物资不足影响受试者入组的情况。分中心研究者接收物资后应及时清点核对研究物资，并向项目组物资管理员反馈。建议使用物资管理系统申请、发放、追踪和回收试验物资。

二、受试者筛选与随机入组

已经通过立项、伦理审批，签署了科研合作协议的中心，待试验药物、物资接收、人员经过培训后，即可开始筛选和入组受试者。研究中心首例受试者入组十分重要，若首例入组过程不顺利，质量不符合要求，将影响研究者的积极性和信心，进一步增加研究开展难度。

临床试验方案是研究者需要参考的核心文件，在受试者筛选工作开始之前，认真研读研究方案，梳理研究流程，识别关键信息是项目组织者和研究者必须做的工作之一。本部分将根据临床试验方案，梳理试验流程，以期帮助临床研究者顺利开展受试者筛选和入组工作，推动临床试验进度及提升质量，减少方案违背情况的发生。

临床试验执行者需仔细研读方案中的研究目的、纳排标准，在受试者充分知情并获得同意后，进行分组及治疗，按照研究流程随访。

1. 研究目的　开展一项临床试验前，需首先明确研究目的，因为研究设计与研究内容均是围绕研究目的展开的，掌握主要及次要研究目的，才不至于在操作过程中偏离正确的方向，才能够分清主次，将精力更多地放在研究核心指标上。一项临床试验，如果与主要研究目的相关的核心指标完整性、真实性出现问题,那么即使其他数据的质量再高,也难以称之为一项成功的研究,所以临床研究者在执行阶段应始终围绕主要和次要研究目的,重点收集关键数据。如CHANCE-2研究的主要研究目的是"在发病24小时内的携带$CYP2C19$功能缺失等位基因的非致残性缺血性脑血管事件高危人群受试者中,检验与氯吡格雷联合阿司匹林治疗对比,替格瑞洛联合阿司匹林治疗是否能够降低3个月内卒中复发率",从中可以了解到,收集卒中复发事件是CHANCE-2研究的首要任务。

2. 纳排标准 纳排标准是方案撰写时,经过临床专家反复论证,为达到主要研究目的而严格设定的。设计严密的纳排标准,不仅可保证纳入正确的目标人群,保证受试者的安全,还可使研究更具有可行性。有些纳排标准看似简单,但仔细推敲后,仍有需要注意的内容,如果对纳排标准的研读不仔细,可能纳入错误的受试者,也可能错过符合标准的受试者。如CHANCE-2研究入组标准第3条是"在症状 * 出现的24小时内可以应用研究药物",其中"*"的注释是"症状开始的时间定义为最后看起来正常的时间",在这个研究中,确定症状出现的时间,直接关系到受试者是否能在24小时内应用研究药物。对于醒后卒中,应以受试者入睡时间作为发病时间,如果研究者误以发现受试者出现症状的时间作为发病时间,则可能纳入发病超过24小时的受试者,出现违背入组标准的情况。在这条入组标准中还应注意,CHANCE-2研究只能纳入在24小时内应用研究药物的受试者,即受试者首次服药时间距离发病时间应在24小时内。若研究者理解为随机化时间在24小时内,则可能出现首次服药时间距离发病时间超出24小时的情况。

3. 知情同意 研究者在实施知情同意时,应遵守《赫尔辛基宣言》的伦理原则,知情同意书在撰写时应涵盖GCP中要求的关键内容,项目组可制作统一的招募海报,便于受试者提前了解项目的基本情况。参与IIT的部分研究者,由于临床试验经验不足,项目组还可撰写《知情同意指导手册》,介绍研究背景、研究药物基本情况,为受试者常见问题提供解答,指导研究者规范且充分地使受试者知情。知情同意过程的规范性非常重要,是临床试验组织管理者最关注的方面之一,在《药物临床试验质量管理规范》(2020年)中对知情同意有若干要求,项目组织者和临床研究者可自行学习并执行。

4. 分组及治疗 临床研究者根据方案中的纳排标准对受试者进行筛选,所有筛选的受试者均需签署知情同意书,经筛选符合纳排标准的受试者,将被随机分配到不同的治疗组。以CHANCE-2研究为例,该研究采用区组随机的方法,4盒药物为一个区组,其中包含2盒阿司匹林+氯吡格雷组,2盒阿司匹林+替格瑞洛组,在试验药物包装时,采用药物编号与随机编号相同的方式,符合条件的受试者入组时,按照顺序拿取试验药物,完成随机化过程。研究药物的领取、发放、使用等均应有完整和详细的记录,且研究者需在病历中详细记录知情同意的过程,并在医嘱中开立研究用药医嘱。

知情同意和随机化过程模板大致如下:

根据受试者目前病情,符合临床试验项目"×"的要求,×××医师向受试者/法定代理人讲述了该临床试验相关内容和知情同意书的内容,并解答受试者/法定代理人提出的相关疑问，受试者/法定代理人充分了解了该研究的性质和目的，以及可能存在的风险和受益，经充分考虑后，无异议并自愿同意参加该研究，于×年×月×日×时×分签署知情同意书，一份知情同意书交受试者/法定代理人保存。经完善相关辅助检查，受试者符合入选标准，不符合排除标准，于×年×月×日×时×分入组×研究，药物/随机编号：××××。于×年×月×日×时×分开始使用研究药物。

　　同时研究者还应注意理清入组受试者的时间线，并清晰准确地记录，如图10-6为首次服药前流程图示例。

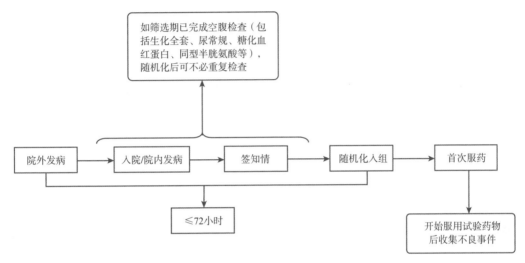

图10-6　首次服药前流程示例

　　在双盲随机临床试验中，盲态保持与正确完成随机化同样重要，除在试验药物准备阶段，制作与试验药物在外观、颜色、气味等方面一致的安慰剂/对照药，或采用双盲双模拟的方法外，在临床试验实施阶段，对揭盲流程的把控同样重要，若采用信封方式保存盲底，应确保揭盲信封由专人保管，并在试验结束后回收。

　　在纳入符合标准的受试者后，按照方案进行治疗，也是研究的关键环节。已入组的受试者，若存在未按照要求用药、用药数量不符合方案要求，试验药物的疗效和安全性评价结果将会受到怀疑。相较于受试者仅在住院期间使用试验药物（如注射制剂），出院后需携带试验药物继续服用的情况，更难以控制用药的依从性，此时需要研究者加强受试者出院前的用药告知，并发放受试者手册，随访时回收并清点剩余药物数量，便于随访时了解受试者在院外期间的服药情况。此外，研究者在判断某项研究用药依从性控制难度时，也要考虑入组受试者的病情严重程度。若根据纳排标准，纳入的受试者病情较重，严重不良事件发生率较高，提前终止服用研究药物的情况可能也更常见，这同样会导致研究的用药依从性降低。

　　5. 研究流程图及注释　研究流程图是指导研究者实施操作的依据，其中包含研究设置的随访时间及随访内容等信息，梳理研究流程图时，研究者也应重点关注流程图的注释内容，此内容可包含更多细节和操作要求。研究者临床工作繁忙，在较长的试验周期内，可能遗忘或错记关键研究信息，为得到真实准确的试验结果，项目组应协助梳理出通俗易懂的随访流程图，并在开展研究前将其提供给研究者使用。图10-7是随机化次日随访流程图示例。

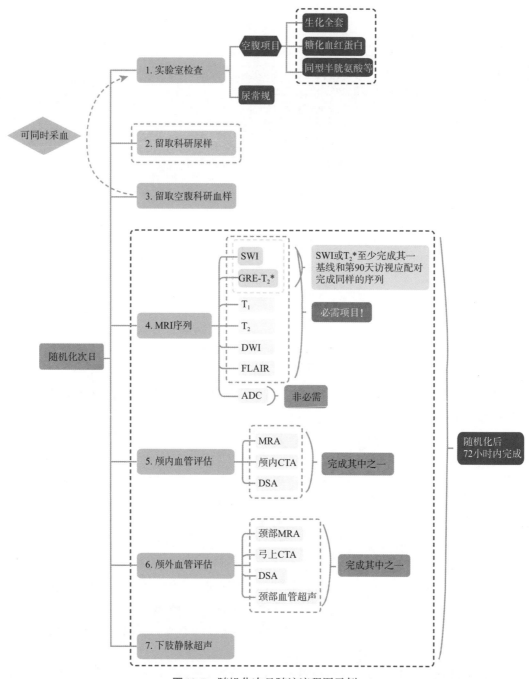

图10-7　随机化次日随访流程图示例

　　流程复杂的临床试验，可能需多个科室配合才能完成，且由于研究中心的情况各异，会给研究流程标准化带来较大挑战。此时项目运行管理团队可协助研究中心梳理出受试者筛选和入组的流程图，从而帮助中心顺利地开展入组工作。图10-8是某临床试验受试者筛选及在院内科室间的流转图，不同色块代表不同的科室或负责人，便于相关科室研究者了解自己在研究流程中所处的环节和分工，以及与自己衔接的部门。

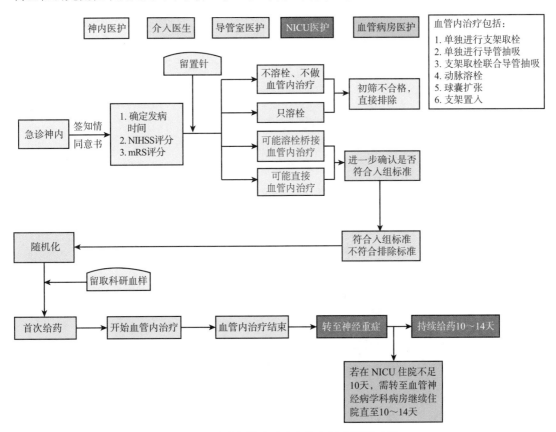

图10-8　受试者筛选及院内科室间流转图示例

三、受试者随访

在临床试验中，根据不同的方案设计及要求，会在受试者入组后的不同时间段设定随访点，随访内容需严格按照方案研究流程图执行。随访形式包括面对面随访、电话随访、视频随访及其他结合现代化网络架构下的随访，定期跟踪并查看受试者日志也是一种随访。

多中心、大样本量的IIT，由于研究现场人员配备不足或受试者依从性差或研究者经验不足等诸多不可控原因，可能出现受试者脱落、退出或失访等情况。以下简要介绍这三种情况及其对策。

1. 脱落　受试者在签署知情同意书并随机化入组后，由于各种原因（包括失访、发生AE/SAE、治疗效果不佳等）不能完成试验规定的研究流程，视为脱落。一般临床试验方案中对研究的脱落率会做出规定，临床试验管理者和研究者应尽量避免受试者脱落，以免影响研究数据质量。

2. 退出　受试者退出分为受试者主动退出和研究者实施退出两种情况。受试者主动退出的原因是受试者可能因为治疗效果不佳、发生不良事件、更改治疗方案、对试验流程产生疑问或无任何理由主动退出。研究者实施退出为受试者在试验中出现符合方案规定的终止标准，如重要器官功能异常、药物过敏反应、依从性差、病情加重或出现SAE需要停止试验药物治疗或需采用其他治疗方法时，研究者让受试者退出试验的情况。

3. 失访　失访是在研究过程中，受试者按照要求进行治疗，但由于各种原因受试者没有按时随访，导致研究者无法得到最终的研究结局。多由于随访时间较长、受试者电话或地址变更、受试者认为药物效果不佳或有副作用或医疗纠纷等原因导致。

图10-9是脱落、退出、失访三者的关系示意图，可以看到脱落的范畴更大，退出和失访均属于脱落中描述的未能完成全部研究流程的情况。

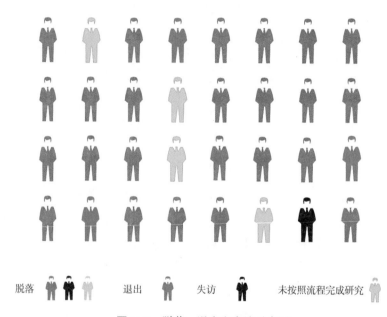

图10-9　脱落、退出和失访示意图

影响随访完成率的因素较多，如研究方案可行性、受试者补助、研究者重视程度、社会自然环境和地理环境等。很多主要研究结局需要通过随访完成，需要进行面对面随访的研究，更需重视随访的完成率，否则可能导致很多重要数据缺失，或由于超窗随访影响数据的准确性。在多种不利因素影响下，如何提高受试者随访率是研究者经常面对的问题，临床试验管理者可通过以下几个方面提高随访完成率：

（1）详细收集联系方式：需详细收集受试者基本信息，如家庭住址、受试者本人联系方式、受试者家属联系方式、备用联系方式等，通过收集多人的联系方式，在长周期的随访中，降低因电话号码变更或手机停机联系不到受试者的风险。

（2）采用多种随访方式：一般研究方案中会对随访方式进行规定，如面对面随访、电话随访或二者相结合的随访方式。无法预约受试者面访，或无法进行电话随访时，在征得受试者同意后，研究者可前往受试者登记的家庭住址进行面访。

（3）提前预约随访：随访一般有时间窗要求，所以需要研究者或CRC根据受试者入组时间做好预约随访计划，在受试者入窗前，与受试者取得联系，确定随访的日期，并定期跟踪受试者的计划是否有变，以免受试者临时取消随访预约，导致超窗。借助信息系统也可自动给研究者发送随访提醒短信，告知本中心入组的某受试者已进入访视期，需联系预约受试者进行随访。

（4）与受试者建立良好的关系：受试者入组后，研究者应尽量与受试者建立良好的合作信任关系，定期解答受试者的疑问，可使受试者更为信任研究者，也更愿意配合完成研究随访。

（5）制订可行的随访计划：方案中对随访计划的规定，如随访频次、检查项目数量、耗时长短、交通补助、检查项目费用报销等，均可能影响受试者的依从性，所以在方案设计阶段，应抓住与主要研究结局相关的重要指标，避免随访的指标过多，既增加研究成本，也影响受试者依从性，影响主要结局指标的收集，得不偿失。

（6）失访受试者的处理：若多次拨打受试者预留的所有联系电话，均无法取得联系，可能的原因有受试者本人或家属拒绝配合继续随访，也可能因随访电话被误认为骚扰电话或受试者工作繁忙拒绝接听，此时可尝试发送手机短信，或尝试一天内不同时间、非工作时间联系受试者。由于失访对研究的影响较大，通过以上途径均无法联系到受试者的情况下，研究者仍需做最后的努力，如在本中心的门诊或住院系统中查询是否有该受试者的再次就诊或住院记录等信息，可为判断受试者的结局提供一定参考。

四、疗效、安全性结局收集

临床试验疗效、安全性结局指标，是试验实施阶段需要收集的最重要的数据，试验数据的完整性和真实性直接关系到临床试验的成败，需要研究者格外关注。主要研究团队应明确研究关键指标，对关键数据的采集及质量严格把控。

以脑血管病领域的研究为例，常见的结局指标包括卒中复发、心肌梗死、死亡等结局事件或严重不良事件，此外还有mRS、NIHSS、MMSE等评分，根据结局指标收集的客观性和主观性，将其分为两类，下文分别对收集过程进行介绍。

（一）结局事件、不良事件、严重不良事件的收集

一部分研究主要是以脑血管病复发为研究结局，如CHANCE-2研究的主要结局指标是3个月内卒中复发率，故研究者及时准确地收集受试者入组后卒中复发事件非常重要。以卒中复发为主要结局的研究，漏报结局事件是最常见的问题，研究管理者及研究者应共同努力，采取多种措施，明确事件的定义、上报要求及流程，以保证事件上报率。一般情

况下主要关注的事件包括结局事件、不良事件（AE）及严重不良事件（SAE）。

1. 结局事件　在研究方案中，应对结局事件的类别和定义做明确的描述，便于研究者识别结局事件并上报，如在CHANCE-2研究中，对缺血性卒中、出血性卒中、短暂性脑缺血发作、梗死后出血转化、心肌梗死、血管原因死亡等结局事件做了详细的定义。

结局事件不是一类独立于AE或SAE的事件，它们之间常有交集，如果某结局事件的发生达到了SAE的标准，它同时也属于SAE。部分研究结局事件单独上报，若达到SAE标准，同时再上报SAE；也有的研究将结局事件上报在AE或SAE中，后期数据清理时再次分类整理，用于统计分析。项目组需要向研究者明确事件上报的要求，以最大程度减少事件错报、漏报的情况。图10-10是项目组整理的研究事件上报要求示例。

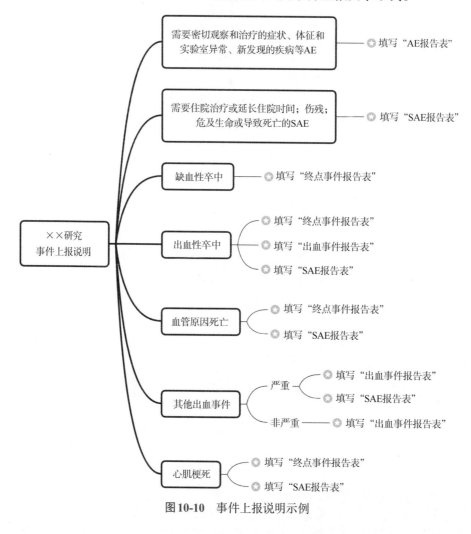

图 10-10　事件上报说明示例

持续时间较长的大样本、多中心临床试验，还需要定期按照研究中心分层，计算每个中心的结局事件发生率，并与既往文献报道或临床实际经验比较，便于评估单个中心的结局事件发生率是否合理，是否存在漏报的情况。项目组同时需通过多种途径协助或提醒研究者尽可能查找漏报的结局事件。

2. 不良事件 指受试者接受试验用药品后出现的所有不良医学事件，可以表现为症状和体征、疾病或者实验室检查异常，但不一定与试验用药品有因果关系。IIT一般采用已经上市销售的药物或器械，相较于IST，前者更关注药物不良反应。药物不良反应指临床试验中发生的任何与试验用药品可能有关、对人体有害或者非期望的反应。试验用药品与AE之间的因果关系至少有一个合理的可能性，即不能排除相关性。

3. 严重不良事件 指受试者接受试验用药品后出现死亡、危及生命、永久或者严重的残疾或者功能丧失、受试者需要住院治疗或者延长住院时间，以及先天性异常或者出生缺陷等不良医学事件。判断受试者出现的事件是否属于SAE的标准比较明确，达到以上其中任何一条标准，则需上报SAE。根据国家药品监督管理局（NMPA）要求，研究者在获知SAE的24小时内应将SAE报告表上报至申办方、伦理委员会及上级管理部门，SAE报告需按照NMPA发布的SAE报告表填写。

研究者应积极收集与SAE相关的临床资料，准确记录，并及时填写SAE报告。根据《临床试验安全性报告工作指引（试行版）》，研究者获知SAE后应立即向申办者书面报告，通常为24小时内，除非在研究方案中另有约定。书面报告时，应保证报告内容完整、准确，以供申办者评估。如单例（份）受试者报告中包含多个SAE事件，需清楚描述每一例SAE的特征（严重程度、起止时间、相关性判断等）。应遵循方案规定，对"药物-事件"的相关性做出科学判断，并提供依据。常见"有关"与"无关"的二元分类，或"肯定有关""可能有关""可能无关""肯定无关"的多元分类。基于保守原则，对无关/可能无关的判定应更谨慎。附表10-1为NMPA版本SAE报告表示例。

在满足事件上报的及时性后，还应满足事件上报的准确性。申办方需要组织独立临床专业团队进行判读，并成立独立临床事件委员会，对结局事件进行最终审核，以保证主要结局事件的准确性。

（二）其他主要疗效结局的收集

除以事件为主要研究结局的临床试验外，还有以研究者的评估为主要结局的临床试验。如主要评估指标是受试者在接受研究药物治疗后3个月的mRS评分情况，这类结局的评估带有研究者的主观性，同一研究者在不同时间的评估结果，或不同研究者之间的评估结果可能存在差异，在双盲临床试验中通过随机化方法可以在一定程度上均衡以上因素对组间比较的影响。在组织实施过程中，为保证研究结局数据的准确性和完整性，应注意以下几个方面：

（1）开展规范化培训：依靠研究者主观评价的临床试验结局指标，应在试验开始前进行充分和规范的培训，以保证在不同的分中心、不同的研究者间，采用项目方案要求的统一评分标准。除分中心启动会培训外，还应在项目执行期间，视情况开展阶段性的培训，达到评分标准和评分流程标准化的目的。

（2）全面收集客观指标：由于一些依靠主观评估的指标可通过其他客观指标反映其状态和程度，故在方案设计时，相关客观指标的收集可给研究者评估主要结局的准确性提供参考依据。

（3）及时核实评估结果：在临床试验实施阶段，应及时对数据进行监查，发现异常的数据，及时质疑，并请研究者核实。某些主观评估的指标，可能随着时间的推移发生变化，若错过最佳的核实时间，当再次评估时，受试者的状态可能较前发生较大的改善或恶化，进而导致评估结果出现偏差。

五、源文件保存

2020年7月开始实施的《药物临床试验质量管理规范》中将源文件定义为：在临床试验中产生的原始记录、文件和数据，如医院病历、医学图像、实验室记录、备忘录、受试者日记或者评估表、发药记录、仪器自动记录的数据、缩微胶片、照相底片、磁介质、X线片、受试者文件，药房、实验室和医技部门保存的临床试验相关的文件和记录，包括核证副本等。源文件包括源数据，可以使用纸质或者电子等形式的载体。

使用EDC系统的临床试验项目，录入EDC的数据可能与原始记录不一致，为避免此情况发生，需要CRA进行原始数据核查（source data verification，SDV）。SDV是将原始资料与记录在受试者纸质CRF或EDC中的资料进行核对的工作程序，其目的是保证EDC数据与原始资料的一致性。IIT项目研究团队，根据试验人员配备和经费投入情况，可考虑采用基于风险的监查策略，中心化监查与现场监查相结合的方式，把控研究关键流程中的关键数据。

国家监管部门尚未颁布具体法规及指导原则明确IIT的原始资料明细，从保护受试者安全角度出发，以提升试验数据质量为目标，结合实际操作的可行性，在卒中临床试验的原始资料明细中摘录重要部分供读者参考。

（1）知情同意资料：已签署的知情同意书、受试者住院原始病历中的知情同意过程记录。

（2）用于核对纳排和研究结局的原始资料：原始病历、化验单、CT/MRI等检查报告和原始影像、与试验相关的评估表如NIHSS评分表和mRS评分表等。

（3）人口统计学资料：病案首页。

（4）疾病病程记录：入院记录、首次病程记录、完整病程记录、出院小结、体温单等。

（5）试验用药/禁忌用药原始资料：试验药物接收储存记录、试验药物发放/配制记录、试验药物使用记录、试验药物回收清点记录、用药医嘱等。

（6）实验室/影像学/病理学/ECG结果：医院报告单及读片中心报告。

（7）生物样本相关记录：生物样本采集和处理记录、冷链运输记录、储存记录等。

（8）研究者文件夹：受试者筛选表、受试者鉴认代码表、培训记录、授权分工表、研究者简历等相关资质类材料。

GCP中对必备文件的定义是"能够单独或者汇集后用于评价临床试验的实施过程和试验数据质量的文件",根据临床试验阶段的不同,需要准备的必备文件也不同,申请药品注册进行药物临床试验时必备文件保存目录参见附表10-2～附表10-4,包括临床试验准备阶段、临床试验进行阶段及临床试验完成后,IIT不全部适用,可供参考。

第三节 结束及关闭中心

临床试验入组达到设计样本量后,筛选和入组工作即可停止,将工作重点转移到受试者随访、数据录入和数据清理等方面,同时应整理从研究准备阶段至结束阶段的全部研究资料,查找遗漏填写或填写不规范的问题,及时与研究者核实修正,在研究全部完成后,向中心伦理委员会等部门递交研究完成总结报告。在IIT项目接近尾声时,项目管理者需要关注以下问题,以保证项目结束阶段工作顺利完成:

(1)研究药物数量:多中心临床试验接近尾声时,通常大部分研究药物已发放至不同的研究中心。此时研究中心入组进度不同,入组进度较快的中心可能面临没有试验药物使用的情况。为了避免这个问题,在研究药物编盲和药物包装时,若不采用中央随机化方法,则应准备充足的试验药物,避免在试验结束阶段出现研究药物积压在部分入组慢的中心而影响整个项目入组进度的情况。项目组需提前进行评估,提前准备或协调试验药物,保证入组任务如期完成。

(2)加强与研究者沟通:项目接近尾声时,部分中心研究者可能会提前停止本中心的筛选和入组工作,在竞争入组项目中,尤其要关注已达到科研合作协议约定最低入组例数的中心。若项目组对此不知情,则会影响结束阶段的入组进度。因此,需要加强与研究者沟通,关注研究中心的筛选和入组工作是否仍在正常有序开展。

在项目完成全部入组任务后,仍需要完成以下工作:

(1)受试者随访:需要按照研究随访计划,继续完成全部受试者的随访。

(2)数据录入:数据录入的及时性直接影响数据清理进度。

(3)质疑核实:数据管理部门会更频繁地出具质疑表,需要研究者核实异常数据。

(4)收集和整理项目文件:此时项目组需整理研究者文件夹及受试者文件夹的相关文件,如授权分工表、培训记录、药物使用记录、相关检查复印件等,如有填写错误,需及时更正。

(5)项目物资回收:研究完成后,发放至研究中心的剩余试验物资需要回收,剩余及已回收的研究药物根据规定程序销毁。

(6)递交伦理跟踪审查和总结报告:按照伦理委员会要求递交跟踪审查报告和总结报告。

(7)药物临床试验机构:按照中心药物临床试验机构SOP要求,进行研究资料归档、结题质控、研究小结盖章、关闭分中心等工作。

附表 10-1　NMPA 版本严重不良事件报告表

新药临床研究批准文号：　　　　　　　　　　　　　　　编号：

报告类型		□ 首次报告　　　□ 随访报告　　　□ 总结报告	报告时间： 年　月　日
医疗机构及专业名称			电话
申报单位名称			电话
试验用药品名称		中文名称： 英文名称：	
药品注册分类及剂型		分类：□ 中药　□ 化学药　□ 治疗用生物制品 　　　　□ 预防用生物制品　□ 其他＿＿＿＿ 注册分类：＿＿＿＿＿＿＿ 剂型：＿＿＿＿＿＿＿	
临床研究分类		□ Ⅰ期　□ Ⅱ期　□ Ⅲ期　□ Ⅳ期 □ 生物等效性试验　□ 临床验证	临床试验适应证：
受试者基本情况	姓名拼音缩写：	出生日期：　　性别：　　身高（cm）：　　体重（kg）： 　　　　　　　□ 男　□ 女	
	合并疾病及治疗：□ 有　□ 无 1. 疾病：＿＿＿＿＿＿＿＿　治疗药物：＿＿＿＿＿＿＿＿ 　用法用量：＿＿＿＿＿＿＿＿ 2. 疾病：＿＿＿＿＿＿＿＿　治疗药物：＿＿＿＿＿＿＿＿ 　用法用量：＿＿＿＿＿＿＿＿ 3. 疾病：＿＿＿＿＿＿＿＿　治疗药物：＿＿＿＿＿＿＿＿ 　用法用量：＿＿＿＿＿＿＿＿		
SAE 的医学术语（诊断）			
SAE 情况		□ 死亡　　　　年＿＿月＿＿日 □ 导致住院　□ 延长住院时间　□ 伤残　□ 功能障碍 □ 导致先天畸形　□ 危及生命　□ 其他	
SAE 发生时间：＿＿＿＿＿年＿＿月＿＿日		研究者获知 SAE 时间：＿＿＿＿＿年＿＿月＿＿日	
对试验用药采取的措施		□ 继续用药　□ 减小剂量　□ 药物暂停后又恢复　□ 停用药物	
SAE 转归		□ 症状消失（后遗症　□ 有　□ 无）□ 症状持续	
SAE 与试验药的关系		□ 肯定有关　□ 可能有关　□ 可能无关　□ 肯定无关　□ 无法判定	
SAE 报道情况		国内：□ 有　□ 无　□ 不详 国外：□ 有　□ 无　□ 不详	
SAE 发生及处理的详细情况：			

报告单位名称：　　　　　报告人职务/职称：　　　　　报告人签名：

附表 10-2 临床试验准备阶段必备文件

	必备文件	目的	研究者/临床试验机构	申办者
1	研究者手册	证明申办者已将与试验药物相关的最新的科研结果和临床试验对人体可能的损害信息提供给了研究者	×	×
2	已签字的临床试验方案（含修订版）、病例报告表样本	证明研究者和申办者同意已签字的临床试验方案（含修订版）、病例报告表样本	×	×
3	提供给受试者的信息（样本）：① 知情同意书（包括所有适用的译文）；② 其他提供给受试者的任何书面资料；③ 受试者的招募广告（若使用）	① 证明知情同意；② 证明受试者获得内容及措辞恰当的书面信息，支持受试者对临床试验有完全知情同意的能力；③ 证明招募受试者的方法是合适的和正当的	×	×
4	临床试验的财务合同	证明研究者和临床试验机构与申办者之间的有关临床试验的财务规定，并签署合同	×	×
5	受试者保险的相关文件（若有）	证明受试者发生与试验相关损害时，可获得补偿	×	×
6	参与临床试验各方之间签署的研究合同（或包括经费合同）：	证明签署合同		
	（1）研究者和临床试验机构与申办者签署的合同；		×	×
	（2）研究者和临床试验机构与合同研究组织签署的合同；		×	×（必要时）
	（3）申办者与合同研究组织签署的合同			×
7	伦理委员会对以下各项内容的书面审查、同意文件，具签名、注明日期：① 试验方案及其修订版；② 知情同意书；③ 其他提供给受试者的任何书面资料；④ 受试者的招募广告（若使用）；⑤ 对受试者的补偿（若有）；⑥ 伦理委员会其他审查，同意的文件（如病例报告表样本）	证明临床试验经过伦理委员会的审查、同意。确认文件的版本号和日期	×	×
8	伦理委员会的人员组成	证明伦理委员会的人员组成符合《药物临床试验质量管理规范》要求	×	×
9	药品监督管理部门对临床试验方案的许可、备案	证明在临床试验开始前，获得了药品监督管理部门的许可、备案	×	×
10	（1）研究者签名的履历和其他资格文件；（2）经授权参与临床试验的医生、护士、药师等研究人员签名的履历和其他资质证明	（1）证明研究者有资质和能力完成该临床试验，能够对受试者进行医疗监管；（2）证明参与研究人员有资质和能力承担该临床试验的相关工作	×	×
11	在试验方案中涉及的医学、实验室、专业技术操作和相关检测的参考值和参考值范围	证明各项检测的参考值和参考值范围及有效期	×	×

续表

必备文件	目的	研究者/临床试验机构	申办者
12　医学、实验室、专业技术操作和相关检测的资质证明（资质认可证书或者资质认证证书或者已建立质量控制体系或者外部质量评价体系或者其他验证体系）	证明完成试验的医学、实验室、专业技术操作和相关检测设施和能力能够满足要求，保证检测结果的可靠性	×（必要时）	×
13　试验用药品的包装盒标签样本	证明试验用药品的标签符合相关规定，向受试者恰当地说明用法		×
14　试验用药品及其他试验相关材料的说明（若未在试验方案或研究者手册中说明）	证明试验用药品和其他试验相关材料均给予妥当储存、包装、分发和处置	×	×
15　试验用药品及其他试验相关材料的运送记录	证明试验用药品及其他试验相关材料的运送日期、批编号和运送方式。可追踪试验用药品批号、运送状况和可进行问责	×	×
16　试验用药品的检验报告	证明试验用药品的成分、纯度和规格		×
17　盲法试验的揭盲程序	证明紧急状况时，如何识别已设盲的试验药物信息，并且不会破坏其他受试者的盲态	×	×（第三方，若适用）
18　总随机表	证明受试人群的随机化方法		×（第三方，若适用）
19　申办者试验前监查报告	证明申办者所考察的临床试验机构适合进行临床试验		×
20　试验启动监查报告	证明所有的研究者及其团队对临床试验的流程进行了评估	×	×

备注："×"为保存项。

附表10-3　临床试验进行阶段必备文件

必备文件	目的	研究者/临床试验机构	申办者
1　更新的研究者手册	证明所获得的相关信息被及时反馈给研究者	×	×
2　对下列内容的任何更改：① 试验方案及其修订版、病例报告表；② 知情同意书；③ 其他提供给受试者的任何书面资料；④ 受试者招募广告（若使用）	证明临床试验期间，生效文件的修订信息	×	×
3　伦理委员会对以下各项内容的书面审查、同意文件，具签名、注明日期：（1）试验方案修改；（2）下列文件修订本——① 知情同意书；② 其他提供给受试者的任何书面资料；③ 受试者招募广告（若使用）；④ 伦理委员会任何其他审查同意的文件；⑤ 对临床试验的跟踪审查（必要时）	证明临床试验修改/修订的文件经过伦理委员会的审查、同意。确认文件的版本号和日期	×	×

续表

	必备文件	目的	研究者/临床试验机构	申办者
4	药品监督管理部门对试验方案修改及其他文件的许可、备案	证明符合药品监督管理部门的要求	×（必要时）	×
5	（1）研究者更新的履历和其他资格文件； （2）经授权参与临床试验的医生、护士、药师等研究人员更新的履历和其他资质证明	（1）证明研究者有资质和能力完成该临床试验，能够对受试者进行医疗监管； （2）证明参与研究人员有资质和能力承担该临床试验的相关工作	× ×	× ×
6	更新的医学、实验室、专业技术操作和相关检测的参考值和参考值范围	证明各项修订的检测的参考值和参考值范围及有效期	×	×
7	更新的医学、实验室、专业技术操作和相关检测的资质证明（资质认可证书或者资质认证证书或者已建立质量控制体系或者外部质量评价体系或者其他验证体系）	证明完成试验的医学、实验室、专业技术操作和相关检测设施和能力能够满足要求，保证检测结果的可靠性	×（必要时）	×
8	试验用药品及其他试验相关材料的运送记录	证明试验用药品及其他试验相关材料的运送日期、批编号和运送方式。可追踪试验用药品批号、运送状况和可进行问责	×	×
9	新批号试验用药品的检验报告	证明试验用药品的成分、纯度和规格		×
10	监查随访报告	证明监查员的随访和监查结果		×
11	现场随访之外的相关通讯、联络记录（往来信件、会议记录、电话记录）	证明有关临床试验的管理、方案违背、试验实施、不良事件报告等方面的共识或者重要问题的讨论	×	×
12	签署的知情同意书	证明每个受试者的知情同意是在参加临床试验前，按照《药物临床试验质量管理规范》和试验方案的要求获得的	×	
13	原始医疗文件	证明临床试验中采集受试者数据的真实性和完整性，包括受试者与试验相关的所有源文件、医疗记录和病史	×	
14	已签署研究者姓名、记录日期和填写完整的病例报告表	证明研究者或者研究团队的人员已确认病例报告表中填写的数值	×（复印件）	×（原件）
15	病例报告表修改记录	证明所有的CRF在首次填写记录后，进行的任何修改记录	×（复印件）	×（原件）
16	研究者向申办者报告的严重不良事件	研究者致申办者严重不良事件的报告及其他相关问题的报告	×	×
17	申办者或者研究者向药品监督管理部门、伦理委员会提交的可疑且非预期严重不良反应及其他安全性资料	申办者或者研究者向药品监督管理部门、伦理委员会提交的可疑且非预期严重不良反应及其他安全性资料	×（必要时）	×
18	申办者向研究者通报的安全性资料	申办者向研究者通报的安全性资料	×	×
19	向伦理委员会和药品监督管理部门提交的阶段性报告	研究者向伦理委员会提交的进展报告；申办者向药品监督管理部门提交的进展报告	×	×（必要时）

	必备文件	目的	研究者/临床试验机构	申办者
20	受试者筛选表	证明进入试验前筛选程序的受试者身份	×	×（必要时）
21	受试者鉴认代码表	研究者和临床试验机构要保存所有入选试验的受试者名单及其对应的鉴认代码表，以备研究者和临床试验机构对受试者的识别	×	
22	受试者入选表	证明临床试验的受试者是按照时间先后顺序依次入组	×	
23	试验用药品在临床试验机构的登记表	证明试验用药品是按照方案使用的	×	×
24	研究者职责分工及签名页	证明所有参加临床试验研究人员被授权的职责和签名样张，包括填写或修正病例报告表人员的签名	×	×
25	体液/组织样本的留存记录（若有）	证明重复分析时，留存样本的存放位置和标识	×	×

备注："×"为保存项。

附表10-4　临床试验完成后必备文件

	必备文件	目的	研究者/临床试验机构	申办者
1	试验用药品在临床试验机构的登记表	证明试验用药品按照试验方案要求使用；证明在临床试验机构所接收的试验用药品的最终计数，包括发放给受试者的计数，从受试者回收的计数，返还给申办者的计数	×	×
2	试验用药品销毁证明	证明未被使用的试验用药品，由申办者销毁，或临床试验机构销毁	×（若在临床试验机构销毁）	×
3	受试者鉴认代码表	记录所有入组受试者信息的编码表，以便后续随访时使用。编码表应保密并存放至约定时间	×	
4	稽查证明（若需要）	证明进行过稽查		×
5	试验结束监查报告	证明临床试验所有的工作已完成，试验结束；临床试验必备文件保存妥当		×
6	试验分组和揭盲证明	将所有发生过的揭盲证明返还给申办者		×
7	研究者向伦理委员会提交的试验完成文件	证明试验的完成	×	
8	临床试验总结报告	证明临床试验的结果和解释	×	×

备注："×"为保存项。

（孟　霞　袁宝石　倪如月）

参 考 文 献

国家药品监督管理局. 2020. 药物临床试验必备文件保存指导原则[R/OL]. [2022-12-06]. https：//www. nmpa. gov. cn/ yaopin/ ypggtg/ ypqtgg/ 20200608094301326.html.

国家药品监督管理局. 2020. 药物临床试验质量管理规范[R/OL]. [2022-12-06]. https：//www.nmpa.gov.cn/ xxgk/fgwj/xzhgfxwj/20200426162401243.html.

许重远，白楠，曹玉，等. 2020. 临床试验安全性报告工作指引（试行版）[J]. 中国临床药理学杂志， 36（21）：3522-3525，3529.

第十一章

质量控制

临床试验质量控制，无论是规范研究流程、遵守相关法规，还是对试验数据的监查和稽查，最终目的都是要确保数据的真实性、准确性和完整性。所以广义上来讲，只要为达到以上目的开展的工作，均应属于临床试验质量控制的范畴。与注册上市的临床试验一致，研究者发起的临床试验（IIT）同样应关注执行的规范性和数据的完整性、真实性。不同之处在于，IIT更倾向于采用基于风险的监查策略，而非对原始数据100%的核查，采用中心化监查和现场监查相结合的方式，同样可以达到保证项目质量的目的，这也更符合IIT的发展现状和趋势。本章将围绕如何保障临床试验数据的真实性、准确性、完整性，从临床试验规范、数据采集与记录、监查与稽查、质量控制过程管理等方面展开讨论。

第一节　法 规 要 求

临床试验需严格遵循《赫尔辛基宣言》伦理原则，并在相关法规要求下开展。IIT是否需要按照制药企业发起的临床试验（IST）法规要求开展一直是关注和讨论的重点，IST有一系列的法规要求和指导原则，对于缺少专业研究团队支撑的IIT来说，实施难度较大，若完全照搬IST的相关法规，则使IIT失去了灵活性，也会因此影响到此类研究的发起和实施，进而使IIT失去应有的活力，达不到其开展的目的。

2021年9月，国家卫生健康委科教司发布《医疗卫生机构开展研究者发起的临床研究管理办法（试行）》（以下简称"管理办法"）明确了IIT项目数据和质量管理的要求，具体包括：

"机构应当建立临床研究源数据的管理体系，实现集中统一存储，保障临床研究数据在收集、记录、修改、处理和保存过程中的真实性、完整性、规范性、保密性，确保数据可查询、可溯源。"

"医疗卫生机构是临床研究实施的责任主体，开展临床研究应当遵守有关法律法规、部门规章及有关规范性文件和技术准则、伦理规范的要求，制定切实有效的临床研究管理实施细则，建立健全保障科学、规范、有序开展临床研究的组织体系、质量体系、利益冲突防范机制和研究对象权益保护机制，加强对临床研究的质量保证和全过程管理。积极支持和组织开展临床研究学术交流和培训。"

管理办法的颁布实施，给开展IIT的临床科研人员提供了明确的准则和实施建议。但与此同时，国内IIT的管理尚未统一，仍有相当数量的IIT归口于药物临床试验机构管理，需参照《药物临床试验质量管理规范》（2020年）等法规要求开展临床试验。

临床试验全流程的质量控制是获得真实可靠试验数据的重要基础，IIT管理团队需在遵守现有法律法规的前提下，制订基于风险的质量控制计划与各环节的标准操作规程（SOP），计划应覆盖从试验设计至实施的全过程，并具有可操作性，以保护受试者的隐私安全及数据质量。

第二节　数据收集与记录

随着电子信息系统的发展，越来越多的临床试验采用电子数据采集（EDC）系统收集和记录临床试验产生的数据。EDC系统能够避免数据转录过程中的誊抄错误，可以更高效地完成数据录入及上传，便于及时由临床研究监查员（CRA）进行中心化监查。数据管理员也可及时掌握数据的填写情况，利用自动化编程，批量发布数据质询。通过轨迹可循的EDC系统实现数据的录入、上传、审核、质询、核实、锁定等一系列工作，大大提高了临床试验数据管理的效率，更能保障试验数据的质量。

作为研究者，需要做好临床试验原始数据的记录和保存，并及时按照源文件数据填写EDC，上传数据供审核。在执行过程中，难免有些原始数据记录错误或录入错误，项目管理及数据管理部门应共同撰写详细的数据核查计划（DVP），并将这些逻辑嵌入EDC系统中。研究者在录入数据过程中，如果出现逻辑错误或者离群值等异常数据，系统会自动弹窗提示，研究者核实并填写原因方能提交。全面的DVP可以预防大部分在录入过程中产生的错误，并能迅速得到核实确认，其本质上相当于将数据质询前置，对于某些不能嵌入EDC系统中的复杂逻辑，或者需要依靠已录入的数据进行的逻辑核查，可由数据管理部门定期导出质询表，批量发送研究者核实确认。

在了解EDC系统的工作逻辑后，研究者最重要的工作是详细、准确、真实地记录临床病历和研究产生的相关数据。在数据记录和修改过程中，需注意以下事项：

1. 数据真实性及可溯源性　研究方案中的关键数据均需做到可溯源。在临床试验中，较多原始数据可以从病案首页和住院病历中获得。对于多中心研究，不同中心书写病历的习惯和要求不同，组织者应视情况整理病历或其他原始表格，由研究者填写并签名和签署日期，作为EDC中原始数据溯源的重要依据。

2. 原始数据修改留痕　按照要求，数据记录需准确、清晰，不得随意涂改，错误之处纠正时需用横线居中画出，并签署修改者姓名（或拼音首字母）及修改时间，不要掩盖已填入的原始数据，不要用橡皮擦、改正液等遮盖被修改的内容。

3. 数据完整性　在数据收集和录入过程中，研究者应按照研究方案和病例报告表要求，尽可能全面准确地收集信息，并准确记录。对于不适用的情况，也不能留空，需要填写"不适用"或"NA"，若不知道，可以填写"UK"等。

4. 其他方面

（1）在数据录入时，应明确数据之间的逻辑关系，如签署知情同意书时间应早于随机化时间，随机化时间应早于首次服药时间等。

（2）识别极端数据，对明显不合理的数据，应重新核对后再录入。

（3）对于数据真实，但超出核查逻辑的数据，应在质询回复中详细说明原因。

第三节 监查与稽查

监查是指监督临床试验的进展，并保证临床试验按照试验方案、标准操作规程和相关法律法规要求实施、记录和报告的行动，其目的在于保证临床试验中受试者的权益，保证试验记录与报告的数据准确、完整，保证试验遵守已同意的方案、《药物临床试验质量管理规范》（2020年）和相关法规。

2013年，美国食品药品管理局（FDA）及欧洲药品管理局（European Medicines Agency，EMA）相继发布了《基于风险的临床试验监查方法指导原则》和《基于风险的临床试验质量管理思考》，基于风险的监查（risk-based monitoring，RBM）讨论了在受试者保护和研究完整性方面，识别关键数据及必要过程，施行风险评估并制订监查计划的重要性，鼓励临床试验研究者采用基于风险的监查方法，根据研究需要调整监查计划，描述了制订监查计划时要考虑的因素，提供了监查方法和技术实例，同时鼓励使用中央电子监查系统（centralized electronic monitoring system，CEMS）作为现场监查的辅助或者替代部分现场监查。

尽管临床试验监管机构认为基于风险的监查有助于研究者识别和描述研究执行过程中问题，但自指导原则发布以来，该方法在随机对照临床试验中的应用并不理想，即使有研究表明基于风险的监查和100%的原始数据核查（SDV）比较，对于临床试验数据质量和结果的影响未见差异，但更多的随机对照临床试验依然采用传统的临床试验现场监查及100%SDV的方法。在此情况下，2019年美国FDA发布了《基于风险的临床试验监查方法-问题与解答指南草案》，主要内容包含了监查方法推荐、监查计划制订、监查结果展示及沟通，通过提供进一步的指导，拓展美国FDA于2013年颁布的《基于风险的临床试验监查方法指导原则》，以便实施基于风险的监查。

然而，如何更好地实施基于风险的监查仍然没有明确的操作路径，且不同研究使用的评估工具和方法存在较大差异。指导原则的非强制性、软件技术的限制、可操作性带来的挑战等原因，阻碍了基于风险监查的广泛应用。即使当前实施基于风险的监查存在一定困难，但这仍然是未来临床试验监查的努力方向，尤其对于研究经费有限、研究工作人员投入不足的IIT，基于风险的监查更具必要性和可操作性。

本节针对组织临床试验监查工作，从监查员职责要求、监查计划、监查报告等方面展开讨论。

一、监查员职责

《药物临床试验质量管理规范》（2020年）对CRA的职责有明确的规定，主要包括：

（1）监查员应熟悉试验用药品，以及试验方案、知情同意书等资料。

（2）监查员应按照要求确保临床试验按照试验方案正确地实施和记录。

（3）监查员应核实临床试验过程中试验用药品在有效期内、保存条件可接受、供应充足；试验用药品按照试验方案规定的剂量只提供给合适的受试者；受试者收到正确使用、处理、储存和归还试验用药品的说明。

（4）监查员核实研究者在临床试验实施中对试验方案的执行情况；确认在试验前所有受试者或者其监护人均签署了知情同意书。

（5）监查员确认入选的受试者合格并汇报入组率及临床试验的进展情况；确认数据的记录与报告正确完整，试验记录和文件实时更新、保存完好；核实研究者提供的所有医学报告、记录和文件都是可溯源的、清晰的、同步记录的、原始的、准确的和完整的、注明日期和试验编号的。

（6）监查员核对病例报告表录入的准确性和完整性，并与源文件比对。

（7）监查员对病例报告表的填写错误、遗漏或者字迹不清楚应通知研究者。

（8）监查员确认不良事件按照相关法律法规、试验方案、伦理委员会、研究者的要求，在规定的期限内进行了报告。

（9）监查员确认研究者是否按照本规范保存了必备文件。

（10）监查员对偏离试验方案、标准操作规程、相关法律法规要求的情况，应及时与研究者沟通，并采取适当措施防止再次发生。

（11）监查员的工作职责要求，根据临床试验特点，侧重点有所不同。对于IIT，在有条件情况下，主要研究者应聘请第三方监查人员进行监查，事前做好相关培训，明确监查的内容、范围、标准，并定期组织稽查，规范监查活动，对监查过程中发现的问题及时整改。

二、监 查 计 划

IIT在开始前，根据相关政策法规的建议和要求，结合国内外临床试验监查现状，鼓励制订基于风险的监查计划。监查计划中应对监查方法、职责、临床试验要求等做详细说明，美国FDA在《基于风险的临床试验监查方法指导原则》中，对基于风险的监查计划应包含的主要内容进行了详细说明，读者可参考相关文件。下文将主要结合既往研究实践经验，讨论在制订基于风险的监查计划过程中的思考和注意事项。

（一）研究总体情况

监查计划中应首先对研究项目做简要介绍，明确研究目的、研究人群、研究内容和研究流程等重要信息。同时，概括说明制订本监查计划的依据、需要通过监查活动达到的目的、采用的监查方法等，便于CRA在执行时能够首先把握项目总体情况和项目监查活动主要要求。

（二）确定关键流程和关键数据

基于风险的监查，首先应根据研究方案要求，确定研究关键流程。所谓关键流程，即临床研究方案中设定的与主要研究内容、主要研究目的相关的流程，以及根据项目特点预判到的，在研究过程中可能发生风险并对研究质量产生重大影响的流程。对关键流程的梳理，需要基于研究方案，同时需要有丰富临床试验执行经验的团队参与。在制订监查计划时，应明确CRA对关键流程的监查频率、监查内容、如何识别和控制风险、提供预防风险发生的保障措施。

在确定关键流程后，关键数据将较容易确定。如CHANCE-2研究中的3个月内不良事件、严重不良事件、出血性卒中、缺血性卒中等事件的发生率，筛选过程中的基因快检失败率等。此外，还有一些与方案违背、随访、数据录入完整性、影像学、生物样本相关的关键数据，也需要在基于风险的监查计划中明确。

表11-1列出了某项临床研究的关键流程及质控关键数据，供读者参考。

表 11-1　研究关键流程及质控关键数据示例

序号	关键流程	质控关键数据
1	主要有效终点收集过程	90天mRS评分完成率
2	次要有效终点收集过程	随机化后第1天、第14天随访的NIHSS评分完成率
3	主要安全终点收集过程	SAE（含死亡）上报率
4	次要安全终点收集过程	症状性颅内出血事件上报率
5	次要安全终点收集过程	症状性卒中的复发事件上报率
6	次要安全终点收集过程	一般不良事件上报率
7	入组过程（违背纳排）	超时间窗入组发生率
8	入组过程（违背纳排）	不符合入组影像学要求发生率
9	入组过程（违背纳排）	桥接治疗未使用rt-PA溶栓发生率
10	入组过程（违背纳排）	发病前mRS分数≥2分发生率
11	入组过程（违背纳排）	血管内治疗前NIHSS不在6～25分发生率
12	治疗过程	首次给药未在血管内治疗前发生率
13	治疗过程	使用药物天数未达到最低要求10天发生率
14	治疗过程	治疗期间禁忌用药使用率
15	项目管理控制过程	失访率，总失访人数应控制在＜5人
16	项目管理控制过程	随访超窗率，3个月随访超窗率应控制在＜5%
17	项目管理控制过程	EDC录入"不详"或"缺失"的数据比例
18	项目管理控制过程	表单填写完成率，受试者出院后1周内完成
19	项目管理控制过程	原始资料收集率，受试者出院后1周内完成
20	项目管理控制过程	表单审核率，受试者数据录入后1周内完成
21	项目管理控制过程	撤回知情，退出研究发生数
22	数据录入过程（完整性）	基线信息（人口学、既往史、个人史、体格检查，随机化前用药等）缺失率
23	影像学检查过程	随机化次日平扫CT检查完成率
24	影像学检查过程	基线DICOM格式影像回收率、合格率
25	生物样本采集过程	生物样本采集率、处理合格率、冷链转运情况

（三）监查方法

基于风险的监查一般采用中心化监查及现场监查相结合的方法。现场监查是在临床试验现场进行，通常应在临床试验开始前、实施中和结束后进行。中心化监查是指及时对正在实施的临床试验进行远程评估，以及汇总不同的临床试验机构采集的数据进行远程评估，有助于提高临床试验的监查效果，是对现场监查的补充。

1. 中心化监查 中心化监查除对EDC数据进行完整性、逻辑核查外，还需对已签署的知情同意书扫描件、临床试验操作相关文件记录进行核查，以保证受试者的安全性、权益和临床试验质量。此外，统计师定期对已经录入的数据进行总体的或中心分层的描述性统计分析，观察重要指标的构成比、趋势、离群值等，分析数据的特点和质量，也属于中心化监查的范畴。

中心化监查效果主要依赖于电子信息系统功能完备性、临床研究中心相关原始资料收集的及时性，以及所收集资料的完整性，监查的及时性等。目前各地在陆续出台促进医疗卫生机构开展临床研究高效高质量运行的指导意见，其中多个文件提到应推进临床研究支撑平台建设，加强信息化数字化建设，建立临床研究数据平台与医院信息系统对接，对临床研究进行电子化动态管理，推进电子病历影像共享，建立开放共享的数字化临床研究资源服务平台等措施。中心化监查将随着以上举措的推进和逐步完善，在临床试验监查中发挥更重要的作用。

2. 现场监查 现场监查是指在开展临床试验的过程中，由申办方或其代表在研究中心对试验质量进行实地评估。现场监查能够通过比对原始记录和病例报告表发现数据录入错误及缺失数据，保证研究文件的真实完整性，评估研究中心的人员对研究方案和相关流程的熟悉程度、评估对方案的依从性及完成研究药品清点等。中心化监查时难以核实的内容，应在现场监查时完成。现场监查过程中，可以通过与研究者面对面的交流，获取更多深入且全面的信息，评估研究中心的流程和可能存在的风险，并结合现场情况，及时给出相关建议。对于原始临床信息缺失的数据，可利用现场监查的机会，查阅医院信息系统（hospital information system，HIS）中患者的住院信息，及时准确地录入，对存在问题的数据，现场与研究者核实。

利用现场监查时机，组织研究者培训是一项重要的工作内容。CRA在到达现场前，可系统总结研究中心存在的问题、已经发生的方案违背等情况，在培训时重点向研究者强调方案及项目要求。多中心IIT由于项目经费和人员配备的限制，应努力提高现场监查的效率和效果，结合中心化监查的结果，以及使用制订的现场监查报告模板和检查清单，明确CRA在现场的主要工作内容，避免发生遗漏。监查报告模板请参考本节的"监查活动记录和报告"部分。

（四）监查时间、频率和类型

监查计划中应明确监查活动的节点、频率和类型，如中心随访监查，首例入组后启动的监查，项目中期和结束阶段监查等。一般情况下，研究分中心入组首例或前两例受试者时，应及时进行全面监查，以保证受试者的权益和临床试验操作按照研究方案执行。IIT

基于风险的监查计划中，应对何时开展现场监查做出明确的定义，即当临床研究过程中出现哪些风险，或风险达到什么程度，会触发现场监查过程。

在临床试验监查中，还需数据管理部门和统计部门人员深度参与，除制定DVP外，还应定期对数据进行描述性统计分析，通过对相关指标进行分析，结合触发现场监查的标准，提示CRA开展现场监查。表11-2是某研究的数据质量评分标准，不同研究应根据研究关注的重点，调整相应的标准和权重。

表11-2　数据质量评分标准

内容	标准（%）	得分
EDC填写完成率	≥80	4
	60～80	3
	＜60	2
违反纳排标准率	≤2	6
	2～5	4
	＞5	2
禁忌药使用率	≤5	5
	5～10	4
	＞10	2
随访完成率	≥90	5
	80～90	4
	＜90	3
药物依从性	≥90	5
	80～90	4
	＜80	3
待确认质询数	≤10	5
	10～20	4
	20～30	3
	＞30	2

数据质量评分作为触发现场监查的重要参考，是一项综合性的对分中心数据质量的评估指标。对于某些无法在EDC中体现的数据，还应制定相应的触发标准。根据CRA日常工作收集的数据，决定是否开展现场监查，如知情同意签署问题、数据真实性问题、研究者配合度、院内入组流程问题等，均可作为触发现场监查的重要考虑因素。

三、监查活动记录和报告

监查报告是指CRA根据研究者的SOP规定，在每次进行现场随访或者其他临床试验相关的沟通后，向研究者提交的书面报告（附表11-1）。IIT的监查也可由研究发起机构的团队成员执行，监查报告作为内部质量控制的文件保存。监查报告中应记录包括监查日期和地点、监查员姓名、监查员接触的研究者和其他人员的姓名等信息，以及发现的临床试验问题和描述，如表格记录不规范、违背纳排标准、使用禁忌用药等，同时应在监查报告中对本次监查活动进行汇总，描述研究中心存在问题的严重程度，以及与主要研究者沟通的整改措施。

监查报告记录的内容，应包含研究的关键流程和关键数据，以及针对不同研究特点应重点关注的其他内容。内容简洁、重点突出的监查报告，有利于提高现场监查工作效率，避免遗漏需监查的重要内容。

四、稽　　查

IIT稽查除确保临床试验本身遵循相关法规执行外，同时还能评估临床监查团队的工作执行情况，对CRA的工作规范性和效果进行评价，以便进一步开展针对CRA的培训，使项目能够按照统一的标准和要求执行，保证临床试验的整体质量。稽查计划应对稽查内容、范围、形式、频率等做出规定，相关内容可根据不同临床试验的特点具体设定，最终形成稽查报告，便于申办方了解临床试验执行情况，并对稽查发现的问题进行追踪。

第四节　质量控制过程管理

在IIT的执行阶段，项目管理部门需与数据管理部门密切配合，动态掌握试验数据的完整性、准确性情况。除试验数据本身外，项目管理者还应善于利用管理过程中产生的数据，查找质控工作短板，掌握质控工作进度，利用数据分析的结果支持管理决策，确定工作重点，再通过数据趋势反映管理效果，为后续管理策略和方法的调整提供参考。

在项目质量控制过程中，应力求达到五个"尽快"：尽快收到已入组患者的数据，尽快开始审核，尽快与研究者核实异常数据，尽快组织培训阻断研究中心再次发生同样的问题，尽快将可能的风险提前告知其他研究中心，预防问题的发生。

根据IIT的特点，应重点关注的数据质量指标主要包括表单提交率、表单审核率、质询回复率、方案违背率、用药达标率、事件上报率、随访超窗率、失访率等，根据研究特点不同，可增补其他指标。定期统计以上各项指标，可以反映这段时期的数据质量情况。在查看项目整体情况的同时，如果是多中心研究，还需要查看每家分中心以上各项率的指标情况。在每次统计完成后，将项目数据质量指标、异常数据明细表发送给各分中心CRA，由CRA与研究者对接，进一步核实、培训和解决异常数据。

仅根据一次数据，难以发现项目管理者与研究者的沟通、培训效果，将每一次数据汇总成趋势图，可以反映项目管理者针对某一问题采取的解决方式是否合理有效。

参与人员较多的临床研究，项目管理者也应关注项目执行者的工作效率数据，受试者一旦入组，接下来的各个环节，如数据的采集和录入、数据同步上传、中心化/现场监查（表单审核）、发出质询、核实回复质询等都应高效执行。

质量控制流程见图11-1。

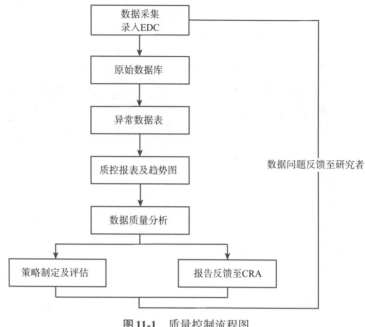

图11-1 质量控制流程图

项目管理部门和数据管理部门在质量控制过程中，会产生相关工作报表，并且随着工作的进展会产生相应的变化，下文介绍既往研究在项目入组过程中产生的质量控制相关报表（非最终数据质量情况）。

一、表 单 提 交

表单提交率反映了试验数据录入情况。项目管理者为保证试验质量，首先需确保研究分中心及时将原始数据录入EDC中，在了解数据录入情况时，需要统计EDC中各随访点及总体表单提交率，并将近期统计的表单提交率绘制成趋势图。项目管理者根据表单提交率及趋势图，了解当前数据录入情况及近期数据录入情况趋势。若表单提交率过低，需及时联系分中心研究者，将已产生的数据录入EDC中。趋势图若呈下降趋势，则表明近期整体数据录入情况未得到改善，需查找工作未见成效的原因，并针对性地采取措施。

表单提交记录表及趋势图示例见表11-3及图11-2。

表11-3 不同随访点表单提交记录表示例

随访点	已提交表单数	应提交表单数	提交率（%）
筛选与随机化	2 205	2 265	97.35
随访1.随机化当日	8 087	8 305	97.38
随访2.随机化24小时±12小时	4 311	4 512	95.55
随访3.随机化后第14天或出院当日	7 344	7 904	92.91

续表

随访点	已提交表单数	应提交表单数	提交率（%）
随访4.随机化后第90天±7天	1 564	1 744	89.68
合计	23 511	24 730	95.07

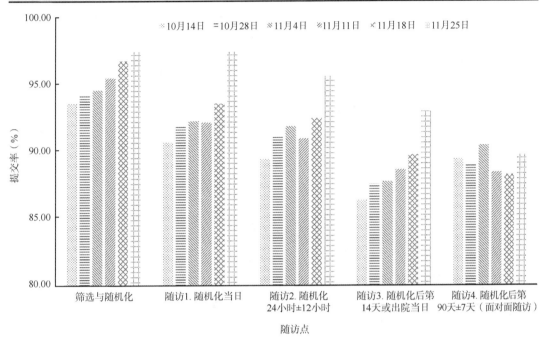

图11-2 不同随访点表单提交率趋势示例

二、表 单 审 核

表单审核率反映了CRA对当前数据库中数据审核的情况，制作报表时，表格内容应包括：EDC中各随访点及总体CRA审核通过率。项目管理者可根据表单审核率了解CRA的工作情况，若表单审核率较低，需向CRA详细了解审核率较低的原因，督促其及时对中心数据进行审核。

表单审核记录表及趋势图示例见表11-4及图11-3。

表11-4 表单审核记录表示例

随访点	已审核表单数	已提交表单数	审核率（%）
筛选与随机化	2 140	2 140	100.00
随访1.随机化当日	7 433	7 603	97.76
随访2.随机化24小时±12小时	3 904	4 117	94.83
随访3.随机化后第14天或出院当日	6 222	6 920	89.91
随访4.随机化后第90天±7天	1 387	1 434	96.72
合计	21 086	22 214	94.92

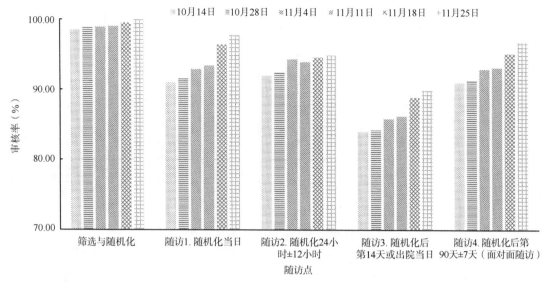

图11-3 不同随访点表单审核率趋势示例

　　除统计整体表单审核率，还可按中心分层，查看单个中心表单审核通过率，并将其与CRA对应，通过不同日期的统计，比较CRA的工作进展情况（表11-5）。

表11-5 CRA分中心表单审核情况示例

中心编号	中心名称	目前入组数	CRA姓名	7月24日待审核表单数	7月31日待审核表单数	工作进展（%）
008	医院名称	120	CH	196	9	↓95
032	医院名称	4	CH	15	1	↓93
050	医院名称	15	CH	62	19	↓69
058	医院名称	16	CH	60	5	↓92
065	医院名称	90	CH	206	1	↓100
067	医院名称	42	CH	156	12	↓92
086	医院名称	13	CH	76	1	↓99
093	医院名称	7	CH	12	1	↓92
094	医院名称	6	CH	43	1	↓98
131	医院名称	36	CH	95	78	↓18
140	医院名称	5	CH	9	1	↓89
044	医院名称	32	ZHY	74	84	↑14
100	医院名称	7	ZHY	7	1	↓86
101	医院名称	9	ZHY	4	1	↓75
115	医院名称	37	ZHY	8	2	↓75
099	医院名称	44	ZQ	6	18	↑200
182	医院名称	3	ZQ	21	27	↑29
037	医院名称	22	ZQ	27	39	↑44
110	医院名称	11	ZQ	91	51	↓44
171	医院名称	15	HX	53	119	↑125
145	医院名称	19	HX	10	1	↓90
...		...	...	...	...	...
合计		949		1 485	749	↓50

三、质询回复

研究者应及时核实质询并修改或回复未修改原因，质询回复情况的表格内容应包括中心名称及其对应的待回复质询数（表11-6），同时将近期待回复质询数汇总后绘制成趋势图进行对比（图11-4），了解质询回复趋势。若待回复质询数呈上升趋势，则表明数据库中积压的质询较多。此时CRA需联系相应中心研究者对积压的质询进行核实，及时回复，避免影响数据准确性。

表11-6 分中心待回复质询统计示例

分中心名称	待回复质询个数
医院名称	20
医院名称	25
医院名称	33
医院名称	5
...	...
合计	244

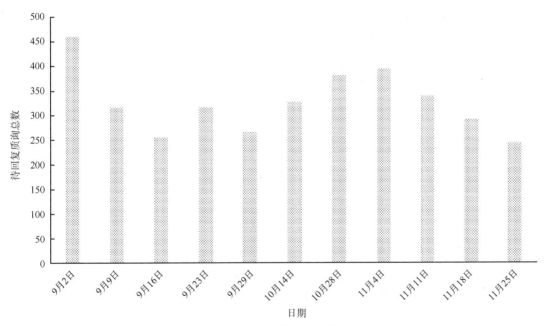

图11-4 中心待回复质询趋势示例

同时，还可根据质询发出时间，对已发出时间较长且仍未核实回复的质询进行统计并查找原因，以免因资料丢失或回忆偏差，导致研究数据不准确（表11-7）。

表11-7 未回复质询时限示例

时期	待回复质询个数
≤28天	200
28～90天	32
≥90天	12
合计	244

四、方案违背

方案违背反映了当前研究方案的依从性情况。以表11-8为例，当前研究共入组752例受试者，根据当前EDC数据填写情况，共3人未完成急诊血糖和电解质检查，则根据已录入的数据计算违背率是0.44%。在计算质量控制指标时，需要明确目标人群，避免将尚未录入数据的人群纳入分析，这样可能导致指标结果被低估。在项目执行过程中，数据可能时好时坏，出现较大幅度的波动，建议遵循宁高估不低估的原则，低估容易使项目管理者产生放松心理，失去对数据问题的警觉性，导致某些数据问题被忽视。

此外，项目管理者还可通过趋势图了解近期方案违背发生率的变化趋势，若某项指标违背呈上升趋势，需对该问题进行专项分析，详细了解产生的原因及其分布的中心，并进行专项培训，避免方案违背情况持续发生（图11-5）。

表11-8 方案违背发生记录表示例

内容	填写例数	已确认例数	发生率（%）	空缺例数	空缺率（%）	合计
ASPECTS评分＜6分	704	9	1.28	48	6.38	752
超时间窗入组	752	1	0.13	0	0.00	752
没有进行血管内治疗	645	5	0.78	107	14.23	752
桥接治疗未使用rt-PA溶栓	739	0	0.00	13	1.73	752
使用药物未达到10天	631	23	3.05	121	16.09	752
首次给药未在血管内治疗前	752	1	0.13	0	0.00	752
未完成急诊凝血象检查	683	1	0.15	69	9.18	752
未完成急诊血糖和电解质检查	**683**	**3**	**0.44**	**69**	**9.18**	**752**
未做90天mRS评分	393	0	0.00	2	0.51	395
未做随机化次日平扫CT	738	4	0.54	14	1.86	752
血管内治疗前NIHSS未在6～25分	704	5	0.71	48	6.38	752
治疗期间使用了禁忌药物	752	15	1.99	0	0.00	752

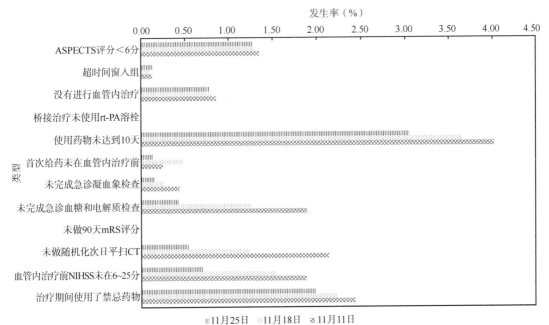

图11-5 方案违背发生率趋势示例

五、用药达标

用药达标率反映了当前研究入组受试者服用研究药物的整体情况。对药物临床试验而言，保证入组受试者使用的研究药物数量达到方案要求，方能对药物与疗效和安全性之间的关系进行充分分析。在项目执行阶段，主要研究团队必须持续关注所有受试者的用药情况。

用药达标记录表及趋势如表11-9及图11-6所示。

表11-9 用药达标记录表示例

用药达标性	达标率	未填写率
用药达标≥80%	570/591（96.4%）	13/604（2.2%）

图11-6 用药达标率趋势图示例

六、事件上报

在脑血管疾病临床研究中，不良事件、严重不良事件、卒中复发事件等经常作为研究的主要终点。由于上述事件的收集难度较大，容易出现漏报的情况，且漏报事件的追查难度非常大，所以定期统计事件的上报情况，并分析事件发生率是否在预期的合理范围非常重要。事件上报情况表格包括事件分类、随访点、事件上报数、事件发生率。事件分类包括不良事件、严重不良事件、研究方案中规定的事件等，若研究在多个随访点收集事件，还需按照随访点分层统计。

事件发生记录表及趋势如表11-10及图11-7所示。

表11-10　事件发生记录表示例

事件分类	随访点人数	事件上报数	事件发生率（%）
随访2. 严重不良事件	736	75	10.2
随访2. 症状性颅内出血	736	43	5.8
随访2. 不良事件	736	149	20.2
随访3. 严重不良事件	694	40	5.8
随访3. 症状性卒中复发	694	6	0.9
随访3. 不良事件	694	165	23.8
随访4. 严重不良事件	395	23	5.8
随访4. 症状性卒中复发	395	3	0.8
随访4. 不良事件	395	11	2.8

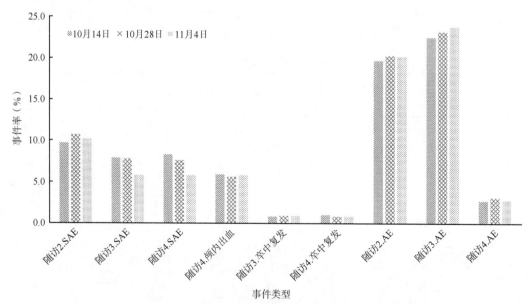

图11-7　事件上报趋势图示例

SAE. 严重不良事件；AE. 不良事件

七、随访时间

项目执行阶段，需严格按照研究时间窗进行随访。以量表评分为终点的临床研究，若评分时间偏离随访时间窗较长，可能会导致评分结果与过往实际情况相差较大，无法反映真实情况。随访超窗率计算的分子为数据库中录入的随访时间与随机化时间相减后，天数不在方案规定时间窗内的受试者人数。随访超窗率受到方案规定的随访方式、地理环境或传染病流行等影响。表11-11及图11-8为在呼吸道传染病流行期间，随访3主要终点需面对面进行的研究超窗情况。

表11-11 随访超窗记录表示例

随访点	超窗率
随访2	14/4 736（0.3%）
随访3	**134/3 909（3.4%）**
随访4	12/2 005（0.6%）

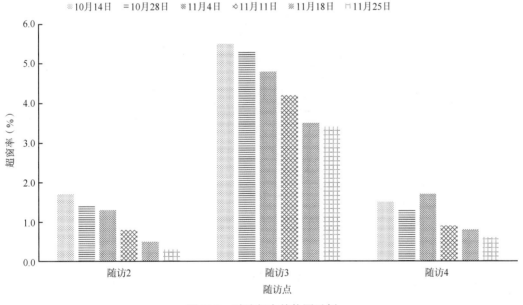

图11-8 随访超窗趋势图示例

八、失 访

受试者失访的定义及影响详见本书第十章的"受试者随访"。项目管理团队需定期关注研究失访情况，将数据库中确认失访的患者列出，以中心为单位，汇总中心失访患者人数，重点关注多次出现失访患者的中心，及时查找原因，避免再次发生。项目管理者应结合研究方案中样本量计算部分的假设，将失访率控制在允许的范围。

附表 11-1 研究监查随访报告示例

一、基本信息	

研究题目：	
主要监查内容：	

中心名称/中心编号：	中心主要研究者：
现场随访次数：	随访日期：
上次随访日期：	监查员：

入组状态：	总入组病例数： 上次随访后新增例数：	备注：
失访例数		
完成3个月随访例数		

二、研究者及受试者文件夹

序号	内容	情况
1	知情同意书数是否与入组患者例数一致，是否完整	□是　□否　□不适用
2	是否有中心伦理批件/确认函原件	□是　□否　□不适用
3	试验人员是否均在授权分工表中授权相应职责	□是　□否　□不适用
4	是否被授权研究者都收集研究者履历表且符合要求	□是　□否　□不适用
5	受试者鉴认代码表中是否包括全部入组的受试者	□是　□否　□不适用
6	研究物资发放交接记录填写是否符合要求	□是　□否　□不适用
7	试验药物发放、回收、销毁记录表填写是否符合要求	□是　□否　□不适用
8	药物配制使用记录表是否如实完整记录	□是　□否　□不适用
9	药物保存温度是否符合要求	□是　□否　□不适用
10	NIHSS评分表是否记录完整	□是　□否　□不适用
11	mRS评分表是否记录完整	□是　□否　□不适用
12	超6小时入组患者iStroke软件评估结果是否完整	□是　□否　□不适用
13	是否使用项目组提供的医嘱模板、病程模板，病历中知情同意过程及随机化过程是否记录完整	□是　□否　□不适用

详细描述（若上方选"否"，详细记录内容）

三、主要有效性、安全性终点收集情况

序号	随机编号	描述
1		
2		
3		
4		
...		

续表

四、违反纳排标准

序号	随机编号	严重程度	描述
1			
2			
3			
4			
…			

五、治疗期间禁忌的合并用药情况

序号	随机编号	药物名称	开始日期	结束日期	使用频次和剂量
1					
2					
3					
4					
…					

六、药物（配置和使用、保存、数量清点、发放回收记录、销毁记录等）

序号	随机编号	问题	整改意见
1			
2			
3			
4			
…			

七、影像及样本采集、保存、上传/转运等

序号	随机编号	问题	整改意见
1			
2			
3			
4			
…			

八、其他SDV问题汇总

序号	随机编号	随访点	问题
1			
2			
3			
4			
…			

九、描述总结

（包括中心进度及质量整体情况评价，存在主要问题，与研究者沟通结果，整改计划、配合度评价等）

（孟　霞　袁宝石　王胤凯）

参 考 文 献

国家卫生健康委员会. 2021. 医疗卫生机构开展研究者发起的临床研究管理办法（试行）[R/OL]. [2022-12-20]. http：// ncrc-dd. org. cn/Sites/Uploaded/ File/2022/11/ 186380440126511801973708411. pdf.

国家药品监督管理局. 2020. 药物临床试验质量管理规范 [R/OL]. [2022-12-20]. https：//www. nmpa. gov. cn/ xxgk/fgwj/xzhgfxwj/20200426162401243. html.

国家药品监督管理局. 2022. 药物临床试验中心化监查统计指导原则（试行）[R/OL]. [2022-12-06]. https：// www. cde. org. cn/main/news/ viewInfoCommon/ 0a0ebbd5d09ec9fe6fcdc6e76d526314.

European Medicines Agency. 2013. Reflection paper on risk-based quality management in clinical trials[R/OL]. [2022-12-02]. https：//www. appliedclinicaltrialsonline. com/view/ema-reflection-paper-risk-based-quality-management-clinical-trials.

U. S. Food and Drug Administration. 2013. A risk-based approach to monitoring of clinical investigations questions and answers guidance for industry DRAFT GUIDANCE[R/OL]. [2022-12-02]. https：//www. fda. gov/regulatory-information/ search-fda-guidance-documents/risk-based-approach-monitoring-clinical-investigations-questions-and-answers.

U. S. Food and Drug Administration. 2013. Guidance for industry. Oversight of clinical investigations —a risk-based approach to monitoring[R/OL]. [2022-12-02]. https：// www. fda. gov/regulatory-information/search-fda-guidance-documents/oversight-clinical-investigations-risk-based-approach-monitoring.

第十二章

生物样本管理

随着分子生物学技术的快速发展，临床研究中对于生物样本的利用需求也呈快速增长趋势。然而，操作规范不统一、质量标准不同、数据格式不一致等问题，成为许多临床研究生物样本资源开发利用的瓶颈。特别是在多中心临床研究项目执行过程中，生物样本的质量管理尤为重要。只有参与研究的各单位遵循并落实统一、规范的生物样本采集，才能保证研究数据的质量水平，更好地应用于后期分析及资源共享。下文将从临床试验过程中生物样本的采集前期准备、方案制定、方案实施、样本使用等阶段，介绍临床试验过程中的生物样本管理相关内容。

第一节　生物样本采集前期准备

临床生物样本指从人体获得或衍生的生物物质。临床研究中常用的生物样本包括血液、尿液、粪便、组织等，以及从其衍生获取的生物物质，如血清、血浆、脱氧核糖核酸（deoxyribonucleic acid，DNA）、核糖核酸（ribonucleic acid，RNA）、蛋白质、菌群、代谢物等，分别可用于基因组学、转录组学、蛋白质组学、微生物组学和代谢组学等研究。

（一）确定采集需求

研究者应根据研究目的选择适合的生物样本，确定包括种类、数量、频次、处理方法、保存条件等采集需求，结合采集需求建立采集、处理、保存及使用方案。

（二）审批

1. 伦理审查　生物样本采集应通过相应的伦理审查，以保障受试者（样本提供者/捐赠者）的合法权益。研究者应在伦理审查时一并提交样本采集方案，伦理审查通过后方可开展样本采集。

2. 知情同意　知情同意书应采用受试者能够理解的简明语言，使受试者了解采集程序的风险、获益和可能的后果。知情同意书还应提供包括对采集样本所需要执行程序的解释等信息，以确保受试者充分知情。

3. 人类遗传资源管理　样本采集计划如符合科技部人类遗传资源管理办法审批范围，研究者应向科技部人类遗传资源管理办公室提交采集审批申请，具体请参照本书第五章，获得批准后方可执行采集。

（三）团队配备

应指定专人负责生物样本的采集、处理、质控及管理，包括资源管理、过程管理、信息管理等。项目开始前对操作人员进行岗位相关质量技术规范的培训考核，考核合格后方可开展采集等相关工作。多中心研究项目的各分中心应尽量配备专职人员承担生物样本相关工作，并经过项目组统一技术培训及考核。如分中心人员发生变更，新任操作人员亦应经过上述培训。

第二节　方案制定

研究者应根据研究方向、目的、样本用途等确定采集计划，包括但不限于以下内容：

1. 采集目的　样本采集应密切结合研究计划，以达到预期研究目的。

2. 采集种类　根据研究目的选择采集的样本种类，如血液样本（可衍生为血清、血浆、血细胞、核酸等）、尿液样本、粪便样本等。

3. 采集数量　根据研究计划确定采集例数，每例受试者每种样本采集的管数，每管样本是否需要分装及各分装管的分装量等。

4. 采集时间点　根据研究计划确定采集生物样本的时间点，通常包括基线、随访，也可选择术前术后、治疗前后、不同时期、不同疾病阶段等时间点。

5. 样本处理　根据研究计划确定样本的处理方案，例如，是否需要离心及离心条件，是否需要分装及分装容量，是否需要进一步提取及提取方法，是否进行质量控制等。

6. 样本保藏　根据研究计划确定样本是"即采即用"还是保藏一段时间后统一使用。如样本需要保藏，需保藏于依法执行人类遗传资源保藏活动的样本保藏机构，并确定保藏条件、预计保藏周期。

第三节　软硬件投入

一、工作环境

应设立生物样本的专用工作空间，空间大小无硬性规定，但应满足样本全流程操作需求。内部根据操作内容、设备运行要求、人员安全风险、样本质量风险等分为不同的功能区，各功能区相对独立以保障安全、顺利开展生物样本处理、质控、保存等流程工作。工作区域包括但不限于以下功能区：

（一）样本交接区

主要进行样本接收或交付，如登记样本信息进入管理系统，查询和/或统计在库样本，出库交付使用等。

（二）样本处理区

主要进行样本的离心、分装、提取等操作。

（三）样本存储区

可根据样本种类及保存时限选择适宜的保存温度条件。

1. 室温区 25℃±5℃，可用于血液样本短时保存（如采血后30分钟），组织蜡块或石蜡切片等样本的长期保存。

2. 冷藏区 可使用2～8℃冰箱，可用于血液等样本短时保存（如室温静置后至离心等进一步处理前，建议不超过2小时），以及一些需要冷藏条件的试剂在有效期内保存。

3. 低温区 可使用−40～−20℃冰箱，用于样本短期保存（建议不超过1周），以及一些需要冷冻的试剂在有效期内保存。

4. 超低温区 可使用−80℃超低温冰箱，用于血清、血浆、DNA、尿液、粪便等样本长期保存（数月至数年）。

5. 深低温区 可使用气相或液相液氮罐（液氮温度最低可达−196℃），用于组织、细胞、RNA等样本长期保存（数月至数年）。建议液氮罐与超低温冰箱区域采用物理隔离，液氮罐区域采用氧浓度监测，以保障操作人员安全。

（四）样本质控区

对采集处理的样本进行质量检测，如通过电泳观察核酸完整性、进行核酸含量检测等。

（五）配套功能区

如物资库房，样本采集所使用的试剂耗材等物资应存放于专用区域，保持清洁、安全，避免遗失、破损，需要冷藏或低温保存的试剂应存放于相应温度的冰箱等设备内。

二、设　　备

根据生物样本种类、处理及保存等工作方案，配备适用的仪器设备，分别用于样本采集、处理、质控、保存等步骤，包括但不限于以下设备：

（一）基础设备

1. 移液器 用于试剂或液体类样本的移取和分装，可根据取液量需求选择适宜的量程。

2. 智能温湿度记录仪 用于环境及低温设备的温度实时监控，以便实时发现问题并及时处理，保障样本质量。

3. 条码打印及扫描系统 用于样本出入库管理，与样本管理软件配套工作，实现终端样本管信息登记、准确定位、查询及统计功能。

4. 生物安全柜 如有生物安全风险样本，需在生物安全柜内严格规范操作，避免操作人员及环境污染风险。

5. 通风柜 样本处理操作局部空间，如遇石蜡包埋组织样本等操作，建议在通风柜内完成（非必要设备）。

（二）样本处理设备

1. 低温离心机　用于液体类样本的离心和提取处理，更有利于保障样本质量。可根据样本类型设定具体离心条件如离心力、离心时间等。一般情况下全血和尿液可在低温低速条件下离心，核酸提取过程中需低温高速离心。

2. 常温离心机　用于不需要低温条件的样本离心和提取处理。

3. 脱色摇床　用于样本处理过程中的混匀（非必要设备）。

（三）样本质控设备

1. 电泳仪及紫外线检测仪　主要用于核酸、蛋白质的定量、定性分析，或提取制备。常用琼脂糖凝胶水平电泳仪进行核酸电泳，结合紫外线检测仪观察核酸是否降解或污染，以评估核酸质量。

2. 分光光度计　主要用于核酸、蛋白质定量等分析，如检测核酸浓度、含量、260/280nm波长处吸光度比值等指标，以评估核酸质量。

（四）样本保存设备

1. 冷藏冰箱　工作温度范围为2～8℃，用于保存需冷藏的试剂或临时保存样本。试剂需在有效期内保存，样本在2～8℃环境下不宜长时间保存（常规流程建议不超过2小时，特殊情况建议不超过24小时）。

2. 低温冰箱　工作温度范围为–20～–40℃，用于保存需冷冻的试剂和/或样本。一般需要冷冻的试剂多为–20℃条件下保存，不宜超过有效期；样本在–20～–40℃环境下不宜保存过长时间（建议不超过1～2周），以免样本质量受损。

3. 超低温冰箱　工作温度为–80℃，用于样本长期保存，临床试验研究中常用的血清、血浆、DNA、尿样、粪便等都可长期保存于–80℃条件下，可以保证样本的质量相对稳定，建议定期进行质量监测且不建议保存过长时间。

4. 液氮罐　工作温度最低为–196℃，分为气相或液相存储罐，可用于细胞、组织、RNA等样本长期保存，需注意及时补充液氮，避免样本暴露影响质量。

工作区域划分及配备设备可参考表12-1。

表12-1　工作区域及配备设备

功能分区	主要配备设备	用途	设备必要性
样本交接区	条码打印及扫描系统	样本接受登记入库、出库交接使用	应配备
样本处理区	脱色摇床	样本混匀	宜配备
	低温离心机	样本低温（4℃）条件下离心	应配备
	常温离心机	样本常温条件下离心	宜配备
	移液器	样本分装、移液等操作	应配备
	通风柜/生物安全柜	用于有污染或生物安全风险样本的处理	宜配备

续表

功能分区	主要配备设备	用途	设备必要性
样本储存区	室温区（20~25℃）	样本短时保存、组织蜡块、石蜡切片等样本	/
	冷藏冰箱（2~8℃）	样本短时保存、试剂保存	应配备
	低温冰箱（-30℃）	试剂保存；样本短期保存	宜配备
	超低温冰箱（-80℃）	血清、血浆、DNA、尿液、粪便等样本长期保存	应配备
	气相/液相存储液氮罐（-196℃）	细胞、组织、RNA等样本长期保存	宜配备
样本质控区	电泳仪	核酸电泳	应配备
	紫外线检测仪	核酸电泳结果观察	应配备
	微量分光光度计	核酸含量检测等	应配备
配套功能区	存储货架	试剂耗材等物资存放区	应配备
	智能温湿度记录仪（温度探头）	设备及环境温度实时监控管理	应配备

三、管 理 软 件

（一）样本管理系统

研究牵头单位宜采用样本管理软件对生物样本进行系统管理，实现精准定位、信息登记查询、出入库管理等功能，避免样本信息错乱。如为多中心研究项目，应实现分中心与总中心之间的生物样本信息对接。

1. 系统功能　应包括接收入库、存储、查询、统计、出库等功能，可扩展但不限于分发、转运、制备、质控等信息的记录与管理，同时宜记录和存档知情同意信息。

2. 记录及标识　应完整客观记录并保留样本各阶段的主要信息，以评估样本与预期用途的适宜性；应为每份原始样本、衍生样本建立唯一性的标识，通过该标识与临床数据等信息进行关联，可以随时追溯不同条件下样本及相关数据的情况。

3. 查询统计　系统应实现根据不同检索条件查询可利用的样本目录功能，可对样本各阶段的信息进行查询，并可将查询结果以统计图表等形式进行展示，便于追踪样本进度等需求。

4. 信息对接　样本管理系统与外部信息系统进行数据交换时，应采取必要的身份鉴别、数据加密、容错机制保证交换数据的完整性、一致性和隐私安全，防止数据被非法获取或篡改。

样本管理软件基本流程见图12-1。

（二）温度远程监控系统

研究牵头单位应对环境、样本保存设备等进行实时远程温度监控，及时发现并排除故障、保障样本保存条件稳定。温度实时监控应实现以下功能：① 集中管理设备温度监控数据；② 用户可通过桌面客户端、移动客户端进行历史数据查询；③ 具有本地声光、微信、短信报警方式；④ 温度记录仪器具有离线存储能力，离线数据可导出。

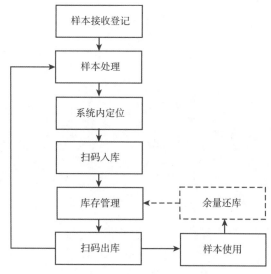

图 12-1 样本管理软件基本流程

温度实时监控功能图示见图 12-2。

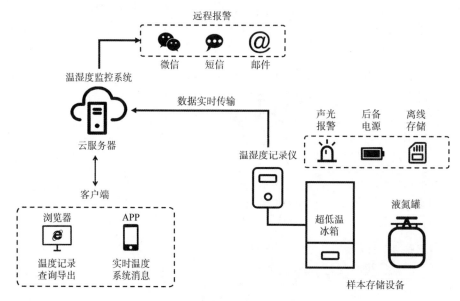

图 12-2 温度实时监控功能图示

四、材　料

在项目正式开展前，应根据生物样本种类、处理及保藏方案进行相关试剂、耗材的选购，如采集血液样本所需的采血管、液体样本分装所需的移液器吸头或吸管、样本分装保存所需的冻存管及冻存盒、样本标识所需的标签、提取核酸所需的试剂（试剂盒）等。各类试剂耗材的材质、有效期、规格等需符合国家标准，各类材料的用途及主要质量要求见表 12-2。

表 12-2 样本处理、保藏常用材料

主要试剂耗材	用途	质量要求
移液器吸头/吸管	移液、分装	① 外观完好无破损；② 无 DNA 酶、无 RNA 酶、无内毒素、无外源性 DNA
冻存管	样本分装保存	① 外观完好无破损；② 无 DNA 酶、无 RNA 酶、无内毒素、无外源性 DNA；③ 密封性符合储存条件；④ 耐受温度范围符合储存条件；⑤ 可反复冻融
冻存盒	样本管定位保存	① 外观完好无破损；② 有效防水；③ 利于快速降温；④ 耐受温度范围符合储存条件
标签	信息标识	① 防水；② 耐低温
核酸提取试剂	核酸提取	① 提取效率符合要求；② 提取纯度符合要求；③ 提取完整度符合要求

第四节 方案实施

一、采集前确认事项

1. 确认受试者身份 确认受试者符合研究相关纳排标准，且已告知生物样本采集内容并签署知情同意书。

2. 确认受试者样本信息 建立可明确追溯受试者的原始样本标记（唯一标识码），包括采集日期、采集时间、采集种类、采集数量/容量、采集方法等信息。

3. 用品检查 确认试剂耗材的种类、数量、效期、保存状态满足研究需求；确认仪器设备的运行情况正常。用品检查内容可参考表 12-3。

表 12-3 用品检查

检查对象	主要检查内容	其他事项
试剂耗材	种类是否齐全，数量是否充足，是否在有效期内，有无破损、泄漏，保存温度等条件是否有异常	建议预估用量、有效期等指标，提前采购分发
仪器设备	运行状态是否正常，设备参数是否正常，有无故障	必要时应对设备进行定期校准
人员防护	操作人员自身防护物品是否齐全，有无破损	必要时配备生物安全柜
登记信息	采样管、分装管等标注样本信息须准确、一致、全面	建立样本唯一标识码与临床数据对接，且不暴露隐私信息

4. 紧急状况 应建立紧急情况的预防或控制应急方案，如发生样本管破裂、样本信息错误、样本质量问题等情况时的处理流程。

二、样本采集

研究者应根据样本类型及研究需求选择样本采集方法。常用样本主要包括血液、尿液、粪便、组织等。

（一）血液采集

根据采集方案选择合适的采血管采集血液样本，并准确记录样本来源信息，包括但不限于采集时间、受试者唯一编码、所属课题等。

1. 标识　宜使用印制条码标记采血管信息，如需手写，应字迹清晰，信息完整，避免造成后续信息录入有误、缺失。

2. 采血管选择　按照真空采血管使用说明进行采集。常用采血管分类见表12-4。

表12-4　常用采血管分类

管盖颜色	可制备的标本类型	添加剂	要求	用途
金黄色*	血清/血细胞	惰性分离胶和促凝剂	颠倒混匀5~8次，直立静置20~30分钟，离心上清液待用	用于血清生化、药物动力学试验
红色	血清/血凝块	不含添加剂，不含抗凝、促凝成分	抽血后不需要摇动	用于常规血清生化、血库和血清学相关检验、各种生化和免疫学检测
紫色*	血浆/全血，PBMC/WBC/DNA/RNA	EDTA、Na₂EDTA或K₂EDTA	抽血后立即轻轻颠倒混匀5~8次	一般血液学检验，血常规、糖化血红蛋白、血型检查首选；适合PCR试验；不适用于凝血试验及血小板功能检查
浅蓝色*	血浆/全血，PBMC/WBC/DNA/RNA	枸橼酸钠	抗凝剂与血液按1:9混合，抽血后立即轻轻颠倒混匀5~8次	适用于凝血试验，PT、APTT、凝血因子检查
黑色	全血/血细胞	109 mmol/L（3.2%）枸橼酸钠	抗凝剂与血液按1:4混合，抽血后立即轻轻颠倒混匀5~8次	适用于血沉
绿色	血浆/全血	肝素锂/肝素钠	抽血后立即轻轻颠倒混匀5~8次	用于急诊和大部分生化实验，如肝功能、肾功能、血脂、血糖等
灰色	血浆/全血	草酸钾/氟化钠（弱效抗凝剂），血糖降解抑制剂（氟化钠或草酸钾或乙二胺四乙酸二钠喷雾剂）	抽血后立即轻轻颠倒混匀5~8次	推荐用于血糖检测，血糖快速测定专用管

*临床研究常用采血管。

3. 采样　参照临床采血操作规范采集血样。

4. 处理　根据采血管种类及研究需求进行离心提取、分类等处理和保存。

（二）尿液采集

根据采集方案选择尿液采集容器采集尿液样本，并准确记录样本来源信息，包括但不限于采集时间、受试者唯一编码、所属课题、采集量、保存条件等。具体方法可参照国家标准《人类尿液样本采集与处理》（GB/T 38735-2020）。

1. 标识　宜使用印制条码标记采尿容器信息；如需手写，应字迹清晰、信息完整，避免造成后续信息录入有误、缺失。

2. 采集前准备　采集前应做好必要的清洁措施，避免污染。受试者应根据采集方案留取足够的尿量。

3. 采样　宜先采集尿液于未加防腐剂的干净容器内，再将尿液倒入预先提供的含有防腐剂的容器中。

4. 处理　尿样可直接冻存，也可离心后取上清冻存。如尿液样本需进行多项研究，可一次性取样后分装保存。且每个分装管上应同样标明样本采集信息。

（三）粪便采集

根据采集用途选择粪便采集容器，并准确记录样本来源信息，包括但不限于采集时间、受试者唯一编码、所属课题、采集量、保存条件等。粪便采集可参考采集管具体使用要求或推荐说明。具体方法可参照国家标准《人类粪便样本采集与处理》（GB/T 41908-2022）。

1. 标识　宜采用印制条码标记粪便采集容器信息；如需手写，应字迹清晰、信息完整。

2. 准备　粪便样本应收集于灭菌有盖容器（无菌干燥管或含特定保存液采集管）内，勿混入尿液、污水、植物、泥土、消毒剂或其他化学药品。

3. 采样　应依据研究目的确定粪便采集量及方法，包括是否需新鲜样本、是否需添加保存液、采集容量及是否分装、每管分装容量等。

4. 处理　粪便样本采集后应尽快处理，以防止室温下菌群结构比例变化和/或粪便中DNA酶致使裂解后的粪菌DNA降解等影响质量。例如，新鲜粪便样本应在30分钟内冷冻预处理，并在2小时内储存于-80℃环境；粪便采集后无低温保存条件时，可采用含特定保存液采集管按说明采集。

（四）其他样本采集

（1）根据诊断和治疗需要，采集方可在受试者知情同意前提下，通过手术或活检方法获得脑脊液、组织等样本。

（2）脑脊液样本应首先满足供体的诊断和治疗需求，其余脑脊液样本方可用于临床研究的收集与储存，应适当进行少量多管分装，冻存于-80℃环境。

（3）组织样本应首先满足供体的诊断和治疗需求，由病理医（技）师或者经培训的人员判断和分割，其余组织样本方可用于临床研究的收集与储存，同时注意采样时间、部位和大小，具体方法可参照国家标准《人类组织样本采集与处理　第1部分：手术切除组织》（GB/T 40352.1-2021）。

（五）采集后要求

采集后应核查样本采集过程中信息记录的准确性和完整性，如采集时间、部位、种类、数量、容积/体积等，以便准确登记管理。确认信息完整无误的同时将样本进行处理、质控保存入库以备使用。

三、样 本 处 理

研究者应根据拟采集使用的样本类型及研究需求选择样本处理方法，具体操作可参照前述国家标准《人类血液样本采集与处理》（GB/T 38576-2020）、《人类尿液样本采集与处理》(GB/T 38735-2020)、《人类粪便样本采集与处理》(GB/T41908-2022)、《人类组织样本采集与处理 第1部分：手术切除组织》(GB/T 40352.1-2021)和《人类生物样本保藏伦理要求》(GB/T 38736-2020)。临床研究中常用样本的制备可参考以下方法：

（一）血液样本制备

临床研究最常用抗凝血及促凝血。全血可直接进行检测，也可经离心处理得到血浆/血清、白膜层（buffy coat）、血凝块、外周血单个核细胞（peripheral blood mononuclear cell, PBMC）等衍生样本，或从全血或白细胞等样本进一步提取核酸（DNA或RNA样本）。各类型衍生样本的具体制备方法可依据国家标准《人类血液样本采集与处理》(GB/T 38576-2020)附录C。常用血样处理如下：

（1）促凝血离心：惰性分离胶促凝管室温静置30分钟后开始下一步处理；常规离心条件为离心力1 200～1 500 g，离心时间10～15分钟；全血样本应尽快完成离心处理（建议2～4小时内完成），若不能及时处理，则应暂存于2～8℃环境中。

（2）抗凝血离心：采集后室温静置30分钟再开始下一步处理，常规离心条件为离心力1 000～1 200 g，离心时间10～15分钟；全血样本应尽快完成离心处理（建议2～4小时内完成），若不能及时处理，则应暂存于2～8℃环境中；如后续有提取白膜层或PBMC需求，则抗凝血全血离心力不宜过高，以免造成如细胞破碎等问题导致DNA酶或RNA酶释放、核酸降解。

（3）血浆二次离心：抗凝全血离心后所得血浆可能含有部分血小板碎片等杂质，建议进一步对血浆进行二次离心以去除影响，离心力高于3 000 g，离心时间10分钟或更长。

（二）核酸样本制备

根据样本操作方案可行性等条件，可以选择从新鲜全血制备核酸，或由全血衍生样本的PBMC、白膜层等制备核酸。所得的样本核酸应满足以下质量标准：

（1）DNA纯度：A_{260}/A_{280}=1.6～1.9，A_{260}/A_{230}=2.0～2.5。

（2）DNA完整性：电泳条带为一条清晰明亮条带。

（3）RNA纯度：A_{260}/A_{280}=1.9～2.1，A_{260}/A_{230}=2.0～2.5。

（4）RNA完整性：28S和18S核糖体RNA条带清晰，且两条条带荧光信号强度比值>1.5；完整性指数（DIN/RIN值）应根据预期用途设定目标值范围。

（三）尿液样本制备

（1）尿液样本在2小时内若不能完成制备，宜置于2～8℃条件下保存。

（2）根据样本预期用途或样本目标分析物的稳定性，可采用加入防腐剂、蛋白酶抑制剂和核酸保护液等方法以保障尿液样本质量。

（四）粪便样本制备

（1）粪便样本宜在采集后1小时内（夏季）或2小时内（冬季）进行处理。

（2）根据样本预期用途或目标分析物的稳定性采用适宜的方法进一步处理。

（五）组织样本制备

（1）手术切除组织样本冷缺血时间不宜超过30分钟，否则应于无菌洁净条件下冷藏保存待进一步处理。

（2）新鲜组织样本可根据后续研究需求切割成适宜的大小，再分别经快速降温/加样本保护液/稳定液/固定液或OCT包埋后迅速置于−80℃或液氮保存备用。

（3）组织样本也可采集后经固定、取材、脱水包埋等处理过程，制成石蜡包埋组织，根据研究需求制成修整切片，置于切片盒内常温保存备用。

四、样 本 转 运

研究者应根据样本类型及研究需求选择样本转运方法。

（1）制定样本转运方案：应根据样本种类、用途、数量、保存条件、运输距离、运输时长、样本感染性、风险等级等影响因素，制定与影响因素相适宜的包装方案，避免由于样本泄漏、溢洒等情况而产生安全和质量风险。

（2）样本转运质控：应对样本转运过程中的温度条件进行实时监控，并制定样本溢洒、泄漏等突发情况下的应急处理措施和安保措施，确保样本在运输过程中的安全和质量。

（3）如涉及特殊样本（如感染性、病原体等样本）运输，应避免发生泄漏或人员感染，可感染人类的高致病性病原微生物样本运输应按照《可感染人类的高致病性病原微生物菌（毒）种或样本运输管理规定》办理《准运证书》。

（4）如涉及样本的国际运输应按照国际民航组织文件《危险品航空安全运输技术细则》（Doc 9284号文件）规范包装和运输，按照《出入境特殊物品卫生检疫管理规定》办理相关手续，并满足相关国家和国际相关要求。

五、样 本 保 存

研究者应根据样本类型及研究需求选择样本保存方法及条件。

（一）样本保存原则

（1）根据样本类型及用途选择适宜的样本保存条件及方法。

（2）宜配备与样本保存量相匹配的备用储存容量。

（3）样本保存设备及环境等条件应符合《中国人类遗传资源保藏技术规范（试行）》要求，如对保存温度进行实时监控，以便及时发现并排除设备故障，避免影响样本质量。

（4）应建立保存过程的容灾计划和应急预案，避免水、电、火、设备故障等方面可能出现的突发情况影响样本质量。

（二）血液样本保存

1. 血清/血浆样本保存　血清/血浆样本采集至制备完成时间不宜超过4小时，制备完成后的血清/血浆样本应立即置于−80℃或液氮。

2. 白膜层样本保存 抗凝全血样本分离血浆后，应立即吸取白膜层部分，按需分装后，保存于–80℃或液氮；如不能及时分离白膜层，或白膜层将用于白细胞分离等过程，则需将样本暂存于2～8℃，暂存时间不宜超过24小时。

3. 血凝块样本保存 血清样本分离血清后，应立即挑取血凝块，按需分装后保存于–80℃或液氮。

4. 外周血单个核细胞保存 制备完成的外周血单个核细胞，悬液可分装至多支保存管中，转入–80℃冰箱，24小时后转入液氮中进行长期保存。

（三）核酸样本保存

核酸样本分装后，短期可暂存于–20℃，长期应置于–80℃保存。中间产物如需暂存应按照试剂说明书，将中间产物置于冰浴、水浴、2～8℃或室温等条件下备用。

（四）尿液样本保存

尿液样本制备前宜置于2～8℃条件下保存，时间不超过2小时；制备后的尿液样本应保存于–80℃或液氮保存。

（五）粪便样本保存

粪便样本分装后应立即放入–80℃或液氮保存。

（六）组织样本保存

（1）制备完成的冰冻组织样本应立即置于–80℃或液氮保存。
（2）制备完成的石蜡组织切片应放入专用切片保存盒中常温、避光保存。

六、样 本 质 控

生物样本质控应贯穿样本采集、处理、保存、使用的全过程，建立包括但不限于针对人员、设施环境、设备、试剂耗材、保存过程和信息系统的质量技术要求，设置质量指标。可参考《生物样本库质量和能力通用要求》（GB/T 37864-2019）中的规定。主要包括以下方面：

（一）样本质控

记录样本相关全过程的必要数据，并可追溯其完整性及准确性，建立核对、保密、备份等管理机制，保障数据安全性。依据样本的预期用途确定质控的目标分析物，如蛋白类指标、酶类指标、核酸类指标、细胞因子指标等，并据此选择适合的标准质控方法和/或商品化的标准质控品对样本进行质控。

（二）其他质控

应对相关人员完成技术培训，保障操作统一、规范。应对样本采集、处理、质控、保存等各环节使用的设施设备进行相关质控，如移液器、离心机等样本处理设备需定期进行校验校准，超低温冰箱等样本保存设备需进行实时温度监控等，并建立应急预案，避免环境、设备故障影响样本质量及安全。

第五节 样本使用

研究者宜统一规划样本的使用，避免生物样本反复冻融，保障样本质量。建议进行中心化检测，以保障样本检测结果的稳定性。

（1）原始样本处理过程中衍生样本应根据保存空间及预算进行少量多管分装，避免同一管样本反复冻融影响样本质量。

（2）根据检测规划估算所需样本容量及数量，评估样本是否需要进一步提取处理，根据需求挑选样本以供检测，避免样本浪费。

（3）宜采用相同技术方法和平台的中心化检测，以保障检测结果的均一性、可靠性及可重复性。

（4）样本使用须经相关部门/人员审批，并需对样本交付、返还等情况进行记录存档。

（5）制定样本使用后剩余样本处置方案，决定样本最终去向（如二次入库、销毁等）。

（6）样本使用结果应反馈给研究者或样本所属部门，检测数据传输过程中应注意保密。

综上所述，将临床研究中生物样本管理流程总结见图12-3。

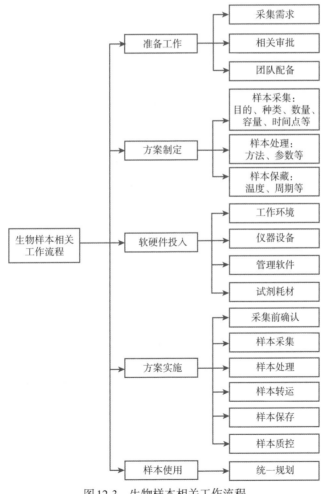

图12-3 生物样本相关工作流程

（林金嬉）

参 考 文 献

林金嬉，梁宪红，李上智，等. 2021. 脑血管病生物样本库建设标准研究[J]. 中国卒中杂志，16（5）：449-456.

林金嬉，梁宪红，李上智，等. 2021. 中国脑血管病多中心临床研究生物样本库建设模式探讨[J]. 中国卒中杂志，16（6）：567-573.

Afifi N，Betsou F. 2012. 2012 best practices for repositories collection，storage，retrieval，and distribution of biological materials for research international society for biological and environmental repositories[J]. Biopreservation and Biobanking，10（2）：79-161.

Artene SA，Ciurea ME，Purcaru SO，et al. 2013. Biobanking in a constantly developing medical world[J]. The Scientific World Journal，2013：343275.

医学影像技术在临床试验中被广泛使用。影像资料不仅可用于研究人群入组标准的确定，而且可以作为主要、次要和探索性结局指标以进行疗效评估和安全性监测。高质量的临床试验往往对医学影像的采集内容、参数、序列及采集时间有严格的规定，特别是对于使用影像学数据作为主要疗效结局指标的临床试验显得更重要。本章将简要描述在临床试验中影像检查的选择、实施及判读过程中的要点。

第一节　方案制定

研究者应根据临床试验研究目的、影像数据用途等确定影像采集与影像数据收集、处理、保存方案，包括但不限于以下内容。

一、影像采集目的

临床影像学检查是临床研究中多个环节的重要工具，研究者应密切结合研究目的确定影像采集目的，如筛选研究对象、为疾病分型或亚组分析提供支持、为终点事件的诊断和判定提供支持。

（一）基于影像筛选研究对象

在临床试验中，影像数据可以用于筛选研究对象，如对试验对象进行疾病诊断、禁忌证排除等。规范的影像数据采集与高效的影像数据分析可提高临床试验的入组效率。下文将举例介绍临床试验基于影像筛选研究对象的过程。

PRE-FLAIR（Predictive Value of FLAIR and DWI for the Identification of Patients with Acute Ischemic Stroke Within 4.5 h of Symptom Onset）研究分析了症状发生12小时内进行弥散加权成像（diffusion weighted imaging，DWI）和液体衰减反转恢复（fluid attenuated inversion recovery，FLAIR）序列的急性卒中患者的影像数据。当DWI上出现可见的急性缺血性病变，FLAIR成像上相应区域无异常信号时，诊断为DWI-FLAIR不匹配。研究表明，应用DWI-FLAIR不匹配这一影像学指标可能有助于筛选不明发病时间的患者，进行安全有效的静脉溶栓治疗。随后，DWI-FLAIR不匹配在静脉溶栓治疗的扩时间窗临床试验的患者筛选中发挥了重要作用。WAKE-UP（Efficacy and Safety of MRI-based Thrombolysis in Wake-up Stroke）研究将DWI-FLAIR不匹配影像学特征作为筛选研究对象的标准，将发病时间未知、具有DWI-FLAIR不匹配的卒中患者随机分组至阿替普酶静脉溶栓组或安慰剂组，研究发现静脉溶栓组患者良好功能预后的比例显著高于安慰剂组。

在血管内治疗的扩时间窗研究中，多项研究应用人工智能的方法自动分析影像数据筛选研究对象。DEFUSE-3（Endovascular Therapy Following Imaging Evaluation for Ischemic Stroke 3）研究应用RAPID软件识别影像上的目标错配（target mismatch，TMM）。TMM定义为应用RAPID软件识别、检测的梗死核心体积＜70 ml，错配比例＞1.8并且错配体积＞15 ml。研究发现，在发病6～16小时、NIHSS评分≥6分、伴颈内动脉和/或大脑中动脉闭塞、RAPID软件评估的TMM急性卒中患者中，血管内机械取栓组90天良好功能预后（mRS评分为0～2分）的比例显著高于单纯药物治疗组。

通过影像筛选临床试验研究对象，对于扩充干预措施的指南建议适宜人群具有重要意义，有助于使更多潜在的适宜人群获益。

（二）基于影像进行疾病分型或亚组分析

在临床试验中，影像数据也可以为疾病分型或亚组分析提供支持。基于影像数据分析进行疾病分型或亚组分类，可以更为客观详实地展示干预措施的疗效在同一疾病不同亚型或特定亚组中是否存在异质性，对未来更具针对性的临床试验设计提供了参考。

SOCRATES（Acute Stroke or Transient Ischemic Attack Treated with Aspirin or Ticagrelor and Patient Outcomes）研究在年龄≥40岁、NIHSS评分≤5分的缺血性卒中或高危（$ABCD^2$评分≥4分，或颅内/颈动脉狭窄≥50%）短暂性脑缺血发作（TIA）患者中，探讨替格瑞洛对比阿司匹林预防90天主要血管事件的疗效。研究的主要疗效终点的差异未达到统计学显著性水准。在SOCRATES研究依据影像学检查得到的动脉粥样硬化、小血管病、心源性栓塞、其他病因及夹层（atherosclerosis，small-vessel disease，cardiac pathology，other causes，and dissection，ASCOD）分型为动脉粥样硬化型的患者中，替格瑞洛相比阿司匹林，可降低90天的主要血管事件。而在对SOCRATES研究不明原因栓塞性卒中亚组的患者按照是否伴有同侧颅内/颅外动脉＜50%的狭窄或主动脉弓斑块这类潜在动脉粥样硬化证据进行分类的探索性分析中，不明原因栓塞性卒中亚组按照是否伴有潜在动脉粥样硬化证据的分类与治疗分组之间对主要疗效终点无交互作用，提示不明原因栓塞性卒中对抗血小板聚集治疗的反应不同于整体研究人群。在未来更具针对性的临床试验设计中，可能需要把不明原因栓塞性卒中作为一个特殊的亚型，单独进行干预措施疗效的评估。

应用影像数据进行疾病分型、亚组分类的疗效分析有助于进一步对干预措施的潜在获益人群进行分层，有助于下一阶段临床试验的设计。

（三）基于影像进行终点事件判定

在一些临床试验中，影像数据可以为终点事件的诊断和判定提供支持。部分小样本Ⅱ

期临床试验采用的是影像替代终点，为后续进行Ⅲ期临床试验奠定了重要基础。标准的影像采集是保证终点事件判定准确客观的重要前提。

CARESS（Clopidogrel and Aspirin for Reduction of Emboli in Symptomatic Carotid Stenosis）研究以经颅多普勒（transcranial doppler，TCD）超声持续1小时监测得到的微栓子信号（microembolic signals，MES）阳性这一提示无症状性栓塞的影像学数据作为主要疗效结局指标。研究发现，阿司匹林联合氯吡格雷治疗组患者入组第7日无症状性栓塞（MES阳性率）显著低于阿司匹林治疗组。同时，CARESS试验证实TCD监测到的MES这一影像学数据是多中心临床试验中评估抗血小板聚集治疗效果的可行方法。

CLAIR（Clopidogrel Plus Aspirin for Infarction Reduction in Acute Stroke or Transient Ischemic Attack Patients with Large Artery Stenosis and Microembolic Signals）研究以入组第2日TCD持续30分钟监测到MES作为主要疗效结局指标。研究发现，阿司匹林联合氯吡格雷治疗组患者入组第2日无症状性栓塞（MES阳性率）显著低于阿司匹林治疗组。

CARESS和CLAIR研究为后续在缺血性卒中及TIA人群中的抗血小板聚集治疗Ⅲ期临床试验奠定了基础。规范应用影像数据进行终点事件判定有助于快速在小规模患者群体中得到可靠的实验结果，为实施大型Ⅲ期临床试验提供依据，推动干预措施疗效评估的进程。

二、影像采集种类和序列

临床试验中常见的神经系统影像检查种类包括：① 超声技术，如颈动脉超声、经颅多普勒等；② 计算机断层扫描（computed tomography，CT）技术，如CT平扫、CT血管造影、CT增强扫描等；③ 磁共振成像（magnetic resonance imaging，MRI）技术，如MR平扫、MR血管成像、MR增强扫描等；④ 核医学技术，如正电子发射型计算机断层显像（positron emission computed tomography，PET）等。

在MRI影像采集中，常用序列包括T_1加权序列、T_2加权序列、FLAIR序列、DWI序列、磁共振血管成像（magnetic resonance angiography，MRA）序列、磁敏感加权成像（susceptibility weighted imaging，SWI）序列、T_2*加权成像序列等。特殊检查序列包括功能磁共振、MRI弥散张量成像等。

影像采集序列的选择需要经过前期研究的验证，选择具有良好可重复性、稳定的序列参数，尽量避免不被认可的影像采集参数及模式。若临床试验涉及多次影像采集，每次采集的参数需要保持前后一致。

在选择影像采集序列、优化参数及影像采集方案的过程中，保持技术一致性和稳定性尤为重要，在影像采集方案设计阶段需要综合考虑各种可能影响影像采集质量的参数。

以ENACT（Safety and efficacy of NA-1 in Patients with Iatrogenic Stroke after Endovascular Aneurysm Repair）研究为例，该研究为Ⅱ期随机、双盲、安慰剂对照研究，探索了NA-1对于需要手术治疗的破裂或未破裂颅内动脉瘤患者的神经保护作用。① 序列的选择：由于研究主要观察NA-1是否能够减少手术治疗的破裂或未破裂颅内动脉瘤患者新发梗死灶的数量及能否缩小新发梗死灶，对急性期脑梗死敏感的为DWI序列，对慢性期脑梗死敏感的为FLAIR序列，考虑到梗死灶由急性期向亚急性期和慢性期转化过程中在DWI序列的信号存在变化而可能导致判断错误，因此采用了DWI和FLAIR两个序列同时观察治疗后病灶的数量与体积。② 扫描时间的选择：由于该研究是比较治疗前后新发梗死灶数量和体积，因此研究在术前术后完成两次MRI检查，基线检查在术前2周内完成，术后MRI检查在12~96小时完成。③ 参数设置：由于1.5 T和3.0 T MRI对发现新发梗死病灶的敏感度、特异度方面差异不大，因此研究未对MRI场强进行严格限定，1.5 T和3.0 T均可，但要求必须在同一机器进行基线和术后MRI检查，以保证可对比性。同时，对于扫描层厚有较为严格的规定，防止前后两次MRI检查由于参数不同导致的梗死灶遗漏而影响研究结果。

为保证影像采集质量，临床试验的研究方案或单独拟定的影像采集章程中建议规定以下内容：

（1）特定供应商的成像设备/平台（如影像采集设备、注射器、超声探头、影像分析软件等）。

（2）每个试验分中心现场的设备技术设置要求。

（3）现场技术人员在操作设备过程中的注意事项及职责，包括识别错误或质量欠佳的影像、需要重复扫描的标准。

（4）用于现场质控的测试体模要求。

（5）患者准备、定位及保持患者舒适所采取的措施。

（6）影像采集方案及替代方案的时间安排计划。

（7）方案外影像采集的规定。

（8）影像采集风险。

（9）临床试验分中心现场鉴定流程。

（10）影像采集质量监控流程。

三、影像数据收集

在多中心临床试验的实施过程中，影像数据收集工作需要高度规范化，由于医学影像的特殊性，需要加强对研究者及各试验中心工作人员的培训与监督。

在多中心临床试验项目启动前，影像管理团队需要根据实际研究方案针对影像数据的要求（硬件设备、具体扫描参数等）进行总结，制定该临床试验的影像采集（扫描）方案，在项目启动阶段下发试验的各个分中心，分中心研究者协调影像科根据扫描方案设置MRI（或其他种类）设备的参数进行扫描预实验，将预实验影像数据传输给影像管理团队，经过影像管理团队质控合格后，方可开展患者扫描工作。若预实验影像数据经影像管理团队质控未合格，则需要进行调整，直至影像数据质量达到合格标准，方可开展患者扫描工作。

为保证高效率高质量的影像数据收集，建议采用中心化规范化的数据传输方式。各中心研究者或临床研究协调员（CRC）需要联系该中心相应部门（如影像科、放射诊断中心或信息科等）以医学数字成像和通信（digital imaging and communications in medicine，DICOM）格式导出临床试验患者的影像数据，将原始DICOM格式影像数据收集完成。影像管理团队提供临床试验的影像数据上传目录，各分中心将影像数据压缩上传并且加密，由影像管理团队专职数据管理员进行下载及解压缩分类（图13-1）。

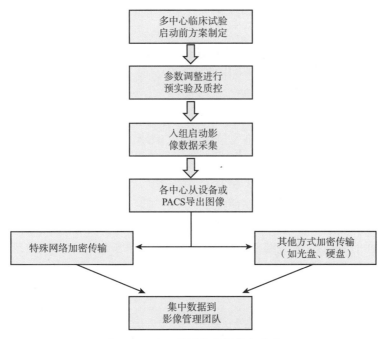

图13-1 中心化影像数据收集流程

四、影像数据处理

数据收集后，应对影像数据进行处理，包括影像数据整理、质量控制及去隐私化等过程。

（一）影像数据整理

在影像数据整理过程中，需要核对患者编号、数据采集日期与时间，得到的重复数据经过与分中心的数据核实后进行剔除。

（二）影像数据质控

影像数据质控包括对临床试验影像数据进行管理和独立评估，并提供点对点的科学方法支持与服务。

影像数据的质控横向包括研究分中心和中心化质控两个层面。在研究分中心需要对成像设备定期评估，以明确成像设备符合临床试验需求；对临床试验方案、影像方案及影像操作手册进行审查，明确分中心各环节能够达到标准化影像数据采集、处理和传输的要求。影像管理团队需要持续跟踪和评估影像数据质量，尽早发现可能出现的影像质量问题，督促分中心改进。影像管理团队参与临床试验分中心的质控和监查，建议影像管理团队准备标准化的影像数据质控培训方案，并与项目运行管理团队合作培训分中心相关人员。建议影像管理团队撰写影像标准操作规程，明确患者准备、影像采集和图像重建的方法和要求。

影像数据的质控纵向上包括数据收集前及收集后的质控。每个影像质控任务开始前，确认需要质控的数据已经整理完成，例如，DICOM影像数据初步整理完成、影像数据高级整理——DICOM格式转换为NIFTI格式处理完成等。对DICOM或者NIFTI影像文件质量进行评估，对影像质量有问题的序列进行标注，将影像数据分类为可用图像和不可用图像，下文将详述相应标准。

1. 可用图像

（1）标准图像：序列完整、范围及层面完整、图像清晰无伪影，关键结构或者病灶的范围未缺失。

（2）质量欠缺影像：存在信噪比较低、运动伪影、偏共振（金属伪影、脂肪伪影）等问题，但该类问题不影响关键结构或者病灶部位的观察、分析和判读。

（3）数量欠缺影像：① 层面缺失。影像中出现部分层面的缺失，但是缺少的层面少于完整扫描层面的1/3，且关键结构或者病灶部位的层面未缺失。② 扫描范围不全。影像中出现整体扫描范围的减少，但是缺失的范围少于完整扫描范围1/3，且关键结构或者病灶的范围未缺失。

2. 不可用图像

（1）缺失数据：患者影像数据缺少项目中核心的某一个影像采集种类/模态/序列的数据，或者采集多时间点的影像数据中缺少某个时间点的数据。

（2）影像数据不合格：影像中存在信噪比较低、对比度异常、运动伪影、偏共振（金属伪影、脂肪伪影）等问题，该问题严重影响关键结构或者病灶部位的观察、分析和判读。

（3）数量欠缺影像：① 层面缺失。影像中出现部分层面的缺失，缺少的层面多于完整扫描层面的1/3，或者关键结构/病灶部位的层面缺失。② 扫描范围不全。影像中出现整体扫描范围的减少，缺失的范围多于完整扫描范围1/3，或者关键结构/病灶的范围缺失。

（4）重复数据：同一时间段、同一对比度序列进行了多次扫描，则保留图像质量合格的部分，将其他质量不合格部分定义为"不可用–重复数据"。

（5）影像命名错误：包括图像对比度命名错误或者扫描方位命名错误。

（6）不相关影像：与临床试验不相关的影像数据，例如在需要采集脑部影像的临床试验中收集到的体部扫描影像数据。

（7）其他问题：严重影响关键结构/病灶部位的观察、分析和判读的其他问题，需要进行标注。

（三）影像数据去隐私化

当使用患者的医疗影像进行科学研究时，应依据相关法律法规的要求进行去隐私化处理，主要包括：去除其含有的个人信息，保证患者隐私不被泄露；去除机构的相关信息，以控制判读过程中的偏倚。

在影像数据收集、整理、质控完成后，可以紧密结合临床试验方案、研究目的设计合理的去隐私化工具及管理系统。

首都医科大学附属北京天坛医院神经影像研究中心自主研发的临床研究DICOM医疗影像去隐私化管理系统，能够批量识别DICOM医学影像数据文件中的患者及机构相关信息，对其进行标准的去隐私化处理，并可根据研究规定，增加患者判读编号等信息，从而完成高效的数据处理，防止隐私数据泄露，保护患者及机构的隐私安全。

五、影像数据保存

随着临床试验的进行，收集到的影像数据量也与日俱增，对于数据的保护及存储十分关键，若在影像数据保存过程中出现问题，可能给临床试验的进程甚至试验结果带来严重的影响。

影像数据建议以DICOM格式收集、整理、质控，在此基础上，建议用专业的程序将影像数据进行序列分类，整理出最终版本数据文件。建议对最终版本影像数据文件进行备份保存，保存方式可分为：

1. 影像管理团队数据管理员执行的硬盘保存　影像管理团队数据管理员将数据文件保存在两份硬盘中，两份数据内容完全相同，副盘可作为主盘的备份。

2. 项目运行管理团队与影像管理团队合作进行的定期保存　项目运行管理团队与影像管理团队以"异地双份"存储的方式，按照一定周期（如每月/季度）收集数据、整理进度，由项目运行管理团队和影像管理团队的数据管理员负责定期将新收集数据保存和备份，除了硬盘存储外，同时可将待判读的影像数据存储于安全可靠、需要账号密码授权登录的桌面云等远程工作平台，便于远程判读。具体保存方式见图13-2。

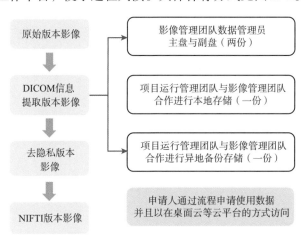

图13-2　项目运行管理团队与影像管理团队合作进行的定期保存方式

第二节　影像数据判读

一、人工数据判读

（一）判读方案

1. 判读影像数据的性质和范围　在临床试验的设计阶段，需要确定影像判读的标准方案，方案中首先应明确判读图像的性质与范围：

（1）规定将影像数据分类为"无法判读"的标准，如因技术故障或其他原因导致的影像数据无法判读。

（2）规定影像数据是否可判读的判定人员角色和资质。

（3）规定因"无法判读"而缺失的影像数据的处理或替补方案。

2. 判读的时机和时间　影像判读方案需要对判读的时机和时间安排进行规定。在一些情况下，影像判读需要及时进行，例如影像人工判读结果指导患者入组等情况。另外，也存在需要完成所有患者入组后再进行影像判读的情况。最常见的情况是，判读者可以在临床试验进行过程中周期性地分批判读影像数据。在分批判读的情况下，应制定每一批次的任务量及时间间隔，制定时应注意每一批次分配合理的工作量，批次间的时间间隔也应合理设置，以减少判读者的回忆偏差。

3. 判读的内容、顺序及结果呈现　影像判读方案在设计过程中应明确定义判读者需要判读的内容、影像判读顺序及最终的评估或诊断结果呈现方式。

影像数据的判读结果具有多种用途，包括是否用于临床试验的期中分析、是否用于临床研究内部决策或提交给相应机构进行审批等。根据不同的用途，影像判读内容会有相应的差异。

当判读结果指导临床试验的患者入组时，需要在判读方案中明确研究中心现场判读与中心判读实验室判读之间的优先级，确定判读结果的流转模式，主要研究者与研究中心和中心判读实验室的合作模式。重点确保影像数据、判读结果的高效安全传输，使得患者的影像数据在随机化前可获得高质量、准确的判读与审核。在判读过程中若涉及多位判读者，需要在影像判读方案中明确质控模式，如对判读者进行中心化培训、判读者间相互校准等。

当影像判读结果（疾病进展或对药物的反应）是临床试验的主要疗效结局指标时，影像判读的内容需要包括：基线/筛选阶段的病灶与相应测量情况；随访阶段的病灶与相应测量情况；辐射增量响应评估（当涉及辐射的影像采集种类时）。

4. 判读的标准及注意事项

（1）定性指标的判读标准：影像判读标准中的概念、诊断标准应基于临床试验设计时实施的临床指南或已经发表的高质量临床试验标准。在探索性研究，例如Ⅱ期临床试验中，可依据研究目的制定合理的判读标准。

SPACE（Shuxuetong for Prevention of Recurrence in Acute Cerebrovascular Events with Embolism）研究是一项随机、双盲、安慰剂平行对照、多中心临床试验，该研究的主要终点采用了定性影像学判读指标：入组10天内症状性/非症状性的缺血性病灶。新发缺血性病灶定义为DWI序列或FLAIR序列上新发现的、在基线影像缺血性病灶外的新发缺血病灶；或DWI或FLAIR序列上在基线影像缺血性病灶内新发的表观弥散系数（apparent diffusion coefficient，ADC）降低的病灶。该研究对于影像判读的标准沿用了国际上已发表的临床试验的标准。

（2）定量指标的判读标准：在设计定量指标的判读标准与分析规则时，需要详尽地调查目前研究现状与最新的参考资料、分析工具。影像判读标准中定量指标的分析规则需要与医学影像图像处理算法及图像分析方法的技术进步相适应。

欧洲阿尔茨海默病协会（European Alzheimer's Disease Consortium，EADC）和阿尔茨海默病神经影像学倡议（Alzheimer's Disease Neuroimaging Initiative，ADNI）发起了一项对MRI图像海马区域手动分割的统一基准方案项目，该研究的主要结局采用了定量影像学判读指标。在这个项目实施前，不同的自动分割算法计算同一影像的海马体积值结果可能相差很大，这是由于不同分割算法使用了不同的海马解剖学定义。该项目召集专家组，对海马区域的图像进行手动分割，使用多轮德尔菲法框架确认了海马在MRI图像上解剖边界的一致性，并应用于ADNI研究中的一组参考图像，提供了一套免费的解剖掩模金标准。未来的研究可以应用这些掩模训练和评估自动分割算法。

（3）其他注意事项：临床试验的影像判读过程应独立于来自研究中心的临床数据。涉及一位以上判读者的试验，应规定判读者内一致性、判读者间一致性的阈值。

5. 判读病例报告表 在制定结构化的影像判读病例报告表中的术语、诊断标准、判读指标的类型等标准时，应严格按照临床试验方案、统计方案、影像判读方案、整体病例报告表等研究文件进行设计制定。在定稿前，影像判读病例报告表需要经过临床试验学术委员会、执行委员会、数据安全监查委员会、临床事件委员会等的审核。

（二）人员准备

标准化的影像判读通常由经过训练的判读者执行，判读者为经过训练合格的影像学专家和/或临床专家，他们将审阅、判读临床试验过程中获得的医疗影像。

胶片成像到医学影像工作站影像显示的工作范式的革新，令医学影像判读的效率得到极大提升。高质量的影像数据是标准化影像判读的基础。医学影像判读过程是判读者直接与计算机上影像工作站的交互过程。

1. 判读前准备 影像管理团队根据临床试验的方案、研究目的制订判读者培训计划。建议入选的影像判读者在开始判读前进行数次"模拟"判读，掌握判读系统的使用及判读方法。培训过程中可采用案例学习的方式，收集每位判读者的"模拟"判读结果，对判读者的水平进行评估。对重要的影像数据指标评估判读者间一致性。用同一判读者间隔一定时间的数次"模拟"判读结果，评估判读者内一致性。

鼓励判读者对判读系统、判读方法提出建设性意见。影像管理团队可根据判读者意见进一步优化影像判读方案和影像判读病例报告表。当影像判读方案和判读病例报告表确认最终版本后，应通知各位判读者，严格按照最终版本进行实际判读。

2. 判读过程中质控 在影像数据判读过程中，定期监测判读者内、判读者间一致性，当监测到一致性低于方案中设定的阈值时，建议及时组织再次培训。

（三）系统准备

在临床试验影像判读工作量大，需要多位判读者进行影像数据判读时，尤其是需要对关键影像数据指标进行双判读的情况下，建议与一站式临床研究信息化服务平台合作，将影像判读病例报告表转化为支持双判读的网页版工具，供判读者远程使用，提高判读效率。可为每一位判读者设置独立账号，保持判读的独立性。

（四）判读方法

1. 定性指标的判读方法　建议应用由第三位判读者裁决不一致的双判读方法：两位判读者判读同一位患者的一组影像数据，由判读系统或影像管理团队人工比对两位判读者给出的结果，一致则通过，不一致则交由第三位判读者进行裁决，得到最终结果。建议邀请高水平、经验丰富的影像学专家和/或临床专家作为第三位判读者，对不一致的指标进行裁决。

2. 定量指标的判读方法　具体判读方法：一位判读者对一组影像数据中的目标区域进行标注/计数/测量，另一位判读者对其标注的范围、计数可靠性或测量准确性进行审查，一致则通过，不一致则交由第三位判读者进行裁决并确定最终结果。建议邀请高水平、经验丰富的影像学专家和/或临床专家做审查判读者。

（五）判读结果提交

影像数据判读后得到结构化的数据，在进行裁决、审核后得到最终版结果，可从判读系统导出。由影像管理团队根据影像判读病例报告表撰写影像数据变量字典。将影像判读最终版结果连同影像数据变量字典提交给数据安全监查委员会。

二、神经科学影像判读

神经科学影像数据的判读（分析），是指基于影像设备获得神经影像数据，通过计算得到成像衍生表型（imaging-derived phenotypes），如大脑皮层厚度、灰质核团的体积、脑结构及功能连接的特征等。成像衍生表型可以相对客观地提供独特的信息，研究其与临床表型之间的相关性有助于揭示认知神经机制、脑发育机制、脑老化机制和脑疾病机制。

基于MRI的神经影像数据，由于其优异的空间和时间分辨率，被广泛应用于临床和科学研究。得到各种定量化的测量指标（如大脑皮层厚度、大脑体积等）需要一系列图像处理和后续的分析工作。对于神经科学相关的影像，如弥散张量成像（diffusion tensor imaging，DTI）、功能磁共振（functional magnetic resonance imaging，fMRI）等数据，无法依靠临床医生进行临床诊断，需要通过科研软件进行规范化处理。通常这些处理方式有国际通用的方法，下文将对相关流程进行简单介绍。

（一）数据格式转换

神经影像数据由磁共振机器采集得到，其基本存储格式是DICOM数据格式，这是现代医疗设备通用的标准影像数据格式，这些DICOM数据包含了大量设备、扫描序列及患者信息，通常这些信息在影像处理中不需要，同时由于保护患者隐私及便于后续的影像数据处理和分析等原因，首先应该将DICOM数据格式转换为标准的神经影像数据格式，即NIFTI数据格式。

1. DICOM数据格式转换为NIFTI数据格式　常用的DICOM数据格式转换为NIFTI数据格式的软件是dcm2niix，这是一种跨平台（WINDOWS、LINUX、MACOS）的应用，可以将不同设备产生的DICOM格式的数据转换为NIFTI格式的数据。这样保证了后续的数据分析、共享和隐私保护，并且更为有效。为了实现彻底的匿名化，有时也采用一些工具将患者的面部特征去除。也可以转换为更为标准的BIDS（brain imaging data structure）数据。

2. BIDS数据标准　BIDS脑影像数据标准是近年来出现的一种通用的脑影像数据存储标准，包括NIFTI影像及JSON描述文件。这些数据存储和描述标准，使得数据跨机构共享和跨平台、跨软件分析更容易实现，从而实现神经影像分析的可重复性。后者是近年来神经影像数据分析的重要发展方向。当前有很多可以实现从DICOM数据转换为BIDS数据结构的软件，例如dcm2bids、heudiconv等工具软件，可以参考其使用说明来选择合适的软件进行影像格式转换。转换为BIDS标准格式不仅可以使得数据共享、存储等标准化，也可以利用越来越多的主流数据分析软件进行影像数据分析。

（二）数据质量控制

数据格式转换完成后需要对数据进行质控，这是通常容易忽略然而又很重要的一步，一般包括原始数据和分析数据的质控。从影像设备获取神经影像，由于患者头动、患者器质性疾病及设备故障等原因造成采集图像质量下降，需对原始数据质控以避免造成后续数据处理结果错误。数据处理流程中，由于算法或者参数选择等原因导致中间结果数据质量不过关，例如头皮剥除不准确造成皮层厚度计算错误，通过对分析数据质控以避免得到错误的统计结果。这时需要对原始数据及中间处理的数据进行人工判读或者使用工具进行检测。目前已经开发了一些开源的质控工具，如MRIQC等，可以根据实际情况进行人工或者利用工具进行质控。

（三）数据处理

在进行具体的数据处理之前，通常需要对MRI不同模态影像数据进行校正，如梯度场校正（gradient distortion correction）、不均匀场校正等。这部分内容由于与对应的采集序列相关，在此不作详细介绍，具体可参考MRI设备及采用的序列，采用正确的校正方法。

神经影像分析通常研究组间差异，考虑到个体之间的差异，需要应用配准方法把每个个体变换到统一的坐标系下。这个统一的坐标系通常称为标准空间，例如MNI（montreal neurological institute）标准空间。将个体配准到标准空间后即可进行统计分析，在医学影像中应用最广泛的是广义线性模型（generalized linear model，GLM）方法。

1. 脑提取　通常作为结构影像处理的第一步，这一步的作用是将非脑组织（如颅骨、脊髓等）去除。只保留需要研究的脑组织、脑脊液，避免让非脑组织影响后续处理步骤。脑提取作为影像处理的第一步，通常被应用于T$_1$加权像，这是因为T$_1$加权像具有最好的组织对比度和最高的空间分辨率。当前，有很多工具可以实现自动的脑提取，例如FSL自带的bet，以及freesurfer里的分水岭算法等都能较好地实现自动化脑提取工作。

2. 图像配准　图像配准是把不同图像中的相同研究对象在空间对齐的过程。基本的数学描述就是给定一个目标图像$f(x)$，输入一个源图像$m(x)$，这里x是图像空间点的坐标（可以是2D或者3D坐标）。配准过程就是找到一个最优的空间变换T（也称为变形场），使得目标函数$S[f, T(m)]$达到最优的过程。通常根据变形场的类型可以分为线性配准（包括刚体配准、仿射配准等）和非线性配准（如个体到标准空间的配准）。线性配准具有很小的自由度，因此在计算量很少的情况下即可得到配准结果。线性配准通常用于同一患者不同模态影像数据之间的配准，例如T_1加权像与功能图像之间的配准。除了前面提到的把个体图像配准到标准空间外，也经常把标准空间中的模板图像向个体图像配准，这样可以实现基于脑图谱的个体图像分割。总之，图像配准在影像数据处理中起着核心作用，配准结果的好坏直接影响最终分析结果。

3. 图像分割　大脑可以分成白质、灰质和脑脊液，也可以按照功能分为不同的区，因此通常需要对大脑进行分割，提取感兴趣的研究区域。例如，研究丘脑需要把丘脑与其他脑区分开，甚至对丘脑进行更精细的划分。通常脑影像分割包括三大类：① 脑组织分割，最常见的分割是将大脑分为灰质、白质和脑脊液。大量的算法被提出并被应用于脑组织分割。例如，基于聚类的方法、基于卷积神经网络（convolutional neural network，CNN）模型等。常见的神经影像工具，例如FSL、freesurfer等都开发了成熟的脑组织分割算法。② 病灶分割，这类方法需要把大脑中的病变位置自动标记和提取，例如梗死灶的自动分割、白质高信号的自动分割、血管周围间隙的自动提取等。当前基于神经网络的深度学习方法是主流的病灶提取方法，其优点是一旦训练好分割模型，则可以达到很高的分割精度。缺点是需要较大数量的训练数据及需要人工进行标记。另外，在真正的临床应用中，需要考虑更好的泛化技术使得模型能够针对不同中心、不同扫描参数的影像都能得到好的分割结果。③ 大脑按照解剖和功能进行分区，例如将深部灰质核团自动提取、将大脑按照功能进行分区等。

（四）统计分析

影像数据分析的目的通常是为了找到不同人群之间的差异，因此需要统计模型，例如GLM，以提取个体的信息，这些信息包含了个体的生理差异及图像噪声，这些差异使得每个测量结果都是一个随机变量，最后分析组间是否存在差异。

三、人工智能判读

人工智能在医学影像的判读、诊断和预测分析的应用正在对临床实践产生重大影响。在科研影像后处理中，图像分割是从图像中推断知识的关键步骤。图像分割技术大致分为有监督和无监督两类。

无监督分割技术依赖于图像的强度与梯度分析，在对边界不明确的目标对象进行分割时，基于梯度的分割技术容易产生噪声、伪影；基于图模型的分割技术虽然对噪声具有稳健性，但由于采用迭代方案以多步增强分割结果，通常带来较高的计算成本。有监督的分割技术通过训练样本结合了关于图像处理任务的先验知识，主要包括支持向量机（support vector machine，SVM）、随机森林（random forest，RF）和K最近邻分类方法（K-nearest neighbor，KNN）。

深度学习是人工智能中最先进的机器学习方法之一。既往研究显示，与传统技术相比，深度学习的性能优越，甚至在某些任务中优于影像医生。深度学习是一种表征学习方法，其中复杂的多层神经网络架构通过将输入信息转换为多级抽象来自动学习数据的表征。对于医学影像中的模式识别任务，深度卷积神经网络（deep convolutional neural network，DCNN）是最常用的深度学习方法，在自然图像的语义分割方面取得了最先进的性能。对于足够大的训练集，DCNN可以通过使用反向传播迭代调整权重来学习从给定任务的训练样本中提取相关特征，具有高的选择性与不变性。

在脑血管病急性期再灌注治疗领域，多项研究应用了人工智能方法识别急性大血管闭塞和低灌注/缺血半暗带区域。RAPID软件应用了RF方法，经过2012年发表的DEFUSE-2（Diffusion and Perfusion Imaging Evaluation for Understanding Stroke Evolution 2）研究的验证，于2013年获得了美国FDA的批准。RAPID软件可以在2分钟内处理CT或MRI的灌注图像，在分析MRI图像时，首先对DWI进行配准，然后根据预定义阈值计算缺血半暗带与梗死核心的体积比值。RAPID软件继DEFUSE-2后又支持了多项血管内治疗研究的实施，包括DEFUSE-3等多项研究。

我国自主研发的iStroke AIS再灌注治疗智能决策平台软件，应用人工智能技术，从病变识别、复杂影像处理、复杂影像分析、推送精确的卒中风险评估结果到溶栓/取栓医师终端仅需3分钟（图13-3）。

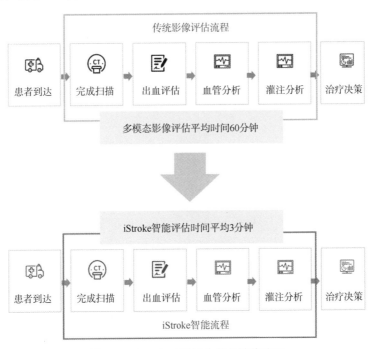

图13-3　iStroke AIS平台优化诊疗流程

iStroke AIS平台可以自动处理ADC和灌注加权成像序列（perfusion weighted imaging，PWI）影像（图13-4）。

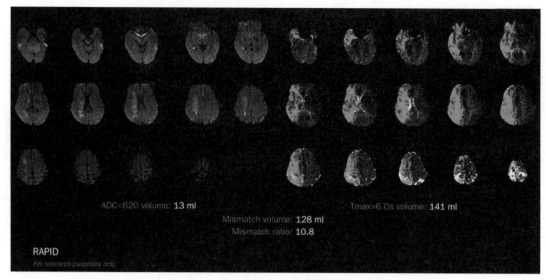

图13-4　iStroke AIS平台灌注分析结果展示

注：梗死核心体积13ml，低灌注体积141ml，错配体积128 ml，错配比例10.8

iStroke AIS平台识别的梗死核心体积与实际情况无显著差异（P=0.07）。iStroke AIS平台在DEFUSE-3标准下识别的梗死核心体积、错配体积及错配比例，与RAPID软件识别的结果具有良好的一致性（κ系数=0.76）。

在未来的研究中，人工智能的方法和工具将进一步助力临床试验影像判读，帮助研究者进行入组筛选、数据分析及优化临床决策。

第三节　实　　例

CHANCE-2研究方案要求为入组的患者安排颅脑MRI检查，需要在入组后72小时内完成如下序列的采集：T_1+T_2+FLAIR+DWI+ADC+梯度回波T_2*序列（gradient recalled echo-T_2*，GRE-T_2*）。

影像采集目的主要为判读TOAST（Trial of ORG 10172 in Acute Stroke Treatment）病因分型、梗死模式与形态、是否出现出血转化等。

项目运行管理团队对CHANCE-2研究的各临床试验分中心的研究者进行了影像采集、影像数据保存、质控、传输的培训，在研究启动会和各分中心启动会上均进行了相关要求的详细解读（图13-5）。

MRI 扫描程序

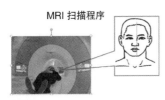

MRI 扫描程序

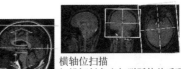

三轴定位

横轴位扫描
扫描倾斜角度与胼胝体前后联合连线平行
范围：上包括颅顶脑组织，下包括小脑及
　　　延髓
冠状定位图使扫描线与大脑纵裂垂直
横断定位图使扫描野居中对称

仰卧位、头先进
摆位时左右居中，头部正对前方，勿左右旋转，必要时
　加放海绵垫
定位中心位于眉心，垂直线通过鼻部中线、激光定位灯
　通过眼睛时必须闭眼

数据核实

影像序列小结

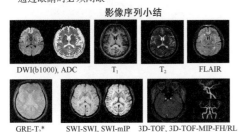

DWI(b1000), ADC　　　T₁　　　T₂　　　FLAIR

GRE-T₂*　SWI-SWI, SWI-mIP　3D-TOF, 3D-TOF-MIP-FH/RL

患者的所有影像资料将被审核以判断是否按照影像
　方案采集，并以此判断评判项目
　　–扫描日期、患者姓名
　　–数字图像的可判读性（运动伪影、金属伪影等）
　　–扫描程序的完整性
　　–图像的完整性

图13-5　CHANCE-2研究影像方案的培训内容示例

　　在CHANCE-2研究执行过程中，项目运行管理团队和天坛神经影像研究中心与每个分中心均建立了影像数据采集、质控、回收微信群，实时进行成像、数据质控和回收流程的答疑与指导。

　　CHANCE-2研究方案要求入组的患者进行24小时动态心电图等心脏检查，并且在出院前完成血管评估检查。MRI检查数据需要以DICOM格式采集，光盘存储并邮寄至天坛神经影像研究中心，进行统一质控和去隐私化处理，并保存于大数据中心。

　　由影像管理团队联合学术委员会严格按照试验方案、统计方案、影像判读方案、病例报告表等研究文件制定结构化的影像判读病例报告表，与一站式临床研究信息化服务平台合作，将影像判读病例报告表转化为支持双判读的网页版系统。判读者在远程工作站登录存储有影像数据的桌面云浏览影像，同时打开网页版判读系统记录判读结果（图13-6）。

　　经过严格资质审核与判读训练的判读人员，每人通过一个专属账号登录判读网页，应用大数据中心的桌面云工具，对统一存储的影像数据进行双盲判读分析（对于同一患者的影像，两个判读者间互不了解对方的判读结果），并进行中心化病因分型，将判读结果录入判读网页进行提交。

　　判读过程中由学术委员会对判读质量进行监控，邀请高级影像学、神经病学专家解决双判读分歧。最终得到的高质量影像判读结果、中心化病因分型结果应用于研究主文章的数据分析和亚组分析。

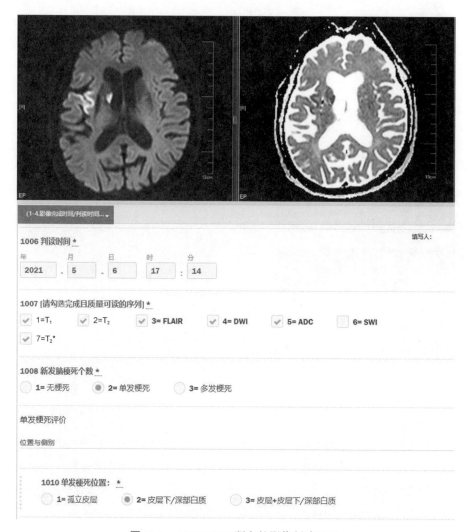

图13-6　CHANCE-2研究的影像判读过程

（荆　京）

参 考 文 献

Albers GW，Marks MP，Kemp S，et al. 2018. Thrombectomy for stroke at 6 to 16 hours with selection by perfusion imaging[J]. The New England Journal of Medicine，378（8）：708-718.

Amarenco P，Albers GW，Denison H，et al. 2017. Efficacy and safety of ticagrelor versus aspirin in acute stroke or transient ischaemic attack of atherosclerotic origin：a subgroup analysis of socrates，a randomised，double-blind，controlled trial[J]. The Lancet Neurology，16（4）：301-310.

Amarenco P，Albers GW，Denison H，et al. 2017. Ticagrelor versus aspirin in acute embolic stroke of undetermined source[J]. Stroke，48（9）：2480-2487.

Amaro E Jr.，Barker GJ. 2006. Study design in fMRI：basic principles[J]. Brain and Cognition，60（3）：220-232.

Austein F，Riedel C，Kerby T，et al. 2016. Comparison of perfusion CT software to predict the final infarct volume after thrombectomy[J]. Stroke，47（9）：2311-2317.

Bandettini PA. 2012. Twenty years of functional MRI: the science and the stories[J]. Neuroimage, 62（2）: 575-588.

Boccardi M, Bocchetta M, Morency FC, et al. 2015. Training labels for hippocampal segmentation based on the EADC-ADNI harmonized hippocampal protocol[J]. Alzheimer's & Dementia: the Journal of the Alzheimer's Association, 11（2）: 175-183.

Bocchetta M, Boccardi M, Ganzola R, et al. 2015. Harmonized benchmark labels of the hippocampus on magnetic resonance: the EADC-ADNI project[J]. Alzheimer's & Dementia: the Journal of the Alzheimer's Association, 11（2）: 151-160. e155.

Campbell BC, Mitchell PJ, Kleinig TJ, et al. 2015. Endovascular therapy for ischemic stroke with perfusion-imaging selection[J]. The New England Journal of Medicine, 372（11）: 1009-1018.

Chan HP, Samala RK, Hadjiiski LM, et al. 2020. Deep learning in medical image analysis[J]. Advances in Experimental Medicine and Biology, 1213: 3-21.

Ding L, Liu C, Li Z, et al. 2020. Incorporating artificial intelligence into stroke care and research[J]. Stroke, 51（12）: e351-e354.

Evans SR. 2010. Fundamentals of clinical trial design[J]. Journal of Experimental Stroke & Translational Medicine, 3（1）: 19-27.

Glover GH. 2011. Overview of functional magnetic resonance imaging[J]. Neurosurg Clinics, 22（2）: 133-139.

Gu HQ, Xie XW, Jing J, et al. 2020. Shuxuetong for prevention of recurrence in acute cerebrovascular events with embolism（SPACE）trial: rationale and design[J]. Stroke and Vascular Neurology, 5（3）: 311-314.

Hill MD, Martin RH, Mikulis D, et al. 2012. Safety and efficacy of NA-1 in patients with iatrogenic stroke after endovascular aneurysm repair（ENACT）: a phase 2, randomised, double-blind, placebo-controlled trial[J]. The Lancet Neurology, 11（11）: 942-950.

Hong KS, Lee SH, Kim EG, et al. 2016. Recurrent ischemic lesions after acute atherothrombotic stroke: clopidogrel plus aspirin versus aspirin alone[J]. Stroke, 47（9）: 2323-2330.

Jiang F, Jiang Y, Zhi H, et al. 2017. Artificial intelligence in healthcare: past, present and future[J]. Stroke and Vascular Neurology, 2: 230-243.

Johnston SC, Amarenco P, Albers GW, et al. 2016. Ticagrelor versus aspirin in acute stroke or transient ischemic attack[J]. The New England Journal of Medicine, 375（1）: 35-43.

Lansberg MG, Christensen S, Kemp S, et al. 2017. Computed tomographic perfusion to predict response to recanalization in ischemic stroke[J]. Annals of Neurology, 81（6）: 849-856.

Lansberg MG, Straka M, Kemp S, et al. 2012. MRI profile and response to endovascular reperfusion after stroke（DEFUSE 2）: a prospective cohort study[J]. The Lancet Neurology, 11（10）: 860-867.

LeCun Y, Bengio Y, Hinton G. 2015. Deep learning[J]. Nature, 521（7553）: 436-444.

Markus HS, Droste DW, Kaps M, et al. 2005. Dual antiplatelet therapy with clopidogrel and aspirin in symptomatic carotid stenosis evaluated using doppler embolic signal detection: the clopidogrel and aspirin for reduction of emboli in symptomatic carotid stenosis（CARESS）trial[J]. Circulation, 111（17）: 2233-2240.

Miller CG, Krasnow J, Schwartz LH. 2014. Medical Imaging in Clinical Trials[M]. London: Springer-Verlag London.

Mumford JA. 2012. A power calculation guide for fMRI studies[J]. Social Cognitive and Affective Neuroscience, 7（6）: 738-742.

Nogueira RG, Jadhav AP, Haussen DC, et al. 2018. Thrombectomy 6 to 24 hours after stroke with a mismatch between deficit and infarct[J]. The New England Journal of Medicine, 378（1）: 11-21.

Park SH, Han K. 2018. Methodologic guide for evaluating clinical performance and effect of artificial intelligence technology for medical diagnosis and prediction[J]. Radiology, 286（3）: 800-809.

Powers WJ，Rabinstein AA，Ackerson T，et al. 2019. Guidelines for the early management of patients with acute ischemic stroke：2019 update to the 2018 guidelines for the early management of acute ischemic stroke：a guideline for healthcare professionals from the American Heart Association/American Stroke Association [J]. Stroke，50（12）：e344-e418.

Saver JL，Goyal M，Bonafe A，et al. 2015. Stent-retriever thrombectomy after intravenous t-PA vs. t-PA alone in stroke[J]. The New England Journal of Medicine，372（24）：2285-2295.

Schwarz AJ. 2021. The use，standardization，and interpretation of brain imaging data in clinical trials of neurodegenerative disorders[J]. Neurotherapeutics：the Journal of the American Society for Experimental NeuroTherapeutics，18（2）：686-708.

Seo H，Badiei Khuzani M，Vasudevan V，et al. 2020. Machine learning techniques for biomedical image segmentation：an overview of technical aspects and introduction to state-of-art applications[J]. Medical Physics，47（5）：e148-e167.

Soares JM，Magalhaes R，Moreira PS，et al. 2016. A hitchhiker's guide to functional magnetic resonance imaging[J]. Frontiers in Neuroscience，10：515.

Straka M，Albers GW，Bammer R. 2010. Real-time diffusion-perfusion mismatch analysis in acute stroke[J]. Journal of Magnetic Resonance Imaging：JMRI，32（5）：1024-1037.

Thomalla G，Cheng B，Ebinger M，et al. 2011. DWI-FLAIR mismatch for the identification of patients with acute ischaemic stroke within 4.5 h of symptom onset（PRE-FLAIR）：a multicentre observational study[J]. The Lancet Neurology，10（11）：978-986.

Thomalla G，Simonsen CZ，Boutitie F，et al. 2018. MRI-guided thrombolysis for stroke with unknown time of onset[J]. The New England Journal of Medicine，379（7）：611-622.

U. S. Food and Drug Administration. 2018. Clinical trial imaging endpoint process standards guidance for industry[R/OL]. [2022-12-06]. https：//www. fda. gov/media/ 81172/ download.

Wang Y，Meng X，Wang A，et al. 2021. Ticagrelor versus clopidogrel in *CYP2C19* loss-of-function carriers with stroke or TIA[J]. The New England Journal of Medicine. 385（27）：2520-2530.

Wong KS，Chen C，Fu J，et al. 2010. Clopidogrel plus aspirin versus aspirin alone for reducing embolisation in patients with acute symptomatic cerebral or carotid artery stenosis（CLAIR study）：a randomised，open-label，blinded-endpoint trial [J]. The Lancet Neurology，9（5）：489-497.

Xiong Y，Luo Y，Wang M，et al. 2022. Evaluation of diffusion-perfusion mismatch in acute ischemic stroke with a new automated perfusion-weighted imaging software：a retrospective study[J]. Neurology and Therapy，11（4）：1777-1788.

临床试验数据质量是评价临床试验结果的基础，数据管理的目的是确保数据的可靠、完整和准确，获得高质量的数据。本章将介绍数据管理的过程，包括采集/管理系统建立、病例报告表（CRF）及数据库的设计、数据接收与录入、数据核查与质疑、医学编码、外部数据管理、盲态审核、数据库锁定、数据导出及传输、数据库及数据管理文档的归档等。

第一节　数据采集

数据采集是临床试验的核心环节，科学合理的数据采集流程、数据采集方式是获得高质量临床试验数据的基础，为评估临床试验中干预措施效果提供数据支持。由于临床试验规模不同、数据来源多样化等原因，数据的采集方式有不同的要求，本节着重介绍常见的数据采集方式及不同数据采集方式需要的数据采集流程、数据采集平台和技术支持等。

一、临床试验数据来源及主要采集方式

研究者在临床试验数据采集开始之前，首先应根据研究目标及能够获取的数据资源，全面了解和思考本次开展的临床试验拟采集的数据类型，科学合理的数据采集方式，可以提高后续数据获取的效率和准确性，起到事半功倍的效果。

（一）临床试验中的数据来源

（1）经纸质或电子CRF调查采集的数据。一般包含纳排标准、受试者基本信息、生命体征数据、临床试验关键观察指标数据、试验过程中不同阶段随访数据等。

（2）来源于医院电子病历系统的临床诊疗数据。这部分数据为受试者于医疗机构就诊过程中自动生成的电子数据库，部分信息可应用于临床试验。

（3）基因测序和生化检查等实验室检测数据。临床试验过程中根据试验设计需求，一般采用统一、标准化的采集流程获取受试者血样，经中心化检测后，自动生成电子化的基因数据库、生化指标数据库等。

（4）医学影像资料。受试者影像信息，以图像的形式采集、存储，需经由专业的影像

医生或借助医学影像判别技术判读，再形成标准化的电子数据库。

（二）纸质 CRF 数据采集

利用纸质CRF进行数据采集是最经典的方式，在传统临床试验中应用广泛。纸质CRF填写方便，如出现填写错误也易于修正并留痕，并且在后续随访受试者时也可便捷地查看前期诊疗记录，使研究者及时掌握受试者的情况。对于个体的临床医生或小的临床科研团队而言，可能在研究开展之初并没有经费支持，相较于电子采集系统，纸质CRF节省了电子采集系统所需要的开发时间和开发经费，有利于临床试验的快速开展。

通过纸质CRF采集的数据，需要将纸质版的数据信息录入、编码形成电子数据库后才可以用于统计分析，评价临床试验中干预措施的效果。常用的数据库录入软件包括EpiData、Epi Info、Access等。其中EpiData为轻量级免费数据录入软件，具有存储量大、使用便捷、可实现双录入和逻辑判断等优点，是临床试验纸质数据电子化录入和存储使用最广泛的免费软件。

研究者完成纸质版问卷内容录入电子数据库后，除了完成电子版数据的安全备份保存外，纸质版问卷也需长期保存。纸质CRF的存储条件要求较高，一般要求保存年限大于10年，以便后期数据核查和溯源。此外，纸质CRF还存在采集效率低、数据转录过程中错误率高、不能实现实时数据逻辑校验等问题。随着信息科技的发展，越来越多的研究者选择电子化数据采集的方式。

（三）电子数据采集

1. 电子数据采集概念 20世纪70年代末，欧美等发达国家首次提出远程数据传输的概念，将病例报告表以传真、扫描自动识别等方式传送到数据中心，或者请求配有计算机的试验机构将数据录入计算机后传送到数据中心。伴随着现代网络科技和信息技术的发展，基于网络平台构建的电子数据采集（EDC）方式逐渐被应用于临床试验数据采集。

2005年5月美国药品研究与制造商协会（The Pharmaceutical Research and Manufacturers of America，PhRMA）下属的临床试验EDC工作组和统计与数据管理技术组，联合发表了关于EDC的专题报告，并正式对EDC做出定义：EDC是采用电子形式而非纸质形式将临床试验数据直接传送至申办者的数据采集技术。目前，EDC可通过计算机、局域网、互联网、PDA和各种便携式设备、互动式语音或网络应答系统及远程数据输入等方式，将数据从研究分中心采集、上报、传送至数据处理中心，实现临床试验全过程信息管理自动化。相比于传统纸质数据采集，EDC在数据录入和管理方面具有很大优势，可使研究数据的获取、传输、质量控制、信息反馈、结果报告同步进行，提高了研究效率；EDC系统还可以根据临床试验多中心、多角色管理需要，设置相应的质量控制模块或权限，使数据收集、监查和管理更合理，有效保证数据质量，同步收集各个分中心数据，及时汇总导出，降低出错概率，减少后期数据处理的工作量。

2. 电子数据采集方式 根据电子数据采集系统采集数据的时效性，可以将其分为离线采集、在线采集和混合采集。

（1）离线采集：又称单机模式采集。EDC系统应用程序与数据存储在研究机构的终端计算机上，终端计算机的硬件和软件都必须经过并维持有效性验证。采集的数据定期通过CD或光盘快递到数据管理中心。该采集方式适用于难以保证互联网稳定的情况。

（2）在线采集：又称网页浏览器模式采集。所有EDC系统相关应用程序、表格和数据存储在数据管理中心的中央服务器上，临床试验机构终端计算机通过安全的网页浏览器连接互联网访问中央服务器以采集、存储数据，并实现信息共享、实时更新。该采集方式适用于互联网连接稳定，且网络、软件易于实现维护的地区。在线采集也是目前临床试验数据采集中最为常用的方式之一。

（3）混合采集：联合采用离线采集和在线采集方式。例如，当网络运行缓慢或无法连接网络使用EDC系统时，离线状态继续采集数据，恢复网络时再同步数据到中央服务器上。这种方式有利于临床试验开展过程中在网络不稳定的情况下可以继续保持数据采集工作，保障研究的顺利进行，但这种情况需要保持采集终端数据库与服务器数据库的同步，数据的核查只有在数据同步之后才能进行。

3. 电子数据采集系统的选择策略 随着EDC系统在临床试验研究中的应用推广和网络开发技术的提高，EDC系统的功能也逐渐扩展、完善，不再局限于数据的采集和录入，而是逐渐发展成为一个集受试者管理、试验管理、数据管理、质量控制等功能于一体的综合化信息管理系统，如Medidata公司开发的Medidata系统、Oracle公司开发的Oracle Clinical系统、Phase Forward公司开发的Clintrial系统等。目前针对EDC系统并没有统一的开发标准，研究者可以依据临床试验的规模、类型、经费、功能需求、安全性等因素，综合选择合适的EDC系统。

（1）付费开发EDC系统：临床研究机构付费委托EDC开发团队开发的EDC系统。可根据临床试验规模、类型，定制、开发出较为适合试验设计的EDC系统，并且可根据试验需求，维护试验运行、后期试验数据管理等工作。如何在众多EDC开发公司和组织中选择最适合当前临床试验的开发团队，可综合考虑以下几个方面：① EDC系统功能的完善性、兼容性和扩展性；② 开发团队服务的专业程度和服务的及时性；③ 开发团队的核心业务和规模；④ 产品开发及维护费用；⑤ 数据安全措施及认证。

（2）免费开源EDC系统：REDCap（Research Electronic Data Capture）由范德堡大学Paul Harris教授团队于2004年开发，是一个成熟免费、安全可靠、网络化的在线临床研究和试验数据库管理程序，适用于中小型项目的电子化数据收集、存储及交换。自2006年起向非营利性机构免费开放使用，目前已经形成一个庞大的REDCap联盟和社区，截至2022年12月，有6 258个机构、151个国家、230万用户使用该系统，已发表文章2万余篇，是目前全球最大的临床与转化医学研究试验数据库系统。REDCap系统的主要优点是使用简单、安全可靠、网络化访问、与主流统计软件兼容，并且免费。REDCap界面友好，不需要计算机专业背景和IT知识就能快速灵活地建立自己的数据库，REDCap本身可以进行简单数据统计，也可以导出后用SPSS、Excel、SAS、R等软件进一步分析。REDCap可以云端部署，个人计算机端、iPad和智能手机随时访问使用。REDCap也可以在局域网部署，但是部分功能无法完全实现。

OpenClinica EDC创建于2005年，由美国OpenClinica公司开发，是全球第一款开源临床试验及临床数据管理软件，也是发展速度最快、普及度最高的临床试验EDC系统软件，十余年间已累计为一百多个国家、400多项临床试验提供数据管理、采集服务。OpenClinica EDC分为社区版和企业版，其中社区版是免费开源的，功能模块涵盖表单设计、数据提交、数据监管、研究管理等。

ClinCapture EDC由OpenClinica EDC发展而来，可看作OpenClinica的一个分支，这两个系统的主要差别是ClinCapture EDC在OpenClinica EDC已有功能的基础上，扩展、完善了随机化和医学编码功能。但是ClinCapture的医学编码功能在其增强服务中，需要依照使用期限付费。

二、电子数据采集系统的建立

电子数据采集系统的构建应严格按照临床试验方案，以项目CRF为依据，添加逻辑核查、数据质询稽查、角色权限管理、项目管理等功能，以电子化调查表单的形式呈现。电子病例报告表（eCRF）页面的设计包括编码字典、字段、随访表单及动态结构。数据库程序员需要依据EDC系统功能，将编码字典、字段、随访等按层级一一搭建为eCRF页面。EDC构建完成后，数据库程序员需配合数据库测试人员完成页面的测试，直至通过。

（一）表单及随访设计

表单是数字化设计中最常见的一种元素，但也是最为琐碎和基础的一个设计元素。表单中包含多种字段，由于一些字段可能在不同模块、不同时间节点被反复调查，表单结构具有可重复性，因此可将表单分为非重复结构表单、重复结构表单和复合结构表单。

（1）非重复结构表单：此类表单中的字段在研究中仅调查一次，例如受试者个人信息，包含性别、出生日期、民族等。

（2）重复结构表单：此类表单中的字段在研究中调查多次，例如受试者既往病史、用药信息、不良事件等。

（3）复合结构表单：此类表单中既有非重复调查内容也有重复调查内容，如不同随访点的生命体征测量，可能包含重复测量项目，也包含非重复测量项目。

表单设计完成后，按照研究方案采集数据时间节点，组成随访，每个随访可以包含多个表单，临床试验中常见的随访结构如下：

（1）筛选与入组随访，包含纳排标准、患者首次生命体征等表单。

（2）随机化当日及出院当日随访，包含患者基本信息、既往史、随机化前药物治疗、体格检查、随机化分配及药物发放、实验室检查、影像学检查、入组事件诊断、研究用药依从性与合并用药、出院时体格检查、住院期间事件记录等表单。

（3）患者随随访视，包含随访日期、体格检查、研究药物依从性、研究药物发放、终点/不良事件、合并用药等表单。

根据研究设计可有多次随访，随访内容可根据实际情况调整。

（二）标准化数据字典的构建

统一、标准化的数据字典可提高数据采集的质量和后期分析处理的效率，并可促进不同项目数据库的汇交使用。在同一研究机构内，项目编制数据字典应按照一定的标准以保证其规范性。数据字典编制应与CRF设计同步进行，CRF编制完成后，数据字典编制同步完成。定稿后，一并交由电子系统开发人员进行eCRF开发。

标准化的数据字典一般应包含以下维度：

（1）域（domain）：研究方案中的随访名称，如"入院随访"、"出院随访"和"3个月随访"等。

（2）子域（sub_domain）：随访表单中模块名称，如"既往史"、"用药史"和"实验室检查"等。

（3）数据库中标准化变量名（variable_name）：变量在数据库中存储的名字。

（4）中文变量标签列（label_CHN）：数据库中变量对应的中文释义。

（5）中文变量赋值（value_CHN）：数据库中变量对应的赋值中文释义。

（6）英文变量标签（label_ENG）：数据库中变量对应的英文释义。

（7）英文变量赋值（value_ENG）：数据库中变量对应的赋值英文释义。

（8）问题类型（question_type）：分为数值（num）、文本（char）、单选（single choice）、多选（multiple choices）、日期（date）和日期时间（datetime）。

（9）回答条件（answer_condition）：回答此题的跳转条件。

（10）最小值（min_value）：变量取值的下限。

（11）最大值（max_value）：变量取值的上限。

（12）变量推荐等级（recommend classification）可参考美国国家神经病学与卒中研究所（National Institute of Neurological Disorders and Stroke，NINDS）推荐的方式：依据问题的重要程度进行分级，从1级到5级依次递减。1=general core（问卷设计必不可少），2=disease core（专病问卷设计必不可少），3=supplemental-highly recommended（问卷设计强烈推荐的问题），4=supplemental（问卷设计一般推荐的问题，供参考），5=exploratory（问卷设计可能会用到的问题，供参考）。

（三）字段及其逻辑设置

字段是调查内容以变量形式在eCRF中的具体呈现，设计eCRF时，根据不同的字段类型和研究方案设计，对字段做出逻辑限制，可自动质询填写内容，提高调查数据的准确性。常见的字段类型及其逻辑限制条件如下：

（1）字符型：即自由文本类型，可由文字、字母、数字、日期、时间、符号等任意组合而成，多用于对CRF中某问题的评论、备注、受试者报告的逐词术语（如不良事件名称、药物名称），以及对现有编码型数据的补充等（如选择"其他"，需要填写"其他"的描述）。设计字符型字段时可依据调查待填写内容限制字段长度，降低填写错误率。

（2）编码型：常用于单选、封闭性多选、开放性多选题目。设置编码时应尽量做到eCRF编码的统一性，例如，1-否，2-是；0-否，1-是；N-否，Y-是等等，编码不要混用。

（3）数字型：可为整数、小数。设置逻辑限制时，可分别对整数位、小数位做长度限制，并用小数点分隔表示，如小数型长度10.2表示最长不超过10位，其中小数不超过2位，整数部分最大为10–2=8位。

（4）日期时间型：由于日期时间样式的多样性，在填写时比较容易发生错误。设置逻辑限制时应给出具体的日期时间样式并加以说明，如美国日期多采用月-日-年（MM-DD-YYYY）格式，欧洲多采用日-月-年（DD-MM-YYYY）格式，我国通常表示为年-月-日（YYYY-MM-DD）。

（四）用户角色及权限管理

EDC系统应具备用户管理、角色管理和权限管理功能模块，对数据管理系统中不同人员或角色授予不同的权限，只有经过授权的人员才允许操作（记录、修改等），并应采取适当的方法监控和防止未获得授权的人操作。数据管理和项目管理部门共同确认项目成员角色，向EDC系统开发工程师申请不同角色的账号并配置权限，主要的角色及其权限如下：

（1）主要研究者（PI）：拥有项目EDC运行管理最高权限，拥有批准EDC上线的审批、签名权限。

（2）项目经理（PM）：拥有对角色、分中心等组合权限的配置，可以对项目组的成员进行系统权限授予。

（3）临床研究监查员（CRA）：拥有数据查看、发起、处理质疑的权限。

（4）临床研究协调员（CRC）：拥有数据录入和查看、新增受试者、核查和处理数据质疑的权限。

（5）数据管理员（DM）：审核、质询数据；数据管理最高权限，还拥有数据汇总、批量处理、编码管理权限，临床试验项目结束并且所有数据质询疑问已解决后，负责冻结、锁定数据库。

（五）系统测试

设计完成后EDC开发公司应对EDC系统和后台存储安全性进行测试，并将测试结果整理后发送给项目经理和数据管理人员。

完成构建的录入界面后，需由数据管理部门严格按照CRF对数据库录入界面进行内部测试，随后交予PI、项目管理人员、CRA、研究中心人员进行外部测试，以确定数据库结构、录入界面及最终导出数据集的准确性与合理性，所有测试结果均应记录。通过内部和外部的共同测试后，导出数据库录入界面，即eCRF。eCRF必须由数据管理员、统计师、PI和项目经理等相关责任方审核，并根据各方提出的意见进行修改、补充和完善，获得各方批准后上线。数据库的建立及用户测试应在招募第一个受试者之前完成。

测试包括但不限于以下内容：

（1）数据库结构：域、变量名称、类型、长度、代码是否正确。

（2）各个随访顺序和随访中每个字段的顺序。

（3）数据录入界面：标签和录入数据显示是否正确，界面与规划是否方便录入。

（4）所有变量是否都存在于数据库中。

（5）导出的数据集是否与录入内容相同。

（6）不同用户浏览权限的准确性，质疑是否跳出。

（7）质疑是否在指定的数据点跳出。

（8）质疑文本是否与数据核查计划中描述一致。

（9）逻辑验证是否正确。

（六）数据库修改与更新

数据库上线后，若有方案、CRF或其他相关信息变更，可根据情况对数据库进行修改。应先由数据管理部门评估其变化对eCRF的影响，若有影响，则需对eCRF进行更新。数据库建库人员接到修改需求后，应先拟定修改方案，并基于测试数据库进行修改、测试，测试通过且经各方重新审核、定稿、批准后，再更新正式数据库并升级版本，标注版本号及版本日期，同时通知项目组成员，以确保信息一致。

三、临床试验数据管理系统的基本准则和要求

（一）国际化临床数据管理系统标准

国际上，国际人用药品注册技术协调会（ICH）的药物临床试验质量管理规范（GCP）对临床试验数据管理有着原则性要求。对开展临床试验的研究者、研制厂商的职责及有关试验过程的记录、源数据、数据核查等都直接或间接地提出了原则性的规定，以保证临床试验中获得的各类数据信息真实、准确、完整和可靠。

各国也颁布了相应的法规和指导原则，为临床试验数据管理的标准化和规范化提供具体的依据和指导。如《美国联邦法规》（Code of Federal Regulations，CFR）第21章第11部分规定了电子记录和电子签名与手写记录和手写签名具有同等的法律效力，从而美国FDA能够接受电子化临床研究材料。据此，FDA于2003年8月发布了相应的技术指导原则，对第11部分的规定作了具体阐释，并在计算机系统的验证、稽查轨迹，以及文件记录的复制等方面提出明确的要求。

2007年5月，美国FDA颁布的《临床试验中使用的计算机化系统的指导原则》为临床试验中计算机系统的开发和使用提供了基本的参照标准。由国际上相关领域专家组成的临床试验数据管理学会（Society of Clinical Data Management，SCDM）还形成了一部《临床数据质量管理规范》（Good Clinical Data Management Practice，GCDMP），为临床试验数据管理工作的每个关键环节都规定了相应操作的最低标准和最高规范，为临床试验中数据管理工作的实际操作提供了具体的技术指导。

（二）我国临床数据管理系统标准

近年来随着互联网通信和信息技术的不断发展，EDC在国内临床试验中越来越多地被采用。与传统的基于纸质的采集方式不同，EDC具有数据录入及时、实时发现数据错误、加快研究入组进度、保证数据质量等优势，因此药品监管部门鼓励临床试验中采用电子数据采集技术以保证数据质量。

为规范临床试验电子数据采集技术的应用，保证临床试验电子数据的真实性、完整

性、准确性和可靠性符合《药物临床试验质量管理规范》和数据管理工作相关规定的原则
要求，2016年国家食品药品监督管理总局（China Food and Drug Administration，CFDA）
制定了《临床试验的电子数据采集技术指导原则》。该指导原则分别对电子数据采集系统
的软件开发过程、系统的基本功能、系统的硬件支持、技术支持和网络环境使用要求及系
统的应用给出了规范性的指导建议。

第二节　数据管理

一、数据核查与清理

数据核查是指数据管理人员根据试验方案要求，对CRF中各指标的数值和相互关系
进行核查，进一步完善变量逻辑核查表，对于缺失、逻辑矛盾、错误或不能确定的异常数
据，以疑问表的形式由CRA传递给研究者复核并回答，再对数据库数据进行修订的过程。
数据核查与清理的目的是对临床试验过程中每一步骤伴随产生的错误进行清理，发现并解
决数据存在的问题，为盲态审核、统计分析和撰写总结报告做好准备。根据质疑产生方式
的不同，数据核查的方法分为系统自动核查、人工核查，系统自动核查又分为系统内置核
查和人工撰写的逻辑核查。

（一）数据核查的分类

按照临床试验执行过程中不同来源的数据错误，数据核查可分为原始数据核查
（SDV）、统计学核查、医学核查和数据质量核查，以提高临床试验数据的完整性、准确性
和一致性。

1. 源文件核查　源文件核查是指将源文件（原始资料）与记录在受试者CRF中的数据
进行对照核查，核查内容主要包括受试者基本资料、实验室检查结果等。通常由CRA在
每次随访时进行源文件核查。

2. 统计学核查　统计学核查通常由统计师进行，根据预先确定的研究目的，发现潜在
的问题，重点针对主要疗效指标、受试者的有效性和安全性数据。

3. 医学核查　医学核查由医学专家执行，重点对结果和事件进行核查，如受试者的基
线特征或疾病特点是否满足纳排标准、重大的方案违背、治疗的结果、严重或特殊的不良
事件。

4. 数据质量核查

（1）完整性核查：首先从观测和变量两个角度判断数据集是否存在缺失数据，然后核
查缺失情况，具体为关键数据尽量不缺失、其他数据有条件缺失和一些关键节点的缺失核
查。临床试验的关键数据为与研究目的相关的核心变量数据，如解释变量、协变量、结局
变量和时间变量。关键数据的缺失会影响数据质量，因此完整性核查时要求关键数据尽量
不缺失，缺失率控制在5%以内。有条件缺失指一些变量允许缺失，如男性受试者的妊娠
数据、不良事件未发生时相应字段要求是空的。完整性核查还包括一些关键节点的核查，

如脱落剔除病例的中止日期，中止原因填写是否完整；有既往病史、用药，却未收集相应表单中要求收集的相关变量数据。

人为因素导致的遗漏或丢失是数据缺失的主要原因。此外，还有临床研究中受试者失访；受试者由于不良事件、对干预措施的不耐受或缺乏疗效、治疗方案改变等原因中途退出；数据采集工具的故障、存储介质或传输媒体故障造成的数据丢失；有些对象的某个或某些属性是不可用的，如未婚者的配偶姓名、儿童的固定收入状况；获取信息的代价太大；信息暂时无法获取，系统实时性能要求较高等。

（2）准确性核查：即检查非合理的数值范围、无效的日期和时间等，如身高、体重、血压、生化检查结果等数值变量，除了核查数值有没有超过范围，还需要核查数值变量的单位，根据实验室正常值范围核查数据库中临床意义的判定是否正确，评判标准是否一致，日期和时间变量表现形式是否规范等。

（3）一致性核查：即核查不同数据和不同表单间的一致性，如年龄与出生日期的一致性，开始和结束时间的前后次序，转归和严重程度的一致性，不同随访间伴随用药的一致性，还有模块间最常见的交叉核查。交叉核查主要为病史、不良事件、合并用药及实验室检查之间的关系核查。临床试验过程中出现一部分外部数据需要与临床数据库中的数据进行比对，如中心实验室、第三方药代动力学/药效学（PK/PD）、严重不良事件（SAE）等外部数据基本信息的一致性核对。

（二）数据核查的方法

1. 系统自动核查 系统自动核查分为两类。一类是嵌入eCRF规范中的，即EDC系统的自动核查，将逻辑核查规范嵌入字符段中，当录入的数据不符合要求时，系统自动提醒。弱提醒为即使录入的数据不符合系统内置的逻辑，系统弹出提醒，提示研究者确认后仍可录入系统。强提醒为如果录入的数据不符合系统内置的逻辑，则不能录入系统，考虑到现实情况复杂，为了不损失数据，一般系统内置核查为弱提醒。另一类是人工撰写的逻辑核查，针对无法嵌入EDC系统的逻辑，如某些特殊的跨表单数据的核查及一些查漏补缺，可通过编辑SAS程序等核查数据，由电脑程序确认的所有错误必须记录在质疑表中，并由临床研究者核查相应的eCRF，对已录入的数据进行修改，数据修改的历史将在EDC系统中留痕。

2. 人工核查 人工核查的对象为系统自动核查难以实现的数据，如核查纵向数据的趋势。系统发现不一致的数据，人工进一步确认的过程，也为人工核查。功能强大的EDC系统，离线核查列表的内容很少，可以节省人力。

系统自动核查与人工核查内容不要重复，可先整理系统自动核查的逻辑，再撰写人工核查的逻辑，最后整合看是否所有影响数据质量的方面都核查到。

（三）数据核查计划

不论数据采集方式是纸质CRF还是EDC系统，数据管理人员均应在临床试验开始初期撰写完备、清晰的数据核查计划，明确数据核查内容、方式与核查要求，以便能高效、准确地对数据进行清理，最终获得高质量数据。数据核查计划还应由临床试验其他参与人员，如PI、统计人员进行审核，以防止漏查、错查、重复查的情况出现。相关人员根据数据核查计划进行编程或人工核查，之后发出质疑，确认数据。

1. 数据核查计划的撰写流程 数据核查计划（DVP）也称逻辑核查计划，是由数据管理人员为检查数据的逻辑性，依据临床试验方案及系统功能而撰写的系统设置文件。进行数据核查前，应制订详细的数据核查计划，明确数据核查内容、方式与核查要求。

撰写的主要流程为数据管理人员根据试验方案及CRF制订DVP，如果试验方案及CRF变动，数据核查计划随之修改。DVP由项目组成员共同进行多轮审核，确保各方一致，最终由主要研究人员批准定稿，编程人员负责根据DVP进行编程，测试后嵌入EDC系统中，实现自动核查，并进行人工核查。图14-1虚线部分为数据核查计划的撰写流程。

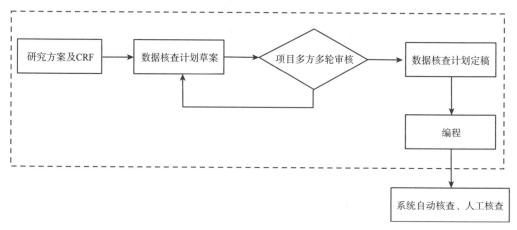

图14-1 数据核查计划的撰写流程

2. 数据核查计划的内容 数据核查计划通常包含标题、版本号和详细的更新内容、各个域核查条目数的总结、逻辑核查、质疑文本和离线核查清单。表14-1为临床试验项目的数据核查计划示例。

表14-1 数据核查计划示例

随访点	模块	逻辑	质询内容
临床观察及病史采集（治疗前）	NIHSS评分	NIHSS评分中利手、评分时间、检查项目第1a-11项分值均应填写	NIHSS评分均需填写（检查项目第12项除外），请全部填写
随访2.治疗期（6小时）	rhTNK-tPA	静脉推注开始时间应不晚于静脉推注结束时间	静脉推注开始时间应早于静脉推注结束时间
随访3.随访期（24小时±6小时）	24小时±6小时影像学检查	24小时±6小时影像学检查应填写，不能选否，不能为空	24小时±6小时影像学检查应填写，不能选否，不能为空
随访5.随访期（72小时±6小时）	开始随访时间	随访5时间范围为随访2时间（0小时）+66～78小时	随访5时间范围应为随访2时间（0小时）+66～78小时，随访5超窗，请核查
随访7.随访期（90天±7天）	开始随访时间	当随访时间–溶栓治疗时间大于97天，随访7未填写，系统提示	到随访7随访期（90天±7天）时间，请填写相关信息

3. 数据质疑管理　数据清理的过程，即数据质疑解决的过程。eCRF通过电子方式完成数据质疑，对纸质CRF数据核查后可产生质疑表并发送质疑表给研究者，研究者对疑问做出书面回答并签字后返回数据管理部门；数据管理员检查返回质疑表后，根据研究者在质疑表上的回答对已录入的数据进行修改，数据修改的历史将在EDC系统中留痕。质疑表中未被解决的质疑将以新的质疑表形式再次发出，直至数据疑问全部解答。不同核查类型的数据质疑文本书写，应制定标准化统一模板。数据质疑文本的书写规范可归纳为LSA公式，L为 "locate the discrepancy"，指出数据差异发生的具体数据点；S为 "state the discrepancy"，阐明数据差异具体细节；A为 "ask for resolution"，寻求CRA修正或核实所报告的数据。

二、医　学　编　码

医学编码（medical coding）的定义是通过数字、字符或者数字字符的标准化形式来表示受试者在临床试验中收集的病史、疾病诊断、不良事件、用药和其他治疗等内容的过程。医学编码是数据管理过程中的重点之一，通常由数据管理部门承接。临床试验数据的编码工作必须在数据库锁定前完成。

（一）通用医学字典

随着国内临床试验与国际化接轨，对临床数据进行医学编码成为关键。CFDA发布的《药物临床试验的生物统计学指导原则的通告》（2016年）和《临床试验的电子数据采集技术指导原则》（2016年）均明确指出：在各个阶段的临床研究过程中，应考虑采用统一的编码词典。

1.《国际医学用语词典》（*Medical Dictionary for Regulatory Activities*，*MedDRA*）　由ICH主办开发，是经临床核实的国际医学术语集。*MedDRA*适用于除动物毒理外的针对人类使用的所有药品开发阶段，并成为新药注册用医学术语集，适用于政府注册管辖下所有的医疗和诊断产品的安全性报告。

MedDRA 自出版以来，一直在更新，目前更新频率为每半年一次（每年的3月和9月），最新的版本是2022年9月发布的25.1版。

2. 国际疾病分类（The International Statistical Classification of Diseases，ICD）　是世界卫生组织要求各成员国在卫生统计中共同采用的对疾病、损伤和中毒进行编码的标准分类方法。最新版ICD-11于2019年由第72届世界卫生大会通过，并在2022年1月1日正式生效使用。ICD广泛应用于医疗卫生服务、医疗保障、民政、公安等部门对疾病、伤残、死亡原因分类的信息收集、整理、交换、分析等。

3. 解剖学治疗学及化学（Anatomical Therapeutic Chemical，ATC）**分类系统**　是世界卫生组织（WHO）对药品的官方分类系统。该系统的特点是可以确定一个药物产品的信息，如相关剂量等。该系统有利于建立统一的准入制药品库管理，也利于规范药品条目、建立药品监控系统。

4. 世界卫生组织药物词典 世界卫生组织药物（WHODrug）词典起源于药物不良反应监测，信息主要来源于药物监管部门、国家药物目录及其他可靠的数据来源，如IMS Health信息。该词典在临床试验中用于合并用药的编码，目前在制药公司、临床研究机构和药物监管部门中广泛使用。WHODrug广义上称为WHODrug Global，包含4种词典：

（1）世界卫生组织药物词典基础版（WHO-Drug Dictionary，WHO-DD）：包括所有向WHO报告的已生产药物，包括仿制药和专利药。

（2）世界卫生组织药物词典增强版（WHO-Drug Dictionary Enhanced，WHO-DDE）：是迄今为止最综合的药物词典，包含一个更及时的数据系统，以及能第一时间更新IMS Health发布的最新上市药物。

（3）世界卫生组织草药词典（WHO-Herbal Dictionary，WHO-HD）：更好地采集了草药天然成分的信息。

（4）综合词典（Combined Dictionary）：可作为单独的词典发布，也可以是WHO-DD和WHO-DDE的组合词典，该词典在最大程度上覆盖了所有药物名称。

（二）编码的过程

医学编码的过程，是把收集到的疾病名称、不良事件、药物名称等，与标准字典的术语集进行匹配。简单来说，编码员可以在*MedDRA*或者WHODrug词典里，选择一个最相符的词条对收集到的信息进行编码。图14-2表示临床数据的编码过程。

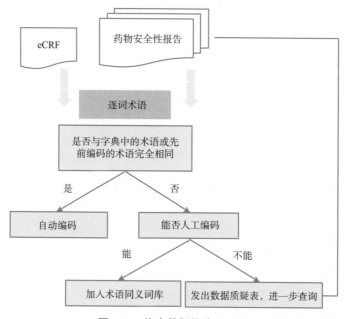

图14-2　临床数据的编码过程

1. 自动编码 各个数据管理部门使用的编码软件会有所不同，软件中的一项重要功能就是自动编码（auto coding）。可以理解为，当研究者录入CRF时，各项信息也就是逐词术语，会进入编码软件，如果该术语与通用字典术语有吻合，编码软件会迅速识别并将该术语自动编码（图14-2）。反之，当该逐词术语未在字典中匹配到，就需要人工编码（manual coding）。人工编码要求编码员根据受试者的所有可利用信息找到最接近的通用字典术语，并进行手动编码的操作。若手动编码成功，该逐词术语将获得全新的编码，并进入字典同义词库（见图14-3，右），当下一次相同的术语录入时直接自动编码（见图14-3，左）。

　　自动编码的优势可体现在当大量数据需要录入时，自动化功能可以节省人力并提高编码效率，并且自动编码过程也保持了术语一致性，提高了编码数据的质量。

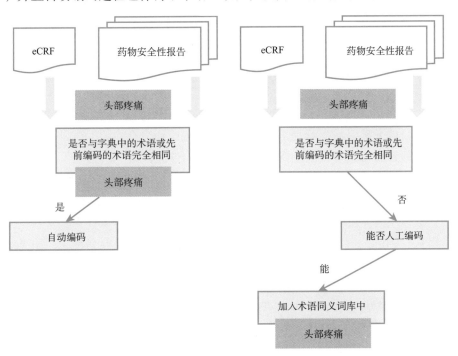

图14-3　临床数据的自动（左）与人工（右）编码过程

　　2. 人工编码　综合上文，人工编码要求编码员具有临床医学/药学的经验和知识，了解英文医学词汇并具备良好的语言能力，幸运的是现在 *MedDRA* 和 WHO-DD 都已经有了中文版。应注意的是，当发现现有的信息无法对该术语编码时，应立刻向研究者发出质疑。表14-2列出了临床数据中常见的CRF数据编码问题及处理方法。

表14-2　常见的CRF数据编码问题及处理方法

常见问题	处理方法
① 使用缩写，代号，但意义不明； ② 书写潦草，无法阅读（主要是指纸质CRF）； ③ 拼写错误	发出数据质疑表，要求澄清CRF中模糊不清的信息/内容
① 文字意思模糊反复，包含多种信息； ② 两个医学概念报告在同一个不良事件中，如畏寒、呕吐等	拆开文字，分别报告

（三）字典的维护和升级

*MedDRA*每年更新两次，而WHO-DD每年会更新四次，这种情况下就要求数据管理部门有处理字典更新的标准操作规程，并评估字典更新对临床数据编码的影响。多个实验组成的数据集在整合时，编码员应检查是否所有的研究数据均使用相同版本的字典编码。统一字典版本并编码才能使得整合后的数据更具有实用性。

三、盲态审核

盲态审核是指在数据库关闭直到揭盲前对数据库再次进行审核与评判。

（一）盲态审核的目的与意义

盲态审核目的是确保数据管理部门提交的数据能达到应有的数据质量并符合统计分析的要求。具体而言，盲态审核的主要目的有以下几个方面：

（1）评估数据整体质量：确认数据管理过程规范，并对EDC填写完成率、违反纳排标准率、缺失值、异常值、逻辑错误、超窗率、表单填写及时性、事件上报情况等进行评估，以确认数据整体质量符合要求。

（2）审核盲态试验中盲态维持情况：核查盲底与应急信件保存完整性，如果发现盲底或者应急信件有打开痕迹，可视为盲态破坏。

（3）分析与评估方案偏离：方案偏离情况很大程度上反映了试验质量，方案偏离的情形较多，有些不易控制，如有些研究药物治疗周期长、不良反应多或治疗效果不佳都会导致受试者中止治疗，从而产生方案偏离；有些可通过周密的设计和良好的监管加以控制，如超窗等。对出现的方案偏离应客观分析和评估，确认方案偏离程度及对统计分析集划分的影响。

（4）划分数据集：由PI、数据管理员、统计师等在盲态下，对统计分析人群进行划分，包括全分析集（full analysis set，FAS）、符合方案集（per protocol set，PPS）、安全数据集（safety set，SS）。

（5）定稿统计分析计划书：在盲态审核会议中，PI和统计师对统计分析计划进行讨论并提出意见，达成一致后，定稿统计分析计划书。

（6）决定是否锁定数据库：在盲态审核会议中，各参会人员如果对临床试验数据无进一步质疑，可以对数据库进行锁定。如果对临床试验数据存在疑问且会议中无法明确回答的，会后解决疑问。在质疑结束且各方审核无异议后，进行数据库锁定。

（二）盲态审核相关人员及职责

盲态审核一般要求PI、数据管理员、分中心研究者、CRA、统计师等参与。相关人员职责如表14-3。

表14-3 盲态审核相关人员职责

人员	职责
主要研究者	发起和主持盲态会议
数据管理员	①准备数据管理文档，包括盲态审核所需的数据、表格、数据清单等； ②撰写或协助统计师撰写盲态审核报告
分中心研究者	①确认数据整体质量符合要求； ②保护受试者的安全和权益
临床研究监查员	协助说明项目执行和监查情况
统计师	①撰写统计分析计划书； ②与数据管理部门一起撰写盲态审核报告； ③审核盲态维持与随机完整性； ④确定统计分析集的划分

（三）盲态审核工作流程

盲态审核工作核心是审阅试验数据和定稿统计分析计划，可分为三个阶段：

1. 盲态审核会前 汇总核查重要数据，比对数据库和外部数据一致性，评价数据质量，总结方案违背，完成数据盲态审核报告。

2. 盲态审核会议 审阅数据盲态审核报告，讨论统计分析人群划分，并根据数据实际情况修正与确认统计分析计划书。

3. 盲态审核会后 修正数据盲态审核报告，处理盲态审核会议中未解决的疑问，定稿统计分析计划书，锁定数据库，揭盲。

（四）盲态审核报告撰写

盲态审核报告由数据管理员和统计师撰写，需详细记录整个临床试验数据管理重点内容，罗列盲态审核各要点。主要包括管理过程描述、受试者概况、病例基本情况、各项核查内容，通常应包含下列内容：

（1）描述管理过程规范性，确认数据管理严格按照数据管理计划，如不一致，需分析对数据质量的潜在影响。

（2）描述受试者筛选、入组、完成等基本情况，需按照中心分层罗列。列出所有未完成试验受试者的基本情况，包括中心号、受试者号、知情同意书签署时间、随机入组时间、首次服药日期、中止日期、中止原因等。

（3）详细列表描述违背方案纳排情况；受试者药物过敏情况、其他疾病史、既往用药史、基线疾病情况等；违背方案时间窗（各随访点、采血、采尿、安全性检查时间等）要求的受试者情况；受试者合并用药情况，若使用禁忌药物需逐一说明；用药依从性不达标情况；若受试者总体用药依从性达标，但存在影响主要疗效/安全性评估的其他状况；破坏随机情况；中止试验情况（如病情急剧恶化、严重不良反应等）；数据离群值及缺失值；所有方案偏离/违背，并评估程度；安全性指标基线检查正常但用药后检查异常的情况；试验期间发生的所有不良事件；其他特殊问题，如可疑数据等。

四、数据库锁定

数据库锁定是执行阶段的最后一环，数据库锁定前应确认以下内容：

（1）方案所列所有数据已经收到并准确地录入数据库。

（2）其他非病例报告表的外部数据（盲态数据除外）已经导入试验数据库。

（3）所有数据质疑已经解答并进入数据库。

（4）已完成医学编码。

（5）已完成临床数据库和药物警戒数据库的一致性核查。

（6）已完成数据的逻辑性和一致性验证结果审查。

（7）已完成方案的依从性核查。

（8）已完成最终的明显错误或异常的审查。

（9）已完成数据质量核查与评估。

（10）更新并保存了所有试验相关文档。

数据库锁定需要多个操作步骤配合完成，建议制定任务核查表格并注意确认，确保满足锁定条件。满足上面所述步骤后，可书面批准数据库锁定，并由试验相关人员签署姓名和日期。锁定后的数据经过一定流程后导出即可用于统计分析。根据数据管理计划要求，进行数据库中期锁定和最终锁定。

第三节　数据库与文件管理

一、外部数据管理

外部数据是指以电子格式采集的除CRF数据之外的所有数据，包括来自临床试验申办方内部的专业实验室或外部检测机构（如中心实验室、中心影像、心电图、超声、随机化、药品管理）的数据。

由于临床研究的各部门和外部检测机构的服务水平和质量不同，外部数据的质量可能参差不齐，需要在方案设计时考虑建立规范化的外部数据采集和处理流程。例如，应规定外部数据的唯一编码、数据字典、文件格式、传输频率、取值范围、传输加密方式等。涉及多中心化验单的数据应注意不同检测仪器、不同批次试剂的测量单位和检测范围及正常值范围的不同。制定外部数据管理规范时，应考虑使用行业通用的数据标准，如临床数据交换标准协会（The Clinical Data Interchange Standards Consortium，CDISC）的研究数据列表模型（study data tabulation model，SDTM）标准等。外部数据的核查参照EDC数据的核查原则，需要对其缺失值、异常值和逻辑错误定期质询，同时应审查其规范性。

二、临床研究信息化

设计良好的临床研究信息化系统有助于提高临床试验的研究效率。理想的临床研究信息化系统至少应包括EDC系统、临床试验管理系统（clinical trial management system, CTMS）和中央随机化系统功能，并可实现数据的互通。

设计临床研究信息化系统首先应考虑临床研究机构的实际情况和项目的要求，根据实际工作需求选择适当的形式。有些软件尽管不收费，但在使用机构和范围有要求且对运维能力的要求较高；缺乏及时的技术支持，软件使用和二次开发的学习曲线比较陡峭。通用商业软件功能比较强大，国际化程度高，一般采用购买服务的方式，费用一般高昂，适合经费预算比较充足的机构或项目。定制开发的临床研究信息系统一般成本也比较高，但具有针对性强、使用便捷等优点。此外，还有在现有较为成熟的系统上进行定制开发的方式。

三、数据备份与安全防护

数据是临床试验宝贵的资产，为防止意外损毁或丢失，在整个研究的数据管理过程中应及时备份数据库。通常是在另外一台独立的计算机上进行备份，备份的频次应考虑数据收集的速度，一般每周对备份文件同步更新。

可采取U盘、光盘、硬盘等不同介质形式进行多重备份，最终数据集将以只读光盘形式备份。此外，重要的数据应采用异地备份，如在不同的城市建立灾备中心，或者汇交至国家科学数据共享中心。当数据库发生不可修复的损坏时，应使用最近一次备份的数据库进行恢复，并补充录入相应数据。

为防止计算机病毒和恶意软件危害研究数据，应做到以下几点：

（1）数据分析计算机不能连接互联网。

（2）存储数据的计算机安装杀毒软件并定期更新，定期修复操作系统漏洞。

（3）不在公用计算机使用存有数据库的U盘、移动硬盘。

（4）使用他人U盘和移动硬盘拷贝数据时应先杀毒。

（5）计算机设密码（开机密码）、Windows系统设密码，离开应登出。

（6）避免通过电子邮件、网盘传输数据，禁止传输带有个人敏感信息的数据。

四、数据集数据管理文件的归档要求

所有研究工作完成后，应对临床试验的数据库（含数据字典）、外部数据和相关的数据管理文档进行归档保存。数据管理的归档文件主要包括：签字的最终版数据管理计划、数据核查计划、数据质量核查程序代码、数据质疑表、数据质量报告、数据管理报告、病例报告表的映像PDF格式文件等。CFDA对归档的内容进行了详细的要求，详见表14-4。

表14-4 数据管理归档内容清单

归档内容	要求
临床试验数据	试验中收集的所有数据。这些数据既包括记录在病例报告表上的数据，也包括非病例报告表收集的数据（例如实验室检查结果、心电图检查结果及受试者电子日记）

续表

归档内容	要求
外部数据	外部收集并将导入 CDMS 的数据,包括所有导入的数据及其文件和用于外部数据质量控制的所有文件
数据库元数据信息	临床试验数据结构相关信息。这类典型信息是表、变量名、表单、随访和任何其他相关对象,也包括编码列表
数据管理计划书	数据管理计划的微软 Word 或 PowerPoint 文档可以转成 PDF 格式文件或打印成纸张文件归档保存
编码词典	如果数据是使用公司内词典或同义词表自动编码,那么使用的词典和统一词表都应归档保存
实验室检查参考值范围	实验室检查的参考值范围。如果临床试验研究过程中使用多个版本的参考值范围,那么每个版本的参考值范围都应归档保存
稽查轨迹	试验稽查轨迹的整个内容,并使用防修改的方式
逻辑检验,衍生数据变更控制列表	以工作清单、工作文件、工作报告的形式提供逻辑检验定义和衍生数据的算法,以及它们的变更控制记录
数据质疑表	所有数据质疑表,传递数据质疑表的相关邮件及数据质疑表解答的复印件。纸张形式的数据质疑表可以扫描归档保存,并且为扫描文件添加索引
程序代码	数据质量核查程序的代码,衍生数据的代码及临床试验数据统计分析的程序代码。程序代码文档应归档保存。最理想的情况是,这些文件以在线方式保存,并编制索引或超链接
病例报告表的映像 PDF 格式文件	对于纸张的病例报告表临床试验来说,CRF 映像文件通常可以通过扫描方式获得,并将这些扫描文件转成 PDF 格式。对于电子数据采集的临床试验来说,电子表单的 PDF 格式映像文件可以通过 EDC/M 应用创建
其他	其他与数据管理相关的文件,如数据库锁库和开锁记录、数据库使用者清单等

按照国家食品药品监督管理部门的要求,对于使用纸质病例报告表的临床试验,机构应保存所有纸质病例报告表的复印件。对于使用电子数据采集系统的试验,临床试验数据管理系统的供应商应为临床研究机构提供一份所有电子病例报告表的 PDF 格式文件以备案。

第四节　数据管理应用案例

下面以首都医科大学附属北京天坛医院国家神经系统疾病临床医学研究中心(简称"国家中心")的数据管理流程为例进行介绍。

一、国家中心数据管理总原则

(1)规范数据生产过程,保证数据质量。

(2)实施数据分级管理,保障数据安全。

(3)完善公共平台建设,提高分析效率。

(4)建立数据共享机制,促进共享使用。

二、数据管理工作分工

国家中心的数据团队按照职责进行专业化分工（图14-4）。数据管理团队从临床研究项目设计开始时参与。

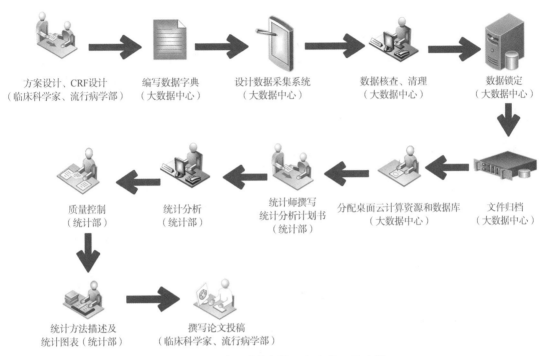

图14-4 临床试验数据管理职责分工及流程

三、数据管理计划

每个项目启动前，国家中心根据SOP的要求，按照统一的模板为每个临床试验项目制订数据管理计划，用于指导整个临床研究的开展。

数据管理计划（DMP）包括研究方案概述、数据管理人员资质与培训、EDC的建立、CRF与数据库设计、数据核查计划、EDC系统的测试与执行、数据录入与数据清理、外部数据管理、医学编码、数据报告书、SAE一致性核查、数据质量评估与补救措施、数据库锁定、数据导出及传输、数据与数据管理文件的存档等主要内容。

四、数据管理工作流程

数据管理分为准备阶段、调试阶段、应用阶段和结束阶段，流程如图14-5所示。

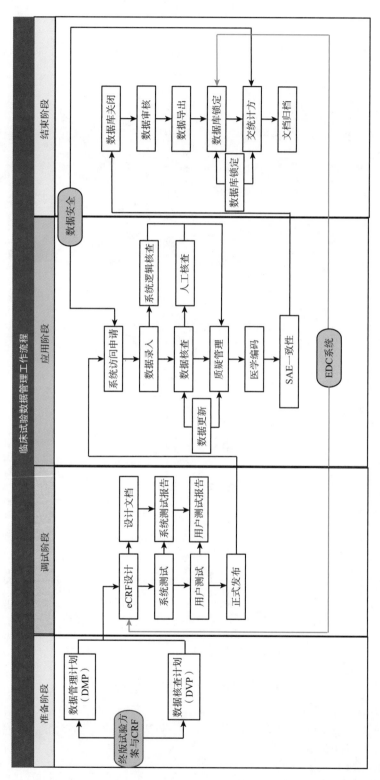

图 14-5 临床试验数据管理工作流程

五、电子化数据采集系统建立

研究方案和CRF确定后，由大数据中心组织相关人员，根据研究采集内容，参照制定的神经系统疾病通用数据元标准制定数据字典（图14-6），交由EDC公司设计电子化采集表单（图14-7）。完成电子化数据采集系统的功能开发后，大数据中心组织相关人员对其所有功能进行测试，并将结果反馈给EDC公司，督促其及时改进。

ID	变量名称	域	子域	变量标签（中文）	变量赋值（中文）	变量标签（英文）	变量赋值（英文）	变量存储属性	问题类型
1	NAME	Participant Characteristics	Demographics	A1.姓名		A.Basic Information: Pat		character	blank
2	GENDER	Participant Characteristics	Demographics	A2.性别:	1-男性;2-女性	A.Basic Information: Ger	1-male; 2-female	number	choice
3	AGE	Participant Characteristics	Demographics	A3.年龄		A.Basic Information: Age		number	blank
4	ID_CARD	Participant Characteristics	Demographics	A5.身份证号		A.Basic Information: Ide		character	blank
5	TEL1	Participant Characteristics	Demographics	A6.宅电1		A.Basic Information: Hor		character	blank
6	MOBILE1	Participant Characteristics	Demographics	A8.手机1		A.Basic Information: Mo		character	blank
7	ADDRESS	Participant Characteristics	Demographics	A11.现住址		B.Demography: Adc		character	blank
8	ETHNIC	Participant Characteristics	Demographics	B1.民族:	1-汉族;99-其他	B.Demography: Race:	1-Han; 99-others	number	choice
9	MARITAL	Participant Characteristics	Social Status	B2.婚姻状况:	1-未婚;2-已婚;3-离异...	B.Demography: Marital: 1-unmarried; 2-Married;	number	choice
10	LIVECOND	Participant Characteristics	Social Status	B3.发病前居住状况:	1-单独居住;2-与他人同...	B.Demography: Living cc 1-living alone; 2-living w	number	choice
11	LIVECOND_C	Participant Characteristics	Social Status	B3.2如果与他人同住,则同住者为:1-子女: 0-否;1-是		B.Demography: Living w 0-No; 1-Yes		number	choice
12	LIVECOND_S	Participant Characteristics	Social Status	B3.2如果与他人同住,则同住者为:2-配偶: 0-否;1-是		B.Demography: Living w 0-No; 1-Yes		number	choice
13	LIVECOND_P	Participant Characteristics	Social Status	B3.2如果与他人同住,则同住者为:3-父母: 0-否;1-是		B.Demography: Living w 0-No; 1-Yes		number	choice
14	LIVECOND_R	Participant Characteristics	Social Status	B3.2如果与他人同住,则同住者为:4-亲戚: 0-否;1-是		B.Demography: Living w 0-No; 1-Yes		number	choice
15	LIVECOND_N	Participant Characteristics	Social Status	B3.2如果与他人同住,则同住者为:5-保姆0-否;1-是		B.Demography: Living w 0-No; 1-Yes		number	choice
16	LIVECOND_OTH	Participant Characteristics	Social Status	B3.2如果与他人同住,则同住者为:99-其它 0-否;1-是		B.Demography: Living w 0-No; 1-Yes		number	choice
17	EDUC	Participant Characteristics	Social Status	B4.文化程度:	1-大学本、专科或以上	B.Demography: Educatic 1-college or above; 2-hij	number	choice
18	FAM_INCOME	Participant Characteristics	Social Status	B6.家庭人均月收入:	1-<700元;2-700~1500元	B.Demography: Family n 1-<700 Yuan; 2-700~15C	number	choice
19	OCCUP	Participant Characteristics	Social Status	B7.职业类型:	1-国家机关、党政组织	B.Demography: Occupat 0-Retirement; 11-Studer	number	choice
20	H_SMK	Participant History and Fam	Behavioral History	D1.吸烟:	1-从不吸烟;2-偶尔吸烟	D.History: Smoking:	1-Never Smoking; 2-Occ	number	choice
21	H_SMK_1D	Participant History and Fam	Behavioral History	D1.3.1若目前吸烟,则平均每日吸烟数量:		D.History: Number of cic		number	blank
22	H_SMK_Y	Participant History and Fam	Behavioral History	D1.3.2累计吸烟		D.History: Cumulative sr		number	blank
23	H_SMK_SY	Participant History and Fam	Behavioral History	D1.4.1戒烟		D.History: Smoking cess		number	blank
24	H_SMK_2ND	Participant History and Fam	Behavioral History	D2.二手烟:	1-否;2-是;98-不详	D.History: Secondhand s 1- No; 2-Yes; 98-not kno	number	choice
25	H_SMK_2ND_D	Participant History and Fam	Behavioral History	D2.2如果"是",则每天接触二手烟超过15分钟多少天?		D.History: Days that the		number	choice
26	H_SMK_2ND_Y	Participant History and Fam	Behavioral History	D2.2.1上述状态在发病前10年中存在多少年		D.History: Number of ye		number	blank
27	H_DRINK	Participant History and Fam	Behavioral History	D3.饮酒:	1-从不饮酒;2-偶尔饮酒	D.History: Drinking:	1-Never drink; 2-Drinkin	number	choice
28	H_DRINK_DS	Participant History and Fam	Behavioral History	D3.1如果目前饮酒,平均每日摄入酒精量:	1-<20g;2-20g~40g;3-41	D.History: Average alcol 1-<20g; 2-20g~40g; 3-4	number	choice
29	H_DRINK_GU	Participant History and Fam	Behavioral History	D3.2如果目前饮酒,是否存在"一次性豪饮"	1-否;2-是;98-不详	D.History: Alcohol intaki 1- No; 2-Yes; 98-UK	number	choice
30	H_DIAB	Participant History and Fam	Medical History	D4.糖尿病:	1-否;2-是;98-不详	D.History: Diabetes:	1- No; 2-Yes; 98-UK	number	choice

图14-6　数据字典示例

EDC系统具备以下功能：eCRF构建、逻辑核查、数据质疑、稽查留痕、电子签名、角色权限管理、项目管理等。

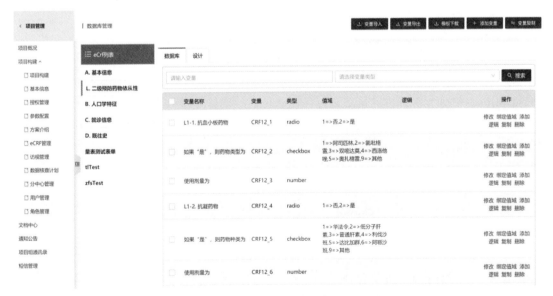

图14-7　eCRF设计

六、数 据 采 集

国家中心按照项目的要求，选择适当的数据采集形式和相应的服务提供商进行数据采集，主要步骤如下：

（1）通过EDC系统进行数据录入，临床研究者审核通过后提交。

（2）评分、心电图等采用原始报告拍照上传收集数据。

（3）录入的字段必在研究机构有原始文档支持，原始信息的记录或者文档需妥善保管以供稽查、监查。

（4）数据提交后，所有数据的修改和反馈均通过EDC系统进行。

（5）修改已提交表单需联系CRA开放表单，修改应按SOP并留痕。

七、数据核查与质疑

在数据采集过程中，项目部和大数据中心配合，根据研究方案和CRF撰写DVP，对数据的有效性范围、逻辑关系等进行逻辑核查，以确保数据的有效性、准确性、完整性和及时性，并对可能存在问题的数据发出质疑。核查的主要内容包括：

（1）是否符合纳排标准。

（2）异常值筛查，如离群值、缺失值、是否超窗等。

（3）基线数据完整性。

（4）变量间的逻辑关系。

（5）合并用药情况。

（6）不良事件上报。

简单的数据核查一般通过EDC系统实现，如图14-8所示。

质疑接收方（研究者、CRC等）在收到质疑后，在线进行确认、解释或修改，并给出充分的修改理由。质疑被回复后，由质疑发起方根据质疑答复情况决定是否关闭质疑。若经数据答疑后触发新的数据质疑，或经数据答疑后仍存在质疑，可再次发起。质疑接收方回复时确定保留原值的质疑，应全部经CRA审核确认后进行人工关闭。数据质疑被关闭后，EDC系统自动对数据库进行在线更新。所有数据质疑全流程在系统中均留痕及可查阅，不能被删除。

八、数据库锁定、解锁及再锁定

当满足相应条件后，可以进行数据库锁库。锁库须由数据管理员、项目经理、统计师和PI确认生效。锁定前只允许保留一个版本及其备份文件，数据管理员执行锁库，数据库锁定版本号1.0，锁定的项目SAS原始数据集交给统计师分析。程序员取消所有用户账号和权限。

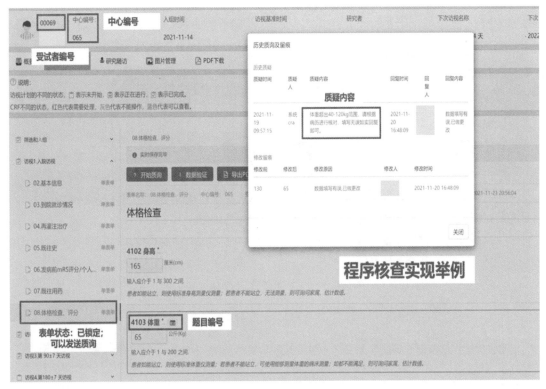

图 14-8　基于 EDC 的数据核查示例

当数据库锁定后发现数据库内的数据与中心实际情况不一致，且影响到评价或安全性统计时，需经数据管理员、项目经理和统计师确认后解锁数据库，仅开通授权人员的权限进行数据修改。

修改后的数据库锁定流程与首次锁定一致，版本号逐次加一。

九、数据和文档归档

所有的项目数据和数据管理相关的文档均由项目数据管理员负责在大数据中心的服务器上归档。

十、数据管理与共享平台的建设

大数据中心负责建设相关的高性能计算、存储平台和受控数据访问的桌面云系统，实现各种类型的临床研究数据全生命周期的管理，见图 14-9。

建立数据共享机制、数据共享门户网站（图 14-10），实现数据的安全、高效共享。

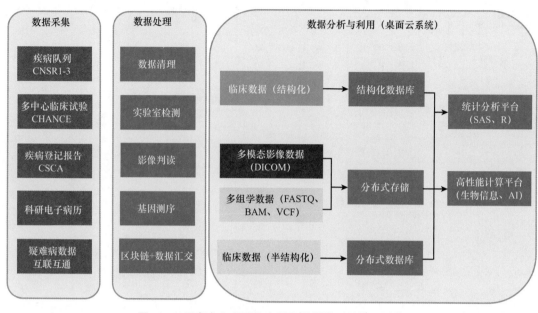

图14-9　国家中心主要临床研究数据类型及管理平台

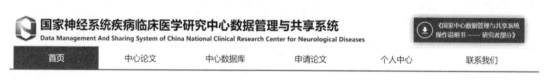

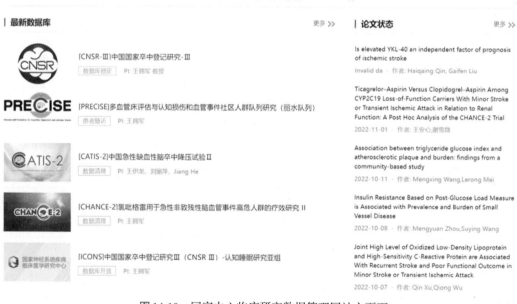

图14-10　国家中心临床研究数据管理网站主页面

（姜　勇　朱之恺　黄馨莹）

参 考 文 献

国家药品监督管理局. 2016. 临床试验的电子数据采集技术指导原则[R/OL]. [2022-11-23]. https：//www. nmpa. gov. cn/xxgk/ggtg/qtggtg/ 20160729184001958. html.

国家药品监督管理局. 2016. 临床试验数据管理工作技术指南[R/OL]. [2022-11-23]. https：//www. nmpa. gov. cn/xxgk/ggtg/qtggtg/ 20160729183801891. html.

国家药品监督管理局. 2016. 药物临床试验的生物统计学指导原则[R/OL]. [2022-11-23]. https：//www. nmpa. gov. cn/directory/web/nmpa/xxgk/ggtg/qtggtg/ 20160603161201857. html.

国家药品监督管理局. 2016. 药物临床试验数据管理与统计分析的计划和报告指导原则[R/OL]. [2022-11-23]. https：//www. nmpa. gov. cn/directory/web/nmpa/ xxgk/ggtg/qtggtg/20160729184001935. html.

国家药品监督管理局. 2020. 药品记录与数据管理要求（试行）[R/OL]. [2022-11-23]. https：//www. nmpa. gov. cn/xxgk/fgwj/xzhgfxwj/ 20200701110301645. html.

夏洁来，黄钦. 2020. 临床试验数据管理学[M]. 北京：人民卫生出版社.

Shen T，Xu L，Fu H，et al. 2015. Infrastructure and contents of clinical data management plan[J]. Acta Pharmacologica Sinica，50（11）：1388-1392.

第十五章

统 计 分 析

回顾临床试验的发展历程，统计学在其中不断完善，所承担的角色也愈加重要，贯穿了临床试验的各个阶段。鉴于统计学在临床试验中的重要地位，国内外药品监督管理部门专门制定了一系列的临床试验统计学指导原则，内容涵盖了临床试验各阶段涉及的统计学问题。此外，统计分析计划（statistical analysis plan，SAP）和统计分析报告（statistical analysis report，SAR）将统计学在临床试验各个阶段的作用清晰、详细、完整地记录下来，是临床试验实施过程和研究结果的重要呈现手段。对于药物或医疗器械注册试验，这两份文件需作为申请材料提交给药品监督管理部门用于对临床试验结果的评价。对于研究者发起的临床试验（IIT），统计分析计划是研究发表必须提供的附件之一，而统计分析报告是发表文章结果部分的基础。

本章将重点介绍临床试验中的统计学指导原则，统计分析计划和统计分析报告，并通过案例，帮助读者更好地理解和应用临床试验中的统计学。

第一节　统计学指导原则

1988年，国际人用药品注册技术协调会（ICH）颁布了《临床试验统计学指导原则》，全面地介绍了临床试验各阶段涉及的统计学问题和操作规范。随后，国际很多机构、组织和学会相继出台了一系列与统计学有关的技术指南。为了保证临床试验中统计学工作的质量，制药业统计学家学会于1994年颁布了《临床试验的统计学质量管理规范》，制定了相应的标准操作程序。

为了推动我国临床试验发展及统计学的正确应用，2016年国家食品药品监督管理总局（CFDA）发布了《药物临床试验的生物统计学指导原则》。为进一步指导我国临床试验数据的规范管理，强化研究操作的规范性，根据国际通用规范和技术要求，结合我国临床试验数据管理和统计工作实际情况，又相继颁布了《临床试验数据管理工作技术指南》（2016年）、《临床试验的电子数据采集技术指导原则》（2016年）、《药物临床试验数据管理与统计分析的计划和报告指导原则》（2016年）。这些指导原则从技术层面上为临床试验数据管理、统计分析和报告的规范操作建立了有效路径。值得一提的是，虽然这些指导原则起初是为药物或医疗器械注册试验制定的，IIT也应遵循其基本原则，保证研究质量和操作规范。

第二节 统计分析计划

一、概 述

统计分析计划是对临床试验的统计学考虑及拟对数据进行统计分析的清晰描述，包括三部分：① 试验概述；② 统计分析；③ 统计分析图表模板，涵盖临床试验中涉及的所有统计学考量。试验概述部分通常可直接摘录自方案，包括研究目的、研究类型、干预和对照、随机化方法及其实施、盲法及设盲措施、主要结局指标和次要结局指标及安全性指标的定义、临床试验的比较类型及假设检验、样本量的大小及计算过程、分析数据集的定义、协变量、依从性分析等。统计分析部分，清晰地说明本研究的统计分析方法、检验水准、期中分析、亚组分析、特殊情况考量及敏感性分析。统计分析图表模板则是对统计分析报告中结果的形式轮廓进行描述和展示。

临床试验的统计分析有其特殊性，统计分析计划应由具有参与临床试验经验的统计学专业人员起草，并与主要研究者商定后完成，要求全面而详细地陈述临床试验数据的分析方法和表达方式。统计分析计划可以是独立的文件，要求其具有技术性和可操作性。初稿应形成于试验方案和病例报告表确定之后，是方案中的统计分析计划的扩展，在临床试验进行过程中及数据盲态审核时，可以进行修改、补充和完善，不同时间点的统计分析计划应标注版本。如果涉及期中分析，则相应的统计分析计划应在期中分析前确定。如果试验过程中试验方案有调整，则统计分析计划也应作相应的调整。正式文件在数据锁定之前完成并予以确认。

综上，为了有效地控制分析偏倚，保证试验结论的科学性，应在试验设计阶段计划最终的统计分析策略，数据锁定前确定统计分析计划，数据锁定后按计划进行统计分析。

二、分析数据集的定义

用于统计分析的数据集事先需要明确定义，并在盲态审核时确认每位受试者所属的分析集。一般情况下，临床试验的分析数据集包括全分析集、符合方案集和安全数据集。根据不同的研究目的，需要在统计分析计划中明确描述这三个数据集的定义，同时明确对违背方案、脱落/缺失数据的处理方法。在定义分析数据集时，需遵循以下两个原则：① 使偏倚减到最小；② 控制 I 类错误的增加。

临床试验的分析首先应遵循意向性治疗（intention to treat，ITT）的原则。ITT 是指主要分析应包括所有随机化的受试者，并根据受试者所分配的组别进行疗效分析。这种保持初始的随机化的做法对于防止偏倚是有益的，并且为统计学检验提供了可靠的基础。这一基于所有随机化受试者的分析集通常被称为 ITT 分析集。

全分析集（FAS）是 ITT 分析集的子集。理论上，遵循 ITT 原则需要对所有随机化受试者的研究结局进行完整的随访，但实际工作中很难实现，因而常采用全分析集描述尽可能完整且尽可能接近于包括所有随机化的受试者的分析集。

符合方案集（PPS）亦称为"可评价病例"样本。它是全分析集的一个子集，这些受试者对方案更具依从性。纳入符合方案集的受试者一般具有以下特征：① 完成事先设定的试验药物的最小暴露量，方案中应规定受试者服用药物的依从性达到多少为治疗的最小量；② 试验中主要指标的数据均可以获得；③ 未对试验方案有重大的违背。受试者的排除标准需要在方案中明确，对于每一位从全分析集或符合方案集中排除的受试者，都应该在盲态审核时阐明理由，并在揭盲之前以文件形式写明。

安全数据集（SS）通常应包括所有随机化后至少接受一次治疗且有安全性评价的受试者。

三、统计分析方法

临床试验数据分析应采用国内外公认的统计分析方法，并清晰地说明针对不同指标或结局的统计分析方法、检验假设及检验水准，所用统计软件及其版本信息等内容。具体的统计分析应采用国内外公认、可靠的软件。

统计分析方法主要包括描述性统计分析、参数估计、假设检验、主要结局分析、次要结局分析、安全性分析和特殊分析方法等。统计分析计划中的所有分析都应清楚地标出分析所用数据集、分析的指标（包括单位）、随访时间、处理组别、分析方法等。

描述性统计分析，一般用于病例筛选情况、人口学资料、受试者分布、基线资料、依从性和安全性资料，包括对主要结局指标和次要结局指标的统计描述。

参数估计和假设检验，是对主要指标及次要指标进行评价的必不可少的手段。统计分析计划中，应说明要检验的假设和待估计的处理效应，以及相应的统计分析方法和/或统计模型。处理效应的估计应同时给出置信区间，不能仅提供 P 值大小。假设检验应说明所采用的是单侧还是双侧检验，以及相应的检验水准。传统差异性检验通常为双侧检验，α 常取 0.05；优效性或非劣效检验通常为单侧检验，α 常取 0.025；等效性检验为双单侧检验（two one-sided tests），两次检验的 α 通常都统一取单侧 0.025（即双侧的 0.05）。生物等效性检验的 α 取单侧 0.05（即双侧的 0.10）。

对主要结局指标进行分析时，若需考虑某些协变量的影响，如受试者的基线情况、分层因素、中心效应等，应在统计分析计划中明确哪些因素作为协变量，明确相应的统计模型。

安全性评价常用统计指标包括各种不良事件/反应发生率、严重不良事件/反应发生率、重要不良事件发生率等，以及实验室检查指标由基线时的正常变为随访时的异常率。在大多数试验中，对安全性指标的分析常采用描述性统计分析方法，所有的不良事件均需列出。当样本量足够时，可用 χ^2 检验、Fisher 精确概率法、Poisson 模型等方法进行组间比较，必要时辅以置信区间。

CHANCE-2 研究中疗效和安全性分析均遵循了 ITT 原则。采用 Kaplan-Meier 曲线描述 3 个月卒中复发的累积发生率，使用 Cox 比例风险模型计算风险比（HR）和 95% 置信区间。采用 Logistic 回归分析计算比值比（odds ratio，OR）和 95% 置信区间。

四、特殊分析方法

(一)期中分析

期中分析是指正式完成临床试验前，按事先制订的分析计划，比较处理组间的有效性和/或安全性所做的分析。其分析目的是为后续试验是否能继续执行提供决策依据。基于期中分析结果中止试验无外乎两种情况：一种是可以预见即使试验继续执行至试验结束也不可能得出试验药物有效的结论，或者是发现试验药物的安全性存在隐患；另一种是得出试验药物有效的结论。如果根据期中分析得出试验药物有效而提前终止试验，需要保证有足够的药物暴露时间和安全性数据，一般应继续随访以收集更多的安全性数据，以避免安全性评价不充分。

如果要进行期中分析，则需要在统计分析计划中对期中分析的事件数、信息时间、次数、α调整方法、具体的假设检验或参数估计方法、提前终止临床试验的标准等做出详细说明。一个临床试验的期中分析次数应严格控制。如果一个期中分析是为了决定是否终止试验而设计的，则常采用成组序贯设计。

CHANCE-2研究设计了一次期中分析，在60%的受试者接受随机分组并完成90天随访时进行。采用O'Brien–Fleming法对期中分析时的α水平进行校正，在期中分析时$P<0.008$被认为具有统计学差异，在试验结束后$P<0.048$被认为具有统计学差异。

(二)亚组分析

如果临床试验需要进行亚组分析，需要在统计分析计划中详细定义亚组，并说明分析的指标、分析方法等，说明亚组分析结果与结论的关系。如果亚组分析的结果是试验的主要结论，则样本量估计时需要考虑亚组的样本量，以保证有足够的检验把握度。如果亚组分析是小样本，且未按照亚组随机化，对此分析的解释应慎重，通常只作为探索性研究结果。

CHANCE-2研究预设了亚组分析，规定两种治疗方案的主要有效性终点差异将在以下特征间进行分层分析：年龄、性别、BMI、缺血性卒中或TIA事件、发病至随机化时间、糖尿病、高血压、CYP2C19基因型、既往缺血性卒中或TIA、当前吸烟状态、既往抗血小板治疗、既往他汀治疗，以及症状性颅内、外动脉狭窄。

(三)缺失数据处理

缺失数据是临床试验中偏倚的潜在来源之一。在统计分析计划中需要事先说明对缺失数据的处理方法。缺失机制可分为完全随机缺失（missing completely at random，MCAR）、随机缺失（missing at random，MAR）和非随机缺失（missing not at random，MNAR）。对完全随机缺失、随机缺失数据的处理目前有末次观测值结转（last observation carried forward，LOCF）、基线观测值结转（baseline observation carried forward，BOCF）、均值填补、回归填补、重复测量的混合效应模型、多重填补等多种不同的方法。目前对缺失数据的处理没有统一的标准，一般需要考虑所采用的缺失数据处理方法对统计分析结果的影响,并进行敏感性分析。如果在方案中没有事先说明对缺失数据的处理方法,则需要同时对未填补和填补后数据进行分析,并比较两者的结果。

CHANCE-2研究中,在选择全分析集进行分析时,对缺失值的估计采用了LOCF方法。

（四）特殊情况考量

对于多中心临床试验,在分析主要结局指标时,通常要考虑中心效应,需描述各中心不同组别的疗效。此外,还需检验中心与处理组别的交互作用,用于分析中心间处理效应的异质性。如果不存在中心与组别的交互作用,可认为各中心的处理效应同质,估计处理效应的统计模型中不应包含中心与组别的交互作用项;反之,则说明各中心处理效应异质,应进行相应的敏感性分析,遵从保守的原则解释效应异质性对试验的统计学结论的影响。

如果临床试验涉及多重性问题,需要在统计分析计划中详细说明分析方法、检验水准的调整等。

CHANCE-2研究在使用Cox比例风险模型计算HR和95%置信区间时,研究中心作为随机效应,考虑中心效应的影响。

（五）敏感性分析

敏感性分析是从定量的角度评估有关因素发生变化时对结局指标的影响程度的分析方法。常见的敏感性分析场景涉及数据、分析人群、变量定义、统计方法及分布假定五个方面。上述缺失数据处理中提到的分析就是在数据场景下重要的敏感性分析。分析人群场景下,常见的敏感性分析包括不同分析数据集疗效评价分析、基于基线特征划分不同的亚组进行疗效估计等。变量定义场景下,敏感性分析指的是根据协变量或结局指标不同划分方法后的分析。统计方法场景下,敏感性分析主要包括不同程度的协变量校正、考虑群组/中心效应的分析、竞争风险分析等。分布假定场景主要是针对假设检验中参数不同分布,讨论结果是否有改变。

当敏感性分析结果与主要分析结果一致,同时对处理效应的估计也比较相近时,提示因素的变化未对整体研究结果产生重要影响;反之,则应讨论它们对试验结论的影响。

五、图 表 模 板

统计分析结果通常以统计分析表或图的形式呈现。统计分析表格应以简明的格式、精练的文字描述所有相关信息。表格的设计应明确主次、简明扼要、统一格式、方便阅读,应避免过长、过大、过于拥挤。内容较多时,可拆分成几个表格。图表应根据研究入组情况、受试者分布、基线特征、主要结局效应估计、次要结局效应估计、安全性结局评价、敏感性分析等顺序来排布。示例见图15-1、表15-1和表15-2:

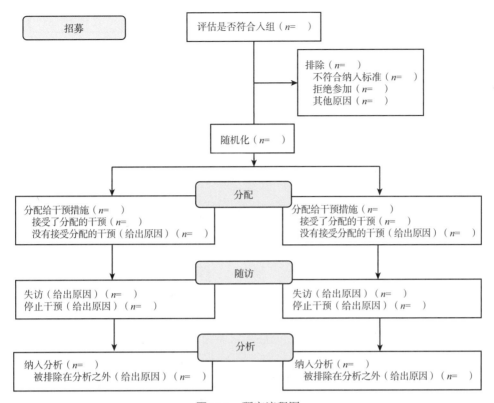

图15-1 研究流程图

资料来源：Schulz KF，Altman DG，Moher D，et al. 2010. CONSORT 2010 Statement：updated guidelines for reporting parallel group randomised trials[J]. BMJ，340：c332.

表15-1 受试者的人口学和临床特征

特征	总体（$n=$ ）	试验组（$n=$ ）	对照组（$n=$ ）	P值
变量1				
变量2				
变量3				
…				

表15-2 干预的疗效和安全性分析

结局	人数/总体（No. %） 试验组	对照组	未校正结果 效应值	P值	校正结果 效应值	P值
主要疗效结局						
次要疗效结局						
结局1						
结局2						
结局3						
…						

续表

	人数/总体（No.%）		未校正结果		校正结果	
结局	试验组	对照组	效应值	P值	效应值	P值
安全性结局						
结局1						
结局2						
结局3						
...						

第三节　统计分析报告

一、概　　述

统计分析报告是对临床试验的统计设计、分析、结果的总结。依据统计分析计划，对试验数据进行统计分析后形成的报告，是临床试验结果的重要呈现手段，是撰写临床试验总结报告的关键依据。

数据锁定后，程序员根据统计分析计划完成编程和计算，统计分析专业人员根据统计分析计划和计算得到的结果完成统计分析报告，然后提供给临床试验的主要研究者用以撰写临床试验总结报告。统计分析报告中应写明具体的统计分析人员、程序员，并签字。

本节将具体介绍统计分析报告的内容，并以CHANCE-2研究已发表文章的图表为例，展示统计分析的结果，于本节末列出2016年CFDA公布的《药物临床试验数据管理与统计分析的计划和报告指导原则》附录中的统计报告模板，为读者撰写统计分析报告提供参考。

二、统计分析内容

统计分析报告的基本内容主要包括试验概述、统计分析方法、统计分析的结果与结论。

试验概述和统计分析方法应该和统计分析计划中的一致。统计分析的结果与结论一般采用统计表和统计图展示。一般包括以下8个部分：

（一）受试者的分布

统计分析报告中应写明所有入组的受试者的分布情况，包括筛查人数、剔除人数及原因、参与随机化的人数、各组脱落/剔除受试者的例数、百分比等。除文字、表格描述外，应采用流程图的方式描述受试者的分布情况。

CNANCE-2研究共筛查了11 255例，由于没有携带*CYP2C19*功能缺失等位基因、年龄＜40岁、NIHSS评分＞3分或低风险的TIA等原因排除了4 843例,剩余6 412例参与随机化。其中,3 205例接受替格瑞洛联合阿司匹林治疗,3 207例接受氯吡格雷联合阿司匹林治疗。替格瑞洛联合阿司匹林组,33例方案违背,320例终止治疗,4例因非卒中原因死亡;氯吡格雷联合阿司匹林组,29例方案违背,216例终止治疗,11例因非卒中原因死亡。最终,分别有2 848例和2 951例纳入符合方案集。两组受试者分布情况参见流程图15-2。

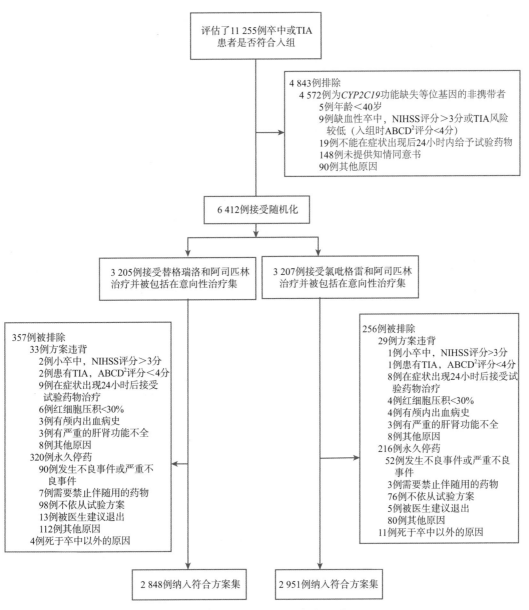

图15-2 CHANCE-2研究流程图

资料来源:Wang Y,Meng X,Wang A,et al. 2021. Ticagrelor versus clopidogrel in *CYP2C19* loss-of-function carriers with stroke or TIA[J]. The New England Journal of Medicine,385(27):2520-2530.

（二）脱落 / 剔除的受试者

脱落（drop out）是指临床试验过程中受试者由于各种原因不能完成试验规定的全部流程而提前退出。脱落的原因可以是不良事件、缺乏疗效、失访、主动撤回知情同意书等。剔除（removal）是指在试验过程中或数据盲态审核时，研究者发现受试者严重违背纳排标准、未接受试验药物治疗等原因而停止对该受试者进行临床试验或剔除在符合方案集以外。

CHANCE-2研究流程图详细介绍了两组剔除和脱落的情况。符合方案集未纳入以下受试者：替格瑞洛联合阿司匹林组，33例违背纳排标准；另320例脱落，其中90例因不良事件，7例因禁忌用药，98例不依从研究干预方案，13例退出，还有112例因其他原因脱落。氯吡格雷联合阿司匹林组，29例违背纳排标准；另216例脱落，其中52例因不良事件，3例因禁忌用药，76例不依从研究干预方案，5例退出，还有80例因其他原因脱落。

（三）各分析数据集的分布

在盲态数据审核时，需要明确每位受试者进入的分析数据集，列表说明各分析数据集的分布，详细描述每一位因脱落/剔除等原因未进入各分析集的受试者的情况，如受试者编号、中心、入组时间、脱落/剔除原因及时间等。

CHANCE-2研究中，全分析集定义为接受随机化的研究对象。6 412例参与了随机化，均纳入全分析集，其中，3 205例接受替格瑞洛联合阿司匹林治疗，3 207例接受氯吡格雷联合阿司匹林治疗。符合方案集两组各纳入了2 848例和2 951例。

（四）依从性情况

根据试验方案中依从性的定义，明确各受试者完成试验的情况，列表描述依从性差的受试者、依从性差的具体原因及进入分析数据集情况。

CHANCE-2研究中，替格瑞洛联合阿司匹林组，98例不依从试验方案；氯吡格雷联合阿司匹林组，76例不依从试验方案。依从性差的受试者在全分析集内，但被排除在了符合方案集之外。

（五）基线可比性分析

对于人口学资料、既往病史、家族史、药物过敏史及疗效指标的基线值等数据常采用统计描述的方式进行可比性分析。计量资料一般用均数、中位数、标准差、四分位数、最大值和最小值等进行描述；计数及等级资料一般用频数和百分比描述。

表15-3展示了CHANCE-2研究全分析集的基线情况，分别介绍了替格瑞洛联合阿司匹林组和氯吡格雷联合阿司匹林组的年龄、性别、民族、疾病史、当前吸烟状态、*CYP2C19*功能缺失等位基因携带者、发病至随机化时间、缺血性卒中/TIA事件、NIHSS评分、$ABCD^2$评分、既往药物治疗情况、症状性颅内外动脉狭窄情况等。

表15-3 CHANCE-2研究受试者基线特征

特征*	替格瑞洛+阿司匹林 (N=3 205)	氯吡格雷+阿司匹林 (N=3 207)
年龄 中位数（IQR，岁）	65.0（57.0～71.7）	64.6（56.9～71.1）
女性 例数（比例，%）	1 090（34.0）	1 080（33.7）
汉族 例数（比例，%）[†]	3 144（98.1）	3 138（97.8）
疾病史 例数（比例，%）		
高血压	2 356（73.5）	2 374（74.0）
糖尿病	1 033（32.2）	1 009（31.5）
血脂异常	888（27.7）	895（27.9）
既往缺血性卒中	669（20.9）	681（21.2）
既往TIA	46（1.4）	42（1.3）
心肌梗死	54（1.7）	42（1.3）
当前吸烟 例数（比例，%）	995（31.0）	986（30.7）
CYP2C19基因型 例数（比例，%）[‡]		
中间代谢	2 486（77.6）	2 515（78.4）
代谢不良	719（22.4）	692（19.5）
发病至随机化时间 中位数（IQR，h）	13.5（9.0～20.3）	14.3（8.9～20.7）
事件类型 例数（比例，%）		
缺血性卒中	2 577（80.4）	2 581（80.5）
TIA	628（19.6）	626（19.5）
缺血性卒中患者NIHSS评分 中位数（IQR）[§]	2（1～3）	2（1～3）
TIA患者ABCD[2]评分 中位数（IQR）[¶]	4.5（4～5）	4（4～5）
既往抗血小板治疗 例数（比例，%）[‖]	385（12.0）	363（11.3）
既往降脂治疗 例数（比例，%）[‖]	258（8.0）	241（7.5）
症状性颅内动脉狭窄 例数/总人数（比例，%）	841/2 969（28.3）	798/2 951（27.0）
症状性颅外动脉狭窄 例数/总人数（比例，%）	143/2 969（4.8）	128/2 951（4.3）

[*] IQR为四分位数间距，TIA为短暂性脑缺血发作。

[†] 种族群体由患者报告，并通过身份证进行验证。

[‡] 带有一个CYP2C19*2或CYP2C19*3等位基因的患者被归类为"中间代谢"，而至少带有两个CYP2C19*2或CYP2C19*3等位基因的患者被归类为"代谢不良"。

[§] 美国国家卫生研究院卒中量表（NIHSS）的评分为0～42分，评分越高，表明卒中越严重。

[¶] ABCD[2]评分根据年龄、血压、临床特征、TIA持续时间、有无糖尿病等情况评估卒中风险，评分范围为0～7分，评分越高说明风险越大。

[‖] 患者在症状出现前1个月内接受的治疗。

资料来源：Wang Y，Meng X，Wang A，et al. 2021. Ticagrelor versus clopidogrel in CYP2C19 loss-of-function carriers with stroke or TIA[J]. The New England Journal of Medicine，385（27）：2520-2530。

（六）疗效分析

对于反映疗效的主要和次要指标，需根据事先确定的统计分析方法进行统计描述和统计推断，包括指标基线情况、治疗后各随访点的测量值及前后变化情况，以及变化值组间差异的描述性统计量、置信区间和组间比较的检验统计量及 P 值等。

图 15-3 的 Kaplan-Meier 曲线展示了两个治疗组主要结局（卒中复发）的累计发生率，并采用 Cox 风险比例模型比较了两组差异，在图中展示了检验统计量 HR 和 P 值。

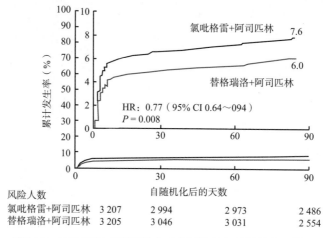

图 15-3　CHANCE-2 研究卒中（主要结局）的累计发生情况

资料来源：Wang Y，Meng X，Wang A，et al. 2021. Ticagrelor versus clopidogrel in *CYP2C19* loss-of-function carriers with stroke or TIA[J]. The New England Journal of Medicine，385（27）：2520-2530.

对于主要结局指标，还需要根据事先确定的模型进行综合分析，采用控制基线协变量、中心效应等因素的模型比较组间差异，根据事先确定的标准，从统计学角度，判断主要结局指标的优效/等效/非劣效性假设是否成立。

表 15-4 展示了 CHANCE-2 研究主要疗效结局、次要疗效结局和安全性结局的分析结果。分析过程中，研究中心作为随机效应放入模型进行控制。基线各协变量分布均衡，故分析中未控制基线协变量。

表 15-4　CHANCE-2 研究疗效和安全性结局的分析结果

结局	替格瑞洛+阿司匹林（N=3 205）		氯吡格雷+阿司匹林（N=3 207）		风险比或比值比*（95% CI）	P值
	事件例数	发生率†（%）	事件例数	发生率†（%）		
主要疗效结局						
卒中	191	6.0	243	7.6	0.77（0.64～0.94）	0.008
次要疗效结局						
30天内卒中	156	4.9	205	6.4	0.75（0.61～0.93）	
血管事件§	229	7.2	293	9.2	0.77（0.65～0.92）	

续表

结局	替格瑞洛+阿司匹林 (N=3 205)		氯吡格雷+阿司匹林 (N=3 207)		风险比或比值比* (95% CI)	P值
	事件例数	发生率† (%)	事件例数	发生率† (%)		
缺血性卒中	189	5.9	238	7.4	0.78（0.65～0.95）	
致残性卒中¶	97	3.1	92	2.9	1.02（0.77～1.36）	
等级卒中或TIA‖					0.79（0.66～0.94）	
致死性卒中：改良Rankin量表评分为6分	4	0.1	8	0.2		
重度卒中：改良Rankin量表评分为4～5分	30	0.9	21	0.7		
中度卒中：改良Rankin量表评分为2～3分	63	2.0	63	2.0		
轻度卒中：改良Rankin量表评分为0～1分	94	2.9	151	4.7		
TIA	34	1.1	40	1.2		
无卒中或TIA	2 980	93.0	2 924	91.2		
主要安全性结局						
重度或中度出血**	9	0.3	11	0.3	0.82（0.34～1.98）	0.66
致死性出血	3	0.1	3	0.1	0.97（0.20～4.81）	
颅内出血	3	0.1	6	0.2	0.49（0.12～1.96）	
次要安全性结局						
任何出血	170	5.3	80	2.5	2.18（1.66～2.85）	
轻度出血	161	5.0	69	2.2	2.41（1.81～3.20）	
死亡	9	0.3	18	0.6	0.50（0.22～1.11）	

* 比值比用于展示等级卒中或TIA的结果，风险比用于展示其他结局的结果。

† 等级卒中或TIA的发生率是粗估计，而其他结局的发生率是Kaplan-Meier估计在90天内发生事件的患者百分比。

‡ 由于未事先确定方案如何校正多重比较的置信区间宽度，次要结局的结果没有明确的结论。

§ 血管事件是缺血性卒中、出血性卒中、TIA、心肌梗死或血管原因死亡的复合事件。

¶ 如果患者的改良Rankin量表评分大于1分，则定义致残性卒中。量表评分范围为0～6分，0～1分表示无残疾，2～5分表示残疾增加，6分表示死亡。

‖ 严重程度是通过六级有序量表来测量的，该量表包括随访中的卒中或TIA事件和随访3个月时的改良Rankin量表评分。

** 重度或中度出血和轻度出血根据全球应用链激酶和组织纤溶酶原激活剂治疗冠状动脉闭塞（GUSTO）标准定义。

资料来源：Wang Y，Meng X，Wang A，et al. 2021. Ticagrelor versus clopidogrel in *CYP2C19* loss-of-function carriers with stroke or TIA[J]. The New England Journal of Medicine，385（27）：2520-2530。

此外，CHANCE-2研究还进行了亚组分析，详见已发表的文章。

（七）安全性分析

安全性评价的资料主要来源于受试者的主诉、症状、体征及实验室检查结果等。所有的安全性指标在评价中都需要高度重视。

对不良事件发生的分析，常按照严重程度分为不良事件、重要不良事件和严重不良事件，并按照是否与试验药物有关分为肯定有关、可能有关、可能无关、无关、无法判定5个等级，将肯定有关、可能有关、无法判定的不良事件列为不良反应。需要分类列出各种不良事件、不良反应发生的频数、频次和发生率，并进行组间发生率的比较。列表描述每位受试者每项不良事件/不良反应发生的详细情况，包括不良事件的类型、严重程度、发生和持续时间、结局、与试验药物及药物剂量的关系等。

对实验室指标的比较和评价，主要关注治疗前正常而治疗后异常的发生情况，以及治疗前异常但在治疗后加重的受试者，需列表描述上述两种情况。生命体征、心电图、体格检查及其他安全性相关指标的分析与实验室检查指标的分析类似。必要时，进行实验室指标前后变化及组间比较的分析。在大多数试验中，对安全性指标的分析常采用描述性统计分析方法，必要时辅以置信区间。

表15-5展示了CHANCE-2研究报告的不良反应事件发生情况。研究分组按所属系统、器官等报告了3个月内发生的不良反应事件个数及所占百分比，并进行了组间比较。

表15-5　CHANCE-2研究不良反应事件发生情况

分类	替格瑞洛＋阿司匹林（N=3 205）例数（比例，%）	氯吡格雷＋阿司匹林（N=3 207）例数（比例，%）	P值
总体	540（16.8）	427（13.3）	＜0.001
血液和淋巴系统疾病	14（0.4）	6（0.2）	0.07
心脏疾病	85（2.7）	53（1.7）	0.006
心律失常	55（1.7）	26（0.8）	0.001
冠心病	18（0.6）	4（0.1）	0.003
先天、家族和遗传性疾病	0（0.0）	0（0.0）	
耳和迷路疾病	3（0.1）	5（0.2）	0.48
内分泌疾病	14（0.4）	14（0.4）	＞0.99
眼部疾病	12（0.4）	10（0.3）	0.67
胃肠道疾病	99（3.1）	77（2.4）	0.09
胃肠出血	34（1.1）	20（0.6）	0.055
牙龈出血	25（0.8）	15（0.5）	0.11
一般病情和用药部位的表现	2（0.1）	2（0.1）	＞0.99
肝胆疾病	17（0.5）	24（0.7）	0.27
免疫系统疾病	6（0.2）	8（0.2）	0.59

续表

分类	替格瑞洛+阿司匹林 （N=3 205） 例数（比例，%）	氯吡格雷+阿司匹林 （N=3 207） 例数（比例，%）	P值
感染和传染性疾病	1（0.03）	2（0.06）	0.56
创伤、中毒和操作并发症	6（0.2）	5（0.2）	0.76
医学检查	15（0.5）	20（0.6）	0.40
新陈代谢与营养不良	0（0.0）	7（0.2）	0.02
骨骼肌和结缔组织疾病	9（0.3）	9（0.3）	＞0.99
良性、恶性及不明新生物 （包括囊肿和息肉）	6（0.2）	8（0.2）	0.59
神经系统疾病	115（3.6）	131（4.1）	0.30
妊娠、产褥期和围产期状况	0（0.0）	0（0.0）	
精神疾病	18（0.6）	21（0.7）	0.63
泌尿系统疾病	44（1.4）	38（1.2）	0.50
生殖系统和乳腺疾病	2（0.06）	0（0.0）	0.25
呼吸道、胸腔和纵隔疾病	133（4.1）	81（2.5）	＜0.001
呼吸困难	39（1.2）	5（0.2）	＜0.001
鼻出血	33（1.0）	13（0.4）	0.003
肺部感染	21（0.7）	18（0.6）	0.63
上呼吸道感染	19（0.6）	22（0.7）	0.64
皮肤和皮下组织疾病	86（2.7）	35（1.1）	＜0.001
皮下出血/皮肤出血	69（2.2）	12（0.4）	＜0.001
皮疹/瘙痒/荨麻疹	12（0.4）	17（0.5）	0.35
社会环境	0（0.0）	0（0.0）	
外科和内科操作	2（0.06）	3（0.09）	＞0.99
血管病	19（0.6）	12（0.4）	0.21

资料来源：Wang Y，Meng X，Wang A，et al. 2021. Ticagrelor versus clopidogrel in *CYP2C19* loss-of-function carriers with stroke or TIA[J]. The New England Journal of Medicine，385（27）：2520-2530。

（八）合并用药分析

关于试验期间的合并用药分析，与不良事件的分析方法类似。需列出合并使用药物的详细情况，如受试者编号、中心、组别、合并使用药物名称、使用原因、开始时间、结束时间等，进行组间合并用药的比较。

表15-6展示了CHANCE-2研究期间合并用药的情况。

表15-6　CHANCE-2研究90天内合并治疗情况

伴随的禁忌药物	替格瑞洛+阿司匹林 （N=3 205） 例数（比例，%）	氯吡格雷+阿司匹林 （N=3 207） 例数（比例，%）
住院期间用药情况		
降压药	1 454（45.37）	1 438（44.84）
降糖病	823（25.68）	779（24.29）
降脂药	2 937（91.64）	2 941（91.71）
21天随访时的用药情况		
降压药	1 464（45.68）	1 409（43.94）
降糖病	714（22.28）	685（21.36）
降脂药	2 723（94.96）	2 680（83.57）
90天随访时的用药情况		
降压药	1 447（45.15）	1 414（44.09）
降糖病	668（20.84）	634（19.77）
降脂药	2 553（79.66）	2 495（77.80）

资料来源：Wang Y, Meng X, Wang A, et al. 2021. Ticagrelor versus clopidogrel in *CYP2C19* loss-of-function carriers with stroke or TIA[J]. The New England Journal of Medicine, 385（27）: 2520-2530。

（九）统计分析报告示例

1. 基线结果示例　分类变量和连续变量基线结果示例见表15-7。

表15-7　基线情况

指标	试验组	对照组	合计	统计量	P值
分类变量					
类1					
类2					
合计					
连续变量					
例数（缺失例数）					
均值（标准差）					
中位数（四分位数间距）					
最小值、最大值					

2. 统计报告的安全性分析结果示例

（1）安全性小结和结论。

（2）受试者用药与暴露的程度：描述受试者在研究期间的用药持续时间与暴露量，如果有必要，可以分性别、阶段（例如化疗周期）进行描述。结果示例见表15-8。

表15-8 受试者用药与暴露的程度

指标	试验组	对照组	合计	统计量	P值
分类变量					
类1					
类2					
合计					
连续变量					
例数（缺失例数）					
均值（标准差）					
中位数（四分位数间距）					
最小值、最大值					

（3）不良事件：分组描述不良事件/反应、严重不良事件/反应、重要不良事件、导致脱落的不良事件/反应的发生例数与发生率。分组描述各系统不良事件/反应、严重不良事件/反应、重要不良事件、导致脱落的不良事件/反应的发生例数与发生率。

根据不同严重程度和药物暴露量分组描述各系统不良事件/不良反应的发生例数与发生率。不良事件总结见表15-9，各系统不良事件发生情况见表15-10，各系统不同严重程度不良事件发生情况见表15-11，各系统不同暴露量不良事件发生情况见表15-12。

各系统不良反应发生情况、各系统严重不良事件发生情况、各系统严重不良反应发生情况、各系统重要不良事件发生情况、各系统导致脱落的不良事件发生情况、各系统导致脱落的不良反应发生情况的表示与表15-10相同。

各系统不同严重程度不良反应发生情况的表示与表15-11相同。

各系统不同暴露量不良反应发生情况的表示与表15-12相同。

表15-9 不良事件总结

	试验组			对照组			P值
	例次	例数	发生率	例次	例数	发生率	
不良事件							
不良反应							
严重不良事件							
严重不良反应							
重要不良事件							
导致脱落的不良事件							
导致脱落的不良反应							

表 15-10　各系统不良事件发生情况

	试验组			对照组		
	例次	例数	发生率	例次	例数	发生率
合计						
SOC1						
PT1						
PT2						
SOC2						
…						

表 15-11　各系统不同严重程度不良事件发生情况

	试验组									对照组								
	轻度			中度			重度			轻度			中度			重度		
	例次	例数	发生率	例次	例数	发生率	例次	例数	发生率	例次	例数	发生率	例次	例数	发生率	例次	例数	发生率
合计																		
SOC1																		
PT1																		
PT2																		
SOC2																		
…																		

表 15-12　各系统不同暴露量不良事件发生情况

	试验组									对照组								
	暴露量1			暴露量2			…			暴露量1			暴露量2			…		
	例次	例数	发生率	例次	例数	发生率	例次	例数	发生率	例次	例数	发生率	例次	例数	发生率	例次	例数	发生率
合计																		
SOC1																		
PT1																		
PT2																		
SOC2																		
…																		

（4）临床实验室检查：采用前后交叉表的方式描述实验室检查结果，结果示例参见表 15-13。

表 15-13　临床实验室检查前后交叉表

组别	治疗前	治疗后				
		正常	异常无临床意义	异常有临床意义	未查	合计
试验组	正常					
	异常无临床意义					
	异常有临床意义					
	未查					
	合计					
对照组	正常					
	异常无临床意义					
	异常有临床意义					
	未查					
	合计					

（5）心电图：心电图描述参考实验室检查，结果示例参见表15-14。

表 15-14　心电图检查前后交叉表

组别	治疗前	治疗后				
		正常	异常无临床意义	异常有临床意义	未查	合计
试验组	正常					
	异常无临床意义					
	异常有临床意义					
	未查					
	合计					
对照组	正常					
	异常无临床意义					
	异常有临床意义					
	未查					
	合计					

（6）其他安全性指标：包括生命体征、体格检查等。

（金奥铭　谷鸿秋）

参 考 文 献

陈峰，夏结来. 2018. 临床试验统计学 [M]. 北京：人民卫生出版社.

高晨燕，冯毅，陈峰，等. 1999. 临床试验的统计学指导原则（Ⅰ）[J]. 中国临床药理学杂志，15（3）：228-235.

谷鸿秋. 临床研究中敏感性分析的统计思路与统计图表 [J]. 2018. 中国循证心血管医学杂志，10（10）：1166-1169，1178.

贺佳. 临床试验统计分析计划及统计分析报告的考虑 [J]. 2015. 中国卫生统计，32（3）：550-553.

Wang Y，Meng X，Wang A，et al. 2021. Ticagrelor versus clopidogrel in *CYP2C19* loss-of-function carriers with stroke or TIA[J]. The New England Journal of Medicine，385（27）：2520-2530.

第十六章

结题与总结

临床试验完成或者提前终止后，研究者应按照相关法律法规要求向药品监督管理部门提交临床试验总结报告。临床试验总结报告应全面、完整、准确地反映临床试验结果，临床试验总结报告中有效性和安全性数据应与临床试验源数据一致。对于研究者发起的临床试验，主要研究者团队可按照随机对照试验报告规范（consolidated standards of reporting trails，CONSORT），将研究结果在国内外同行评议期刊上发表。同时与分中心研究团队合作，实现数据共享，进一步促进科研产出。本章将分别介绍临床试验总结报告、研究论文的撰写与发表、数据分享策略三个部分的内容。

第一节　试验总结报告

临床试验总结报告是对药物临床试验过程、结果的总结，是评价药物有效性和安全性的重要依据，是药品审评时的重要文件。临床试验总结报告应对试验的整体设计及其关键点给予清晰、完整的阐述；对试验实施过程应条理分明地描述；客观分析和评价研究结果，包括必要的基础数据和分析方法，同时结合既往研究结果综合分析，评价研究目的是否达到或者可能存在的问题。

2005年国家食品药品监督管理局发布了《化学药物临床试验报告的结构与内容技术指导原则》，对临床试验总结报告的结构和内容提出了基本的原则框架，列出了报告中应涵盖的基本要点，旨在为临床研究者提供合理的思路，以便能整理出形式统一、内容完整、表述明确、结构良好、易于评价的临床试验总结报告。基于以上原则，研究者发起的临床试验总结报告通常应包括首篇和正文两个部分，不同的临床试验可基于此结合实际情况再进行适当的调整。

一、首　篇

首篇是每份临床试验总结报告的第一部分内容，所有临床试验报告均应包含该部分内容。首篇中各标题下的内容均应分页单列。首篇内容不必标注"首篇"的字样。主要包括封面标题、目录、研究摘要、伦理学相关资料、试验研究人员和缩略语六个部分。

1. 封面标题　包括受试药物通用名、研究类型、研究编号、研究开始日期、研究完成日期、主要研究者、研究单位、统计学负责人及单位、报告日期、原始资料保存地点等。

2. 目录 列出整个临床试验报告的内容目录和对应页码。

3. 研究摘要 对所完成的研究进行简要介绍。结果部分应以重要的数据体现结果，而不能仅以文字和 P 值来叙述。

4. 伦理学相关资料 须申明完成的临床试验严格遵守《赫尔辛基宣言》的人体医学研究的伦理准则，须申明本临床试验方案及其修订申请均经伦理委员会审核批准，须提供伦理委员会批准件，须提供向受试者介绍的研究信息及受试者的知情同意书样本。

5. 试验研究人员 列出临床试验主要研究人员的姓名、单位、在研究中的职责及其简历，主要研究人员包括主要研究者及各中心主要参加人员、数据管理负责人、统计学分析负责人、临床试验报告撰写人。如涉及中心实验室、独立的数据安全监查委员会、独立的事件仲裁委员会等组织和机构，则需包含相应的人员。

6. 缩略语 以表格的形式列出临床试验报告中所用的缩略语、英文全称和中文全称。

二、正　文

（一）引言

介绍本项目的背景、依据及合理性，所针对的目标适应证人群，目前治疗方法及治疗效果等；说明本研究实施的合法依据及申请人和临床研究单位间的合作情况。

（二）试验目的

本临床试验所要达到的目的。

（三）试验管理

对试验的管理结构和实施药物临床试验质量管理规范（GCP）的情况进行描述。

管理结构包括主要研究者、主要参加人员、指导委员会、管理/监查/评价人员、临床试验机构、统计分析人员、中心实验室设施、合同研究组织及配送管理等。

实施GCP的情况指参加试验人员的培训、监查/稽查情况、发生严重不良事件的报告制度、实验室质量控制情况、统计/数据管理情况及研究中发生的问题及其处理措施等。

（四）试验设计

（1）试验总体设计及方案的描述。

（2）试验设计及对照组选择的考虑。

（3）研究对象的选择。

（4）试验过程。

（5）疗效和安全性指标。

（6）数据质量保证。

（7）统计处理方案及样本量确定。

（8）期中分析。

以上内容可直接从研究方案中摘抄。此外，通常情况下试验方案不宜更改。对进行中的研究进行的任何修改（如治疗组改变、纳排标准改变、给药剂量改变、样本量改变等）均应说明，并应有伦理委员会批件。对更改的时间、理由、更改过程及有无备案进行详细阐述并论证其对整个研究结果评价的影响。

（五）结果

1. 研究对象

（1）受试者描述：受试者筛选人数、随机化人数、完成试验人数及未完成试验人数。对所有未完成试验的受试者应按中心和试验分组列出随机编码、人口学信息（如年龄、性别）、入组及最后一次随访时间、药物剂量、合并用药的情况、未完成试验的原因（如失访、不良事件、依从性差等）、是否对其继续随访及停药时是否破盲等进行分析说明。

（2）试验方案的偏离：所有关于纳入标准、排除标准、受试者管理、受试者评估和研究过程的偏离均应阐述。报告中应按照分中心列出各分类并进行总结。

2. 有效性评价

（1）疗效/效应分析数据集：对参加效应分析的受试者应明确定义，如所有用过试验药物的受试者或所有按试验方案完成试验的受试者或某特定依从性的所有受试者。一般应采用全分析集进行分析，遵循意向性分析原则。对使用过受试药物但未归入效应分析数据集的受试者的情况应加以详细说明。

（2）人口学和其他基线数据：以主要人口学指标和基线特征数据进行试验组间的可比性分析。基线的可比性分析一般采用全分析集分析，必要时还需采用符合方案集分析。分析的内容应包括年龄、性别和种族等人口学指标和适应证的病情、病程、影响疗效/效应分析的因素和主要疗效指标的基线值。

（3）依从性：每个受试者在试验期间对试验方案的依从性应予测评及分析。描述保证和记录依从性的方法和指标，如随访次数、用药计数、日记卡及各项监测指标等。必要时可行血/尿等体液标本的药物浓度测定。

（4）合并用药：分组列出试验期间所有受试者的合并用药情况。

（5）疗效/效应的分析：所有疗效/效应指标均应给予明确定义。以主要和次要疗效指标、药效/药代动力学参数等比较处理组间差异。根据试验方案进行全分析集分析和符合方案集分析。

（6）有效性小结：通过主要和次要疗效指标的分析，简要小结受试药的有效性及临床意义。

3. 安全性评价

（1）用药/暴露的程度：用药/暴露时间以药物使用时间的平均数或中位数表示，可以采用某特定时程的受试者数表示，同时应按年龄、性别、疾病等列出各亚组的数目。用药/暴露剂量以中位数或平均数表示，可以表示为每日平均剂量下的受试者数。可以将用药/暴露剂量和用药/暴露时间结合来表示，如用药/暴露至少一个月，某剂量组有多少受试者，同时应按年龄、性别、疾病等列出各亚组的数目。可能时，同时提供发生不良事件或实验室检查异常时的药物浓度。

（2）不良事件分析：对受试药和对照药的所有不良事件均应进行分析，并以图表方式直观表示，所列图表应按不良事件累及系统显示其发生频度、严重程度及与用药的因果关系。分析时比较受试组和对照组不良事件的发生率，最好结合事件的严重程度及因果判断分类进行。需要时，尚应分析其与给药剂量、给药时间、基线特征及人口学特征的相关性。每件严重不良事件和主要研究者认为需要报告的重要不良事件应单列进行总结和分析，并附病例报告。附件中提供发生严重不良事件和重要不良事件的受试者的病例报告，内容包括病例编号、人口学特征、发生的不良事件情况（发生时间、严重程度、持续时间、处理措施、结局）和因果关系判断等。

（3）与安全性有关的实验室检查、生命体征及体格检查：对每项实验室检查值及生命体征、体格检查指标进行描述，对试验过程中每一时间点（如每次随访时）的每个指标也应描述。提供相应的分析统计表，包括实验室检查出现异常或异常值达到一定程度的受试者人数。根据专业判断，在排除无临床意义的与安全性无关的异常外，对有临床意义的实验室检查异常应逐例加以分析说明，对其改变的临床意义及与受试药物的关系（如与药物剂量和浓度的关系、与合并用药的关系等）进行讨论。

（4）安全性小结：对受试药的总体安全性进行小结，重点关注导致给药剂量调整的或需给予其他治疗的或导致停药的或导致死亡的不良事件。阐述所发生的不良事件对受试药临床广泛应用时的可能意义。

4. 讨论和结论 对临床研究的有效性和安全性结果进行总结，讨论并权衡受试药的获益和风险。不要简单地重复结果，也不要引出新的结果。结论应清晰明确，对其意义和可能的问题应结合文献加以评述，阐明对个体患者或针对人群治疗时所获的利益和需注意的问题及今后进一步研究的意义。

5. 统计分析报告 统计分析报告列于附件中。有关统计分析报告的内容和格式要求请参见第十五章第三节。

6. 多中心临床试验中各中心的小结 多中心研究的各中心应提供小结表。各中心小结表一般由该中心的主要研究者填写，须有该单位的盖章及填写人的签名。内容应包括该中心受试者的入选情况、试验过程管理情况、发生的严重和重要不良事件的情况及处理等，各中心主要研究者对所参加的临床试验的真实性的承诺等。

（六）参考文献

列出临床试验总结报告中涉及的参考文献。

第二节 论文撰写与发表

一、文章撰写与发表

一个设计完善、实施完整、流程清晰、结果可靠、结论可信的大样本多中心随机对照研究成果的发表是临床类科技期刊所期待的。作为随机对照研究，严谨细致的各研究环节，包括预期结果、研究注册、随机方法、设盲处理、样本量计算等，以及伦理委员会批件、期中分析、独立的数据安全监查委员会、统计学分析、多中心数据质量等缺一不可。

近年来，越来越多中国学者主导的临床试验发表于医学顶级期刊，如《新英格兰医学杂志》（NEJM）、《柳叶刀》（The Lancet）、《美国医学会杂志》（JAMA）、《英国医学杂志》（BMJ）。成功将一个临床试验的结果发表在国际医学顶级期刊，不仅与良好的试验设计和可靠的试验结果有关，而且需要主要研究者（PI）进行提前规划和统筹安排。

以氯吡格雷联合阿司匹林用于急性非致残性脑血管事件高危人群的疗效研究 Ⅱ（CHANCE-2）研究为例，研究团队在完成最后一例受试者入组时启动了论文撰写工作，包括提前查阅相关文献、撰写前言和方法学部分，同时 PI 对文章撰写的关键时间节点进行了统筹安排。在 CHANCE-2 研究还差 1 个月完成所有受试者的主要终点指标随访时，临床学术团队、数据管理与统计分析团队、项目运行管理团队、质量控制团队全力配合，做好数据锁定的保障工作，包括：① 数据管理团队将数据清理和质疑的时间周期从每周改为每天，项目运行管理团队和质量控制团队根据质疑清单每天对原始病例进行核查，并更正错误填报的数据；② 数据管理团队每周更新一次研究者上报的事件清单，由临床事件委员会进行终点事件的判读，并反馈给数据管理团队；③ 统计分析团队根据数据管理团队提供的数据字典提前编写研究论文的图表和相应的代码，确保在数据锁定后 3 天内完成论文的相关图表；④ 论文撰写团队完善前言和方法学部分，提前规划结果和讨论部分的撰写要点，在完成数据锁定并得到初步结果后完善结果和讨论部分。

除了主文章以外，还需要提前准备文章附件，包括但不限于以下内容：试验委员会清单（学术委员会、执行委员会、数据安全监查委员会、临床事件仲裁委员会等）、分中心和研究者名单、英文版的试验方案和修改详情、英文版的统计分析计划和修改详情等。最终，得益于周密的统筹安排，CHANCE-2 研究在数据锁定后 1 周内完成了文章的撰写与投稿。

二、CONSORT 声明

随机对照试验报告规范（CONSORT）是一个旨在提高随机对照试验（RCT）报告质量的国际指南。CONSORT 工作组于 1996 年公布了初始版，随后在 2001 年进行了修订，于 2010 年最后一次更新。

CONSORT 声明（或简称 CONSORT）由报告 RCT 必备的 25 项基本项目清单和描述整个试验过程中受试者流程的示意图组成，主要针对的是两组平行设计的 RCT 报告，为临床试验研究者撰写结果报告提供了一种标准方式。表 16-1 是 2010 版 CONSORT 声明的核查清单。

表 16-1　CONSORT 声明核查清单（2010 版）

论文章节/主题	条目号	清单条目	报告的页码
标题和摘要			
	1a	标题中指明研究类型为随机临床试验	
	1b	摘要应是结构式，包括试验设计、方法、结果、结论几个部分	
引言			
背景和目的	2a	科学背景和对试验理由的解释	
	2b	说明研究假设或目的	
方法			
试验设计	3a	描述试验设计（如平行设计、析因设计），包括受试者分配入各组的比例	
	3b	试验开始后对试验方法所做的重要改变（如合格受试者的挑选标准），并说明原因	
受试者	4a	受试者的纳排标准	
	4b	资料收集的场所和地点	
干预措施	5	详细描述各组干预措施的细节以使他人能够重复，包括它们实际上是在何时、如何实施的	
结局指标	6a	完整而确切地说明预先设定的主要和次要结局指标，包括它们是在何时、如何测评的	
	6b	试验开始后对结局指标是否有任何变更，并说明原因	
样本量	7a	样本量计算依据	
	7b	必要时，解释中期分析和试验中止原则	
随机化			
序列的产生	8a	产生随机分配序列的方法	
	8b	随机方法的类型，任何限定的细节（如怎样分区组和各区组样本多少）	
分配隐藏机制	9	用于实现随机分配序列的机制（例如按序编码的封藏法），描述干预措施分配之前为隐藏序列所采取的任何步骤	
实施	10	谁产生随机分配序列，谁招募受试者，谁给受试者分配干预措施	
盲法	11a	如果实施了盲法，在分配干预措施后对谁设盲（例如受试者、医护提供者、结局评估者），以及盲法是如何实施的	
	11b	如有必要，描述干预措施的相似之处	
统计学方法	12a	用于比较组间主要和次要结局的统计学方法	
	12b	其他分析方法，如亚组分析和校正分析	
结果			
受试者流程（极力推荐使用流程图）	13a	随机分配到各组的受试者例数，接受已分配治疗的例数，以及纳入主要结局分析的例数	
	13b	随机分组后，各组脱落和被剔除的例数，并说明原因	
招募受试者	14a	招募期和随访时间的长短，并说明具体日期	
	14b	为什么试验中断或停止	
基线资料	15	用表格列出各组受试者的基线数据，包括人口学资料和临床特征	
纳入分析的例数	16	各组纳入每一种分析的受试者数目（分母），以及是否按最初的分组分析	

续表

论文章节/主题	条目号	清单条目	报告的页码
结局和效应估计	17a	各组每一项主要和次要结局指标的结果，效应估计值及其精确度（如95%置信区间）	
	17b	对于二分类结局，建议同时列出绝对效应值和相对效应值	
辅助分析	18	所做的其他分析的结果，包括亚组分析和校正分析，指出哪些是预先设定的分析，哪些是新尝试的分析	
危害	19	各组出现的所有严重危害或意外效应（具体的指导建议参见"CONSORT for harms"）	
讨论			
局限性	20	试验的局限性，报告潜在偏倚和不精确的原因，以及出现多种分析结果的原因（如果有这种情况）	
外推性	21	试验结果被推广的可能性（外部可靠性、实用性）	
解释	22	与结果相对应的解释，权衡试验结果的利弊，并且考虑其他相关证据	
其他信息			
试验注册	23	临床试验注册号和注册机构名称	
试验方案	24	如果有，在哪里可以获取完整的试验方案	
资助	25	资助和其他支持（如提供药品）的来源，提供资助者所起的作用	

继CONSORT声明发表后，CONSORT清单的扩展版也被陆续发表，以适用于不同领域的RCT，大致包括基于不同研究设计、基于不同干预措施、基于不同数据来源三类，见表16-2。

表16-2 **CONSORT清单的扩展版**

基于不同研究设计	基于不同干预措施	基于不同数据来源
整群随机试验（cluster trials）	中草药干预（herbal medicinal interventions）	患者自报结局（CONSORT-PRO）
非劣效性和等效性随机试验（noninferiority and equivalence trials）	非药物治疗干预（non-pharmacologic treatment interventions）	研究危害的报告（harms）
实用性试验（pragmatic trials）	针灸干预（acupuncture interventions）	卫生公平（equity）
单样本随机对照试验（N-of-1 trials）	中草药配方（herbal medicine formulas）	随机交叉试验报告（randomized crossover trial reporting）
探索性和可行性试验（pilot and feasibility trials）	社会和心理干预（social and psychological interventions）	
个体内试验（within person trials）		
多臂平行组随机试验（multi-arm parallel-group randomized trials）		
适应性设计（adaptive designs）		

CONSORT扩展版的详情可参考CONSORT官网（http://www.consort-statement.org/）。目前，全球有超过400家学术期刊采纳了CONSORT声明，在论文评审过程中以此作为判断临床试验文章撰写是否规范、能否正式发表的重要参考依据。

三、发表亚组文章的策略

亚组分析是指将具有不同特征的受试者分组，探索不同受试者人群之间试验药物疗效和/或安全性是否存在差异。这里的特征指的是一个或多个内在和/或外在因素，而且应具有一定的临床意义，包括但不限于以下这些指标：人口学特征（如年龄、性别、身体质量指数等）、实验室检查指标、基因组相关标志物、疾病的严重程度或分型、合并症、伴随用药、地区（如国家、试验中心）和环境因素等。

根据研究目的，亚组分析包括探索性亚组分析、支持性亚组分析和确证性亚组分析。三者的详细比较见表16-3。

表16-3　亚组分析的类型

比较点	探索性亚组分析	支持性亚组分析	确证性亚组分析
适用条件	早期临床试验或在确证性临床试验的探索性分析中，其目的是发现药物在不同亚组间疗效和/或安全性方面的差异，进而提出研究假设，以待在后续的临床试验中进一步探索和验证	在以考察试验药物在全人群中的疗效为目的的确证性临床试验中，当全人群的主要终点同时具有统计学意义和临床意义时，通常还需要进行支持性亚组分析，目的是进一步考察试验药物在各个亚组中疗效的一致性。当全人群的主要终点没有统计学意义或临床意义时，亚组分析结果只能为进一步研究提供线索	确证性临床试验中，按照临床试验方案和/或统计分析计划中预先规定的亚组和多重性调整方法，考察试验药物在目标亚组和/或全人群中的疗效，其结果应同时具有临床意义和统计学意义，以支持药物说明书的撰写
预设/事后定义	可以预设，也可以事后定义（如根据数据驱动）	预设	预设
多重性调整	主要关注的是其结果在生物学上的合理性或临床上的可解释性，是否进行多重性调整由研究者自行决定	需要	需要

对于事先未设定亚组分析的临床试验，在对亚组结果进行解读和下结论时需要特别慎重。事后根据数据驱动寻找有统计学意义的亚组，会导致总Ⅰ类错误率膨胀，其结果通常不能用于确证该亚组的有效性，仅可作为进一步研究的依据。此外，因亚组的样本量较少而导致检验效能不足，可能会影响试验药物在这些亚组人群中疗效的精确估计，或者无法得出各亚组间疗效一致的结论。

参考国家药品监督管理局药品审评中心发布的《药物临床试验亚组分析指导原则（试行）》（2020年），亚组分析中需要考虑的因素常包括以下几个方面：

（1）临床意义。

（2）获益–风险评估。

（3）生物学合理性：指亚组的生物学特征与研究终点（如主要疗效终点、不良事件等）之间的因果关联在生物学上的可解释性。例如，不同性别之间的差异可能导致药物治疗效果的不同，亚组分析能够据此给出合理的解释。

（4）异质性：异质性与预后因素或预测因素对试验药物疗效的影响程度有关。通常，纳排标准的限制条件越严格，招募的受试者异质性就越小；反之，宽松的纳排标准可能导致入组受试者的异质性增加，此时进行亚组分析就显得非常必要。

（5）一致性：指不同亚组间显示出相同或相似的治疗效果。若亚组间结果不一致则需进一步评估不一致的原因和在特定亚组的疗效。

（6）可信度：指亚组分析结果的可靠性或证据强度。可信度评估包括但不限于以下几个方面：① 亚组是否预先定义；② 定义亚组的变量是否具有生物学上的合理性，包括对患者预后因素的选择或治疗应答的预测是否有科学依据；③ 划分亚组的依据是否充分；④ 亚组分析结果的可重现性。

David I Cook 等在 2004 年发表于《澳大利亚医学杂志》（*The Medical Journal of Australia*）的论文指出，对于报告亚组分析，应该包含的要点见表 16-4。

表 16-4　临床试验亚组分析报告清单

条目（共15条）	定义及说明
设计	亚组选择是否基于受试者随机分组前的特征
	受试者的错误分类对亚组分析的影响
	亚组分析是否使用意向性分析
	亚组是否为预先设定的
	亚组分析是否基于已有的临床试验或生物学数据
	是否对亚组分析的预期结果进行了假设
	试验设计是否保证了足够的检验效能进行亚组分析
报告	是否说明了亚组分析的总次数
	相关汇总数据是否列表说明，例如事件发生人数/总人数
	预设的亚组分析和事后分析是否明确地区分说明
方法和结果	统计学检验是否合适
	异质性检验（如交互检验）是否有统计学意义
	多重比较是否选择合理的检验水准进行校正
讨论	是否对主要结局有恰当的说明
	是否能够用现有生物学指导或相似研究解释结果

Wang R. 等于 2007 年在 *NEJM* 上发表的综述提出了规范发表临床试验亚组分析的一个建议指南，要点见表 16-5。

表 16-5　临床试验亚组分析报告指南

论文部分	指南
摘要	在摘要中只报道预设的、作为主要研究结局的亚组分析结果，并对所有计划的亚组分析结果进行总体性解释
方法学	①说明已执行的和已报告的预设亚组分析次数。将特别感兴趣的特定亚组分析与通常用于评估各种受试者特征之间治疗效果一致性的多亚组分析区分开。指出评估的终点指标，评价不同亚组分析结果的一致性，并指定评价亚组间异质性的统计分析方法；
	②说明已执行的和已报告的事后亚组分析的次数。指出评估的终点指标，评价不同亚组分析结果的一致性，并指定评价亚组间异质性的统计分析方法。详细的说明可以放于文章的附件；
	③需要明确说明由于多次进行亚组分析导致的 I 类错误（假阳性）膨胀，并详细描述控制 I 类错误的方法

续表

论文部分	指南
结果	如果可能，亚组间干预效应的异质性用交互作用来表示，并给出各亚组每个水平的效应估计值和置信区间。推荐采用森林图进行展示
结论	应避免过度解释或高估亚组间的差异。谨慎评估亚组结论可信度，承认其局限性，讨论结果与其他研究结果之间的异同，指出亚组间的差异或不一致性尚需进一步验证

氯吡格雷用于急性非致残性脑血管事件高危人群的疗效研究（CHANCE）主文章于2013年在*NEJM*发表后，研究者团队进行了一系列预设亚组和事后亚组的分析。其中，重要的预设亚组，例如2016年3月发表于*JAMA*的"Association Between *CYP2C19* Loss-of-Function Allele Status and Efficacy of Clopidogrel for Risk Reduction Among Patients With Minor Stroke or Transient Ischemic Attack"通过对CHANCE研究中入组的2 933例中国轻型卒中或高危短暂性脑缺血发作（TIA）患者的*CYP2C19*三项主要等位基因（*2，*3，*17）进行了基因分型，评价在轻型卒中或高危TIA患者中，携带*CYP2C19*功能缺失等位基因与氯吡格雷治疗的临床疗效的关系。研究结果表明，携带*CYP2C19*功能缺失等位基因降低了急性缺血性轻型卒中或高危TIA患者氯吡格雷治疗的临床效果，该研究成果为CHANCE-2研究的开展提供了重要的研究基础。

CHANCE-2主文章于2021年10月发表后，研究者团队也陆续发表了一系列预设亚组和事后亚组的结果。其中重要的预设亚组，例如2022年9月发表于《卒中》（*Stroke*）杂志的"Effect of Hypertension on Efficacy and Safety of Ticagrelor-Aspirin Versus Clopidogrel-Aspirin in Minor Stroke or Transient Ischemic Attack"纳入了CHANCE-2研究中入组的6 412例中国轻型卒中或高危TIA患者，研究发现是否患有高血压与抗血小板治疗对卒中复发存在交互作用，在无高血压的患者中，替格瑞洛联合阿司匹林优于氯吡格雷联合阿司匹林治疗。

通常预设的亚组能够发表于更高水平的期刊，但也有部分具有重大临床价值的事后分析也可以得到高水平期刊的认可和发表。例如，2022年11月发表于《内科学年鉴》（*Annals of Internal Medicine*）的"Ticagrelor-Aspirin Versus Clopidogrel-Aspirin Among *CYP2C19* Loss-of-Function Carriers With Minor Stroke or Transient Ischemic Attack in Relation to Renal Function：A Post Hoc Analysis of the CHANCE-2 Trial"纳入了CHANCE-2研究中入组的6 378例中国轻型卒中或高危TIA患者，研究发现肾功能状态与抗血小板治疗对卒中复发存在交互作用，肾功能正常的携带*CYP2C19*功能缺失等位基因的轻型缺血性卒中或高危TIA患者接受对替格瑞洛联合阿司匹林的双抗治疗获益更大，临床中在使用双抗治疗时，应该考虑患者的肾功能状态，根据卒中患者不同肾功能状态为其提供个性化双抗治疗策略。

四、修稿应对策略

投稿后一般有三种情况：① 不需要修改即可发表，此种情况比较少见；② 可以发表但需修改；③ 不能发表，拒稿。其中，修稿通常分为小修和大修。小修一般也称作有条件接收，表示论文进行细微的修改后就能被期刊接收，小修后接收的论文可能不需要再次经历审稿，一般期刊编辑会自己检查后做出裁决。大修：当编辑参考审稿人意见后认为论文需要大幅度修改就会做出这个决定。

一般修稿有以下策略可供参考：

1. 分类整理审稿意见 仔细阅读编辑、审稿人、统计编辑的审稿意见，并对意见进行归类整理，一般可分为：写作修改和结果补充。写作修改包括语法、拼写、专业术语、缩写词错误、图表格式、图的分辨率及图表说明的补充，背景和讨论不充分，方法学描述不够清楚等。写作修改部分一定要按照审稿人的意见逐一修改，尤其是背景和讨论需要补充相关的文献进行论证。结果补充部分，若研究人群需要修改，则所有结果需要重新分析；若仅是补充某些变量的结果，根据意见逐一补充即可。

2. 逐条回复审稿意见 逐一回复每条评论，指出根据意见对文章所做的更改，使用不同的颜色显示，使审稿意见回复稿更便于阅读。审稿意见回复稿撰写步骤和要点如下：

（1）完整复制审稿人的意见。

（2）在每条评论下方，以"作者回复"（author reply）为开头，说明是否同意审稿人的意见，并阐述同意/不同意的理由。

（3）指出针对审稿意见对稿件所做的更改段落。

（4）复制编辑后/删除的段落，并说明它在修订稿中的位置（页码和段落编号）。

（5）若某些补充结果不适合在文章中体现，可仅在审稿意见回复稿中列出结果，仅供审稿人评阅，并命名为表R1（Table R1）、图R1（Figure R1）等。

（6）回复技巧：针对审稿人意见的讨论应简明扼要、注意礼貌用词，不要和审稿人争执。即使审稿人在他们的评论中存在不合理甚至粗鲁的评论，也要理性对待，并从专业的角度回复评论。值得注意的是，若确信审稿人在某个特定问题上理解错误，作者仍需要修改文章中的相关表述，以解决他们的疑惑。固执地拒绝修改稿件，并以原稿回应审稿人的意见是无法推进文章发表的。

3. 根据审稿意见修改文章 按照审稿意见指出的问题对文章进行逐一修改，并保留修改痕迹。

4. 语言润色 如果审稿人认为文章语言难以阅读，可以委托专业编辑服务机构进行语言润色。

5. 把握修稿的提交时间 注意不能超出给定的修稿时间，若无法在规定的时间内完成，需提前与编辑联系。

6. 提交示例 提交修订稿时，包含标记版本的文章[命名示例：有高亮显示的修改稿（revised manuscript highlighting）]、无修订的文章[命名示例：修改稿（revised manuscript）]和对审稿意见的逐条回复稿[命名示例：对编辑和审稿人的回复（responses to editor and reviewers）]。

以CHANCE-2研究的主文章向*NEJM*投稿过程中的修稿为例，分享经验：在第一轮审稿时，编辑部共返回20余个问题，其中重点关注2个问题，即结论的外推性和颅内动脉狭窄对结果的影响。① CHANCE-2研究中入组患者大部分为汉族人，少数民族患者很少，这是符合中国实际情况的。经过详细解释之后，作者将此作为本项试验的局限性加以讨论。中国人群数据对全球的普适性和外推性需要特别说明，这一点也得到了审稿人的认可。② 由于既往报道中，我国人群颅内动脉狭窄的发生率比西方人群更高，审稿人要求补充CHANCE-2研究中颅内动脉狭窄的发生率及其对结局的影响。由于所有受试者都收集了头颅磁共振的医学数字成像和通信（DICOM）格式数据，作者团队用了几天时间判读和补充了相关数据。最终，CHANCE-2研究的主文章在返修后一周内顺利被接收。

第三节　数据分享策略

完成一项临床试验往往需要耗费巨大的人力、物力和财力。为了有效利用试验数据，主要研究者团队可在试验开始之前制定适用于本项目的数据分享策略，以供分中心研究者使用，进一步提高分中心研究者的积极性和研究质量，并提高数据库的利用度，提高产出水平。

下面以CHANCE-2研究为例，举例说明数据分享的策略和途径。

一、数据分享原则

CHANCE-2研究按照完成临床试验的贡献度逐步向分中心开放数据库权限。贡献度评价标准包括：完成受试者的例数、完成研究质量（病例报告表填写完成率、违反纳排标准率、使用禁忌药物率、随访完成率、药物依从性）、数据质量（数据质询率、事件漏报率）、影像资料合格率、生物样本合格率等方面。

二、数据分享策略

临床试验的源数据由牵头单位负责保存，分中心研究者若需要使用数据，由PI所在团队提供完整的数据字典，分中心研究者提出论文申请，包括背景、研究方法和使用的数据等内容，由PI所在团队提供统计分析和质量控制。完整的流程见图16-1。

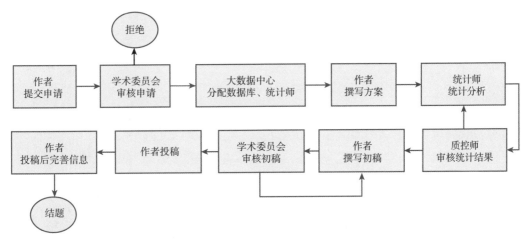

图16-1　论文申请与发表流程

（王安心　胥　芹　左颖婷）

参 考 文 献

陈峰，夏结来.2022.临床试验统计学[M].北京：人民卫生出版社.

国家药品监督管理局.2005.化学药物临床试验报告的结构与内容技术指导原则[R/OL].[2022-12-16]. https：//www. nmpa. gov. cn/wwwroot/gsz05106/09. pdf.

国家药品监督管理局.2020.药物临床试验亚组分析指导原则（试行）[R/OL].[2022-12-16]. https：//www. cde. org. cn/main/news/viewInfoCommon/ 899c99c08fc94 85b7a9d5dd902d28f2a.

王瑞平，李斌.2022.随机对照临床试验CONSORT声明解读[J].上海医药，43（5）：58-62.

Alexandrova AN，Hartland GV. 2021. Revising manuscripts: trying to make everyone happy[J]. The Journal of Physical Chemistry. A. 125（33）: 9387-9388.

Begg C，Cho M，Eastwood S，et al. 1996. Improving the quality of reporting of randomized controlled trials. The CONSORT statement[J]. The Journal of the American Medical Association，276（8）: 637-639.

Chan AW，Altman DG. 2005. Epidemiology and reporting of randomised trials published in PubMed journals[J]. Lancet，365（9465）: 1159-1162.

Cook DI，Gebski VJ，Keech AC. 2004. Subgroup analysis in clinical trials[J]. The Medical Journal of Australia，180（6）: 289-291.

Moher D，Schulz KF，Altman DG. 2001. The CONSORT statement: revised recommendations for improving the quality of reports of parallel-group randomised trials[J]. Lancet，357（9263）: 1191-1194.

Schulz KF，Altman DG，Moher D. 2010. CONSORT 2010 Statement: updated guidelines for reporting parallel group randomised trials[J]. BMC Medicine，8: 18.

Wang A，Meng X，Tian X，et al. 2022. Effect of hypertension on efficacy and safety of ticagrelor-aspirin versus clopidogrel-aspirin in minor stroke or transient ischemic attack[J]. Stroke，53（9）: 2799-2808.

Wang A，Xie X，Tian X，et al. 2022. Ticagrelor-aspirin versus clopidogrel-aspirin among *CYP2C19* loss-of-function carriers with minor stroke or transient ischemic attack in relation to renal function: A post hoc analysis of the chance-2 trial[J]. Annals of Internal Medicine，175（11）: 1534-1542.

Wang R，Lagakos SW，Ware JH，et al. 2007. Statistics in medicine-reporting of subgroup analyses in clinical trials[J]. The New England Journal of Medicine，357（21）: 2189-2194.

Wang Y，Zhao X，Lin J，et al. 2016. Association between *CYP2C19* loss-of-function allele status and efficacy of clopidogrel for risk reduction among patients with minor stroke or transient ischemic attack[J]. The Journal of the American Medical Association，316（1）: 70-78.

缩略词	英文全称	中文全称
AC	academic committee	学术委员会
aCRF	annotated case report form	注释病例报告表
ADC	apparent diffusion coefficient	表观弥散系数
ADNI	Alzheimer's Disease Neuroimaging Initiative	阿尔茨海默病神经影像学倡议
AE	adverse event	不良事件
AM	academic manager	学术经理
ARO	academic research organization	学术研究组织
ASCOD	atherosclerosis, small-vessel disease, cardiac pathology, other causes, and dissection	动脉粥样硬化、小血管病、心源性栓塞、其他病因及夹层
ATC	Anatomical Therapeutic Chemical	解剖学治疗学及化学
BMJ	British Medical Journal	英国医学杂志
BOCF	baseline observation carried forward	基线观测值结转
CDISC	The Clinical Data Interchange Standards Consortium	临床数据交换标准协会
CEC	clinical event committee	临床事件委员会
CEMS	centralized electronic monitoring system	中央电子监查系统
CFDA	China Food and Drug Administration	国家食品药品监督管理总局
CFR	Code of Federal Regulations	美国联邦法规
ChiCTR	Chinese Clinical Trial Register	中国临床试验注册中心
CI	clinical investigator	临床研究者
CNN	convolutional neural network	卷积神经网络
CONSORT	consolidated standards of reporting trials	随机对照试验报告规范
CT	computed tomography	计算机断层扫描
CTMS	clinical trial management system	临床试验管理系统
CTN	Canadian HIV Trials Network	加拿大艾滋病临床试验网络
CRA	clinical research associate	临床研究监查员
CRC	clinical research coordinator	临床研究协调员
CRF	case report form	病例报告表
CRO	contract research organization	合同研究组织

缩略词	英文全称	中文全称
CTA	clinical trial application	临床研究申请
DCNN	deep convolutional neural network	深度卷积神经网络
DICOM	digital imaging and communications in medicine	医学数字成像和通信
DM	data manager	数据管理员
DMP	data management plan	数据管理计划
DNA	deoxyribonucleic acid	脱氧核糖核酸
DSMB	data and safety monitoring board	数据安全监查委员会
DTI	diffusion tensor imaging	弥散张量成像
DVP	data verification plan	数据核查计划
DWI	diffusion weighted imaging	弥散加权成像
EADC	European Alzheimer's Disease Consortium	欧洲阿尔茨海默病协会
EC	executive committee	执行委员会
ECRIN	European Clinical Research Infrastructures Network	欧洲临床研究基础网络
eCRF	electronic case report form	电子病例报告表
EDC	electronic data capture	电子数据采集
EMA	European Medicines Agency	欧洲药品管理局
EudraCT	European Clinical Trials Database	欧洲临床试验数据库
FAS	full analysis set	全分析集
FDA	Food and Drug Administration	美国食品药品管理局
FLAIR	fluid attenuated inversion recovery	液体衰减反转恢复
fMRI	functional magnetic resonance imaging	功能磁共振
FPI	first patient in	首例入组
GCDMP	Good Clinical Data Management Practice	临床数据质量管理规范
GCP	Good Clinical Practice	药物临床试验质量管理规范
GLM	generalized linear model	广义线性模型
GRE-T_2*	gradient recalled echo-T_2*	梯度回波T_2*序列
GSD	group sequential design	成组序贯设计
HIS	hospital information system	医院信息系统
HPTN	HIV Prevention Trials Network	艾滋病预防临床试验网络
HR	hazard ratio	风险比
IB	investigator brochure	研究者手册
ICD	The International Statistical Classification of Diseases	国际疾病分类
ICH	The International Council for Harmonisation of Technical Requirements for Pharmaceuticals for Human Use	国际人用药品注册技术协调会
ICMJE	International Committee of Medical Journal Editors	国际医学杂志编辑委员会
ICTRP	International Clinical Trial Registration Platform	临床试验注册平台
IIT	investigator initiated trial	研究者发起的临床试验

缩略词	英文全称	中文全称
IND	investigational new frug	新药临床试验
IRB	Institutional Review Board	机构审查委员会
ISRCTN	International Standard Randomized Controlled Trial Number	国际标准随机对照试验编号
IST	industry sponsored trial	制药企业发起的临床试验
ITT	intention to treat	意向性治疗
IVR	interactive voice response	交互式语音应答
IWR	interactive web response	交互式网络应答
IWRS	interactive web response system	交互式网络应答系统
JAMA	The Journal of the American Medical Association	美国医学会杂志
KNN	K-nearest neighbor	K最近邻分类方法
LOCF	last observation carried forward	末次观测值结转
LPI	last patient in	末例入组
LPLV	last patient last visit	末例完成随访
MAR	missing at random	随机缺失
MCAR	missing completely at random	完全随机缺失
MedDRA	Medical Dictionary for Regulatory Activities	国际医学用语词典
MES	microembolic signals	微栓子信号
MNAR	missing not at random	非随机缺失
MRA	magnetic resonance angiography	磁共振血管成像
MRI	magnetic resonance imaging	磁共振成像
N2	Network of Networks	加拿大临床研究网络联盟
NEJM	The New England Journal of Medicine	新英格兰医学杂志
NIH	National Institutes of Health	美国国家卫生研究院
NIH StrokeNet	NIH Stroke Trials Network	国家卫生研究院卒中临床试验网络
NML	National Medical Library	美国国家医学图书馆
NMPA	National Medical Products Administration	国家药品监督管理局
NINDS	National Institute of Neurological Disorders and Stroke	美国国家神经病学与卒中研究所
OR	odds ratio	比值比
PBMC	peripheral blood mononuclear cell	外周血单核细胞
PET	positron emission computed tomography	正电子发射型计算机断层显像
PhRMA	The Pharmaceutical Research and Manufacturers of America	美国药品研究与制造商协会
PI	principal investigator	主要研究者
PM	project manager	项目经理
PPS	per protocol set	符合方案集
PROBE	prospective, randomized, open-label, blind endpoint trial	前瞻性、随机、开放标签、盲终点试验
PWI	perfusion weighted imaging	灌注加权成像序列
RBM	risk-based monitoring	基于风险的监查

缩略词	英文全称	中文全称
RCT	randomized controlled trial	随机对照试验
RF	random forest	随机森林
RNA	ribonucleic acid	核糖核酸
SAE	serious adverse event	严重不良事件
SAP	statistical analysis plan	统计分析计划
SAR	statistical analysis report	统计分析报告
SCDM	Society of Clinical Data Management	临床试验数据管理学会
SDTM	study data tabulation model	研究数据列表模型
SDV	source data verification	原始数据核查
SOP	standard operation procedure	标准操作规程
SS	safety set	安全数据集
SVM	support vector machine	支持向量机
SWI	susceptibility weighted imaging	磁敏感加权成像
TCD	transcranial Doppler	经颅多普勒
TIA	transient ischemic attack	短暂性脑缺血发作
TMM	target mismatch	目标错配
UKCRC	UK Clinical Research Collaboration	英国临床研究协作组
WHO	World Health Organization	世界卫生组织
WHO-DD	WHO-Drug Dictionary	世界卫生组织药物词典基础版
WHO-DDE	WHO-Drug Dictionary Enhanced	世界卫生组织药物词典增强版
WHO-HD	WHO-Herbal Dictionary	世界卫生组织草药词典